The Psychology of Overeating

Food and the Culture of Consumerism

過度飲食心理學

當人生只剩下吃是唯一慰藉

基瑪・卡吉兒——著
吳宜蓁、林麗雪——譯

mondo rotto

Kima Cargill

獻給卡斯坦（Carsten）——我的烹飪繆思；
支持我達到節制、適度、喜悅的人。

Foreword

推薦序

過度飲食心理學：當人生只剩下吃是唯一慰藉

The Psychology of Overeating:

Food and the Culture of Consumerism

Foreword

推薦序
——貪吃的背後，是悲傷的貧窮

——洪雪珍

有一次搭計程車，我才說要到某某大樓，司機馬上回我，他知道，是××路三九九號！哇，這麼厲害？難不成這位司機記得全臺北市每棟大樓的門號？他嘿嘿笑兩聲之後回答：

「三九九吃到飽，好記！」

當然現在沒有三九九這個價碼，不少飯店老早一路衝向二千元大關。不過，吃到飽，仍是臺灣餐飲業的傳奇！食物堆得像山一樣高，馬不停蹄地即時補滿，看起來豐盛富足，**其實看穿了，就知道它是社會貧窮之後的異形**。

每年我們公司有兩次聚餐，我已經多年不參加，為什麼？因為公司裡都是二、三十歲的年輕同事，每次票選出來的餐廳，無一例外，就是吃到飽，像是海鮮吃到飽、燒烤吃到飽……可是我堅持拒絕吃到飽，理由有兩個：第一、我認為聚餐為的是聚會聊天，每個人走來走去拿吃的，怎麼聊天？第二、我根本吃不了那麼多，更何況我也不想吃那麼多，因為吃到飽餐廳的食材都是次等，並不好吃。

年輕同事感到很奇怪，忍不住來問我，怎麼捨得不吃？這可是很難得的大餐！對他們來說，這是一年兩次望眼欲穿的小確幸。聽到這裡，我心裡飄過一絲悲涼，這**一代年輕人低薪，扣除房租、伙食費、交通費，手頭沒多的錢，能夠到餐廳，放眼望去，各式各樣的食物，什麼都吃得到，愛吃多少就吃多少，是一種富足，也是一種暢快！**

聚餐之後，隔壁部門的主管見到我，笑著對我說：「妳沒來太可惜了，應該看看妳部門的同事多麼狼吞虎嚥！」嗯，我想他是要我想像一下什麼是餓鬼投胎。我沒說什麼，看了看他的同事，都是當地人，住家裡、吃家裡；而我的同事以外地來的居多。當然是這個結果，一點也不意外！

吃，是一種滿足，是口慾的滿足，也是心靈的滿足。對於有錢人來說，吃是文化，吃的是精緻。**對於窮人來說，吃是忘懷，忘記生活的苦、人生的難；也是安慰，安慰疲憊的心、困頓的身，吃的是飽足。**

中國大陸經濟還未全面起飛時，我讀他們的文學作品，談到文革時期，連篇累牘都在談一個主題——肚子有多餓！後來到大陸，看到他們吃飯，人人捧個大碗公，連女生都是，我感到很驚奇，心想怎麼吃得下？可是很快的，每個碗都吃到見底，一顆米也不剩。那時候我就懂了：

當一個人什麼都沒有的時候，只能剩下吃。掏空了，填滿它，在空與滿之間，找到一個存在感。

有一位女同事，也是打外地來，畢業十年，非常節省，能搭公車就絕不搭捷運。你猜她在哪裡租房子住？她從未搬過家，一直租在大學時期的雅房，頂樓加蓋，沒有浴廁。可是她每天買三杯飲料，一百五十元，每月喝掉八分之一的薪水。這種飲料就算無糖，也不是好東西，徒增身體負擔。

不論是從金錢還是健康來看，我都不懂這個算盤是怎麼打的。然而她回答我的那一刻，我好恨自己，早知道就不問，太沉重！她說：

「這是我生活中，僅剩的幸福，否則我不知道生活有什麼樂趣、工作有什麼意義。」

喝飲料，成為日復一日、單調無聊的日子裡，唯一負擔得起的平價奢侈，讓她有感地活下去。

現在年輕人都知道，貧窮只會繼續下去，難以翻身，所以不婚不生，拒絕貧窮世襲。即使如此，他們還是希望過得貧窮而充實，成為貧充族。我有一位男同事燒得一手好菜，一到假日就辦趴，死黨當中，採買的、切洗的，都窩在他的租處大快朵頤，吃得實在也便宜，再加幾手啤酒，東南西北地聊，輕鬆愜意，覺得才像在過日子！

本書的作者同時具有營養學與心理學的雙重背景，跨領域提出創見「過度飲食心理學」，從政治學、經濟學、社會學開始，一路談到精神醫學、心理學，剖析現代人過度飲食背後的社會結構與個人心理之間的糾結，原因錯綜複雜，論述完整，值得一讀。我無法超越，再多說什麼，因此在這裡，補上臺灣此時此刻的現況。

很多大人們看不懂這一代追求小確幸，每天淨是吃吃喝喝，其實真相是，貪吃的背後，是悲傷的貧窮。

Foreword

推薦序

——藏在飲食、消費、快樂之中的「理所不當然」

——蘇益賢

在閱讀正文前，不妨誠實回答下面幾道提問。你在此處回答的內容，將可協助你在後續閱讀時，與書本進行對話。

一、距離當下這個時間點，你最近吃入口的三樣東西是什麼？（不限主食）

1.

2.

3.

二、你這陣子最想吃的三樣東西是什麼？

1.

2.

3.

三、你這幾天，花錢買了哪三樣東西？

1.

2.

3.

四、你這陣子最想入手的三樣東西是什麼？

1.

2.

3.

「大吃大喝的快樂，是快樂嗎？」

「瘋狂血拼的快樂，是快樂嗎？」

開始工作至今，每個學期我都會抽空到淡江大學的哲學通識課程教課，在課堂上向臺下學生丟出這樣的提問。

在這堂「談快樂」的講座裡，我們討論著各種快樂的可能：服用精神藥物之後的情緒舒緩是快樂嗎？金錢能帶來快樂嗎？離家外宿後，熬夜不睡是快樂嗎？飯後一根菸呢？追到喜歡的人之前和追到對方的當下，我們快樂嗎？這些快樂一樣嗎？

直覺地說，吃很快樂，購物當然也很快樂。但多想幾秒（或者講師稍微挑挑眉之後），你可能和臺下學生一樣，決定改變立場。大吃大喝、瘋狂血拼的當下或許快樂。但沒多久後，罪惡與悔恨，會跟著肚子逐漸滿出來的肉，還有一張張信用卡帳單一起到來，並且陰魂不散。

在這樣的討論中，我想引導聽眾仔細檢視各種「日常」。使用不同角度去思辨與探究後，往往會發現這些看似理所當然的日常，其實一點都不理所當然，裡頭大有文章。

而本書便是一本剖析「過度飲食」現象背後「理所不當然」的嘗試。作者藉以生物學、心理學、經濟學、政治／政策、文化等層面抽絲剝繭，解構「過度飲食」現象背後盤根錯節的可能機制；並發現此現象其實與當代的過度消費、物質成癮、藥商市場等現象非常類似。讀過本書，彷彿出席了一場探討當代「過度飲食」的個案研討會，只是這位個案叫作「美國」。

肥胖與過度飲食息息相關。說到肥胖，你心中浮現了哪些描述？也許是「不健康」、「不運動」、「吃太多」，又或者是「缺乏意志力」、「沒毅力」等。這些描述本身沒有絕對的對錯可言。但令人好奇的是，這些描述是怎樣進入我們的思想裡？為什麼這些描述幾乎都針對「個人」，而非個人之外的因素？

在心理學中，這種思考傾向被稱為「基本歸因謬誤」（Fundamental Attribution Error），指的是我們在評估人類行為時，傾向於高估「內在／個人」因素、低估「外在／環境」因素。因此，我們會說：

「你胖是因為你不運動、缺乏意志力，提什麼國家政策、媒體文化影響？扯太遠了吧！」

若非刻意培養更宏觀、系統的思維，我們很難在第一時間發現，**將肥胖視為「個人的罪」其實很不公平**。一旦我們理解物質主義、消費文化、食品產業、廣告媒體等宏觀力量，能對人類行為造成瀰漫又深遠的影響後，便能理解這種「只怪罪受害者」的現象有多麼不適切。

身而為人，一個演化形塑之下的物種，老天爺在我們身體裡內建許多生存守則，這些守則往往在無意識中運作，不受意識覺察或控制。舉例來說，天然的東西是安全的、好的。因此，許多人會覺得果汁是好東西。不過，它其實不是。少了果肉裡的纖維緩衝消化時間，大量糖分一下進入身體，對身體並不好。**聰明的商人藉由這些「思考弱點」，創造更多「投演化大腦所好」的商品**。

不管你的飲食或消費是否過度，我們每天都還是得跟這兩件事打交道。在你理解「過度」行為背後的來龍去脈之後，各種或大或小的「理所不當然」將成為你腦中知識的一部分。在未來要吃東西、買東西之前，這些知識將協助你做出更好的選擇。你不但知道，事情不能只看表面，還知道「裡面」可能藏著哪些微觀或者宏觀的祕密。

在看完本書之後，回頭翻閱你一開始寫下的答案。帶著本書給你的新觀點，重新檢視一番。問問自己，哪些答案背後，其實有著「看不見的手」在影響你的決定？

Preface

前言

過度飲食心理學：當人生只剩下吃是唯一慰藉

The Psychology of Overeating:

Food and the Culture of Consumerism

Preface 前言

我成長於美國南方，從小是被極甜、極縱容的飲食方式餵大的。父親每個工作日早晨的早餐，都是到奧克拉荷馬市（Oklahoma City）的牧場主人咖啡館（Cattlemen's Cafe），吃一份有蛋、培根、厚煎鬆餅、楓糖漿，還有薯餅的「牧場主人早餐」，五十年如一日。

小時候，每個星期六早晨我們起床後，就和許多美國孩童一樣，一邊看著卡通一邊吃營養穀片。父親會快速為我們調製好一大碗的彩色水果味穀片，加入一半一半混合奶（half and half）[1]。最近我為了好玩，計算了一下我們這份星期六早餐的營養含量：一大碗水果味穀片的熱量約是五百五十卡，一杯混合奶的熱量是三百一十五卡（上述的營養資訊以湯匙來計算，反正也不是要拿來用的）。我估計，**這份星期六早餐的整體熱量將近九百卡，含有四十五克的糖與二十八克的脂肪**。而那時，我們還不到十歲。

像果仁糖、乳脂軟糖、神力軟糖、堅果脆糖，還有奧克拉荷馬的一種特產「比爾阿姨」（Aunt Bill's），這種糖漬甜點，是我小時候非常愛吃的甜食。或許你沒有吃過，但它們其實都是以焦糖和奶油為主要成分的各種變化，而且是我們的主食。這些年來，我聽過為數不少的人吃了某些東西後會說「太甜了」，但是我從來沒有。**我從來不曾對任何東西有過「太甜了」的想法**。

我試著去理解、控制我對於甜食的強烈喜好，後來因此開始研究營養和過度飲食。在我的職業生涯中，我很驚訝地發現，如果要解開過度飲食的決定因素之謎，就必須把心理、哲學、經濟、神經內分泌、歷史、勞工、政府法規等因素都考慮進來。因此，我在本書中與你分享的，是結合了我近二十年的研究、臨床實務、長期思考的成果。

---

1 一半一半混合奶（half and half）：鮮奶油和全脂牛奶各半。

Acknowledgments

致謝

致謝

二〇〇一年，我即將完成住院醫生的實習，那是我心理學博士學程的最後一項要求。我已經完成博士論文，並投入學術界的就業市場。彷彿是我的慣例，我總是拉著工作上遇到的人，進行各種不同的食物競賽、試吃大會或營養學辯論。

有一次在會議中，瑪麗．馮．圖貝恩（Marie Van Tubbergen）衝口而出，提議我開一門食物心理學的課。我們的督導琳達．文森（Linda Vincent）也在一旁附和，說這是很棒的主意。我對她們的建議報以嘲笑，說根本就沒有「食物心理學」這種東西。

但是，在會議之後，我回到辦公室上網Google，很驚訝地發現一份含蓄但頗受推崇的文獻，那是我從沒有接觸過的內容。對我而言，在畢業實習的最後一段時日，才發現我最熱愛的三件事——心理、營養、食物，竟然以我從未想過的方式連結在一起，真是殘酷的反諷。

幾週之後，我在華盛頓大學塔科馬分校（University of Washington-Tacoma）參加面試。我被問到的其中一個問題是，心目中有沒有想教的「夢想課程」？我有點遲疑地回答，有人建議我開一門關於食物心理學的課，面試官們聽了都非常激動。後來，我被錄取為助理教授。

秋季開學後，我抵達校園時，所有人都一直問我，打算什麼時候開始教授食物心理學。於是，我開始構思課程內容，心裡總覺得有點像在鬧著玩似的，畢竟我從沒想過自己會對這個領域做任何研究。然而，很快的，我發現自己對於食物的研究，有著超乎想像的熱忱和興趣，甚至慢慢取代了我原先的研究議題。許多大學都不會支持在教學初期就轉換研究的焦點，但是我跨學科部門的同事和院長卻給我百分之百的支持。

剛開始的時候，許多人一聽到我正在研究食物和飲食的心理學，就忍不住大笑。當時的我也沒想到，有關食物的研究即將爆發。我發現有一個小團體，由跨學科的食物研究學者組成，稱為食物與社會研究協會（Association for the Study of Food and Society, ASFS），便開始參加他們每年一度的研討會。ASFS的夥伴給我很多啟發，也非常支持我，尤其是沃倫·貝拉史柯（Warren Belasco）和肯恩·阿爾巴拉（Ken Albala）對於我初期的作品，給予了極大的肯定和鼓勵。

此外，還多虧了瑪麗安·奈索（Marion Nestle）、大衛·凱斯勒（David Kessler）、羅伯·魯斯提（Robert Lustig）、大衛·路德維希（David Ludwig）、邁可·摩斯

（Michael Moss）、麥可・波倫（Michael Pollan）等人的著作，使得食物方面的研究成為一門備受推崇、至關重要的研究領域。這些學者就像是巨人，讓我得以站在他們的肩膀上看得更遠。

同時，我也要感謝里卡多・安斯里（Ricardo Ainslie）在研究所時給我的指導。里卡多教我精神分析研究的解釋藝術，教我如何把豐富的精神分析歷史融入文化、政治、人誌學。我也很感謝提姆・凱瑟（Tim Kasser）、歐文・基爾希（Irving Kirsch）、艾倫・法蘭西斯（Allen Frances）。我不認識他們三位，但是他們的作品深深影響了我對於心理學的思考。

我能在事業上有所成就，大多要歸功於我的摯友兼心靈導師辛西亞・鄧肯（Cynthia Duncan）。她是我在學術界權力關係中的領航者、我堅定的擁護者，而且一直在我身旁，提供我數不盡的笑聲。

華盛頓大學塔科瑪分校許許多多的人，一直在工作上給我支持和鼓勵，其中尤以妮塔・麥金利（Nita McKinley）、珍妮佛・桑德赫姆（Jennifer Sundheim）、麗安・錢菲（Leighann Chaffee）、比爾・昆茲（Bill Kunz）給了我最大的支持。

我還要感謝扭扭城（Tangletown）左卡咖啡（Zoka Coffee）的夥伴們，他們允許我在那裡搭篷野營長達一年半的時間。特別是摩根・詹森（Morgan Johnson）和珊蒂・梅茨格（Sandy Metzger），他們總是在我想確認一個想法時，熱切和我談論有關營養方面的話題。

最後，如果沒有愛麗森（Allison）作為臨床研究案例，我不可能完成這本書。在此向她致上我最深的感激和同情。

Definitions

定義

過度飲食心理學：當人生只剩下吃是唯一慰藉

The Psychology of Overeating:

Food and the Culture of Consumerism

Definitions

定義

以下定義摘錄自《牛津英語字典》（OED Online, 2014）：

消費（to consume）（動詞）

1. 吃或喝；攝取。
2. 用盡（一項商品或資源）；耗盡。
3. 購買或使用（商品或服務）；成為消費者。
4. 花費（金錢），尤指浪費；浪費、揮霍（商品）。
5. 過度揮霍而毀掉自己。

消費（Consumption）（名詞）

1. 吃或喝這種行為或事實；在一項活動中把某種事物用盡。
2. （時間、金錢等）浪費。

3. 購買並使用商品、服務、材料或能源。經常作為生產的相反詞。

4. 購買或使用的商品、服務、材料或能源的數量。

消費（Consumption）（名詞）

1. 政治學。經濟學。主張持續增加商品消費，以作為健全經濟的基礎。

2. 過度強調或花過多心思在取得消費性產品。

Contents

目次

過度飲食心理學：當人生只剩下吃是唯一慰藉

The Psychology of Overeating:

Food and the Culture of Consumerism

Contents

目次

Chapter 1

Introduction

Chapter 2

The Rise of Consumer Culture

消費文化的崛起——或貧或富，都捲入過度飲食的現象中

Chapter 3

The Psychological Effects of Consumer Culture

消費文化的心理效應——愈空虛愈消費，愈消費愈空虛

Chapter 5

食品產業如何運用心理學來哄騙我們？——我們又為什麼甘願被他們牽著鼻子走？

How the Food Industry Uses Psychology to Trick Us (and Why We Let Them)

Chapter 6
Sugar and Sweet

糖與甜味——含糖飲料文化背後的經濟力量，加速各種疾病與個人毀滅

Chapter 8
Binge Eating Disorder, the DSM, and Consumer Culture

狂食症、《DSM》、消費文化
——只要吞下神奇小藥丸，生活中一切不如意都會好轉？

Chapter 9

The Bedfellows of Consumer Culture: Big Food and Big Pharma

消費文化中的親密夥伴

──大型食品和製藥公司，聯手將我們推向過度飲食的深淵

Chapter 10

The Regulation of Well-Being: FDA and the Nanny State

健康法規——ＦＤＡ與保母國家之間的拉鋸戰

Chapter 11

Conclusion

結語——如何生活在消費文化中，又不過度消費？

Chapter 1

導論 Introduction

Chapter 1

導論

擋不住的肥胖潮流下，被消費文化吞噬的我們

Introduction

在眾多消費研究中，卻缺席的過度飲食心理學

【案例】愛麗森——又胖又孤單的剩女？

◉難道肥胖，就該處處受挫嗎？

◉改變體態，還是接受肥胖？

◉少吃一點，沒人做得到；想減肥，卻愈減愈胖

◉大吃大喝之後，必定伴隨而來的「抵銷」行為

◉現榨果汁，並不健康，反而是肥胖兇手

◉深信砸了大錢，才買得到健康和苗條

◉藉由消費，才能得到存在意義

◉錯綜複雜的過度飲食問題

Chapter 1

Introduction

導論

——擋不住的肥胖潮流下，被消費文化吞噬的我們

二〇一二年，西塔國際機場（西雅圖—塔科馬國際機場）在航站大樓內裝設了四個飲用水加水站。此舉用意在於鼓勵飲水、替旅客節省荷包，並降低一次性使用的水瓶垃圾量。目前，美國人每年購買約五百億瓶的瓶裝水（Royte, 2008）。

然而就在隔年，為了配合機場的「買了再飛」（Shop and Fly）活動，西塔國際機場直接在這些補水站上方，張貼了大幅廣告海報。海報上是一杯類似卡布奇諾冰沙的飲料，上面還加了鮮奶油與巧克力糖漿，總計熱量約七百卡，糖分九十公克（Starbucks, 2014）。廣告文案寫著「你值得喝比水更好的飲料」，並指示旅客可到補水站附近的星巴克或香咖繽（The Coffee Bean & Tea Leaf）享用。

這張圖片勾起人的慾望，勝過千言萬語，同時也凸顯出「**健康飲食、減少垃圾**」與「**去消費吧！因為你值得**」**二者之間的矛盾**。這樣的矛盾，其實正是當前全球共同面對的危機——小康型消費（affluent consumption）已經到達引爆點，並引發愈來愈多心理學、生理學、環境的嚴重後果。

在眾多消費研究中，卻缺席的過度飲食心理學

「consume」（消耗、消費）這個字，與其變形字「consumption」（消費）、「consumerism」（消費主義）具有多重意義，並隨著時間逐漸演變——原指被消耗浪費掉的物質，後來成為透過這種消耗過程所滿足的人類需求（Williams, 2011）。傳統上，研究各種食物、飲料、藥物、有形物質、自然資源的消耗方式，劃分成營養學、上癮研究、環境倫理學、生態學等各種學科。此外，長久以來，廣泛研究消費主義一直都是經濟學與社會學的主要領域，如今更是欣欣向榮，發展成為跨學科的「消費研究」（Campbell, 1991; Goodwin, Ackerman, & Kiron, 1996）。

然而，**在如此廣泛的消費研究之中，過度飲食的心理學卻鮮少受到重視**。因此，我希望藉由此書，在消費主義的文化與經濟架構下，讓過度飲食心理學的來龍去脈，更加清楚地呈現。本書跳脫傳統心理學模式，把所有的消費行為視為單一架構，並作為消費主義文化的一部分來一一檢視，為過度飲食背後複雜的心理因素，提供更完整合理的理解與認識。

當然，每一種消費行為的背後，都有其各自的慾望需求、歷史背景、後果、機制，但是我的中心論點將指出，**許許多多的消費行為其實是由相同的心理機制所驅動而產生的**。在個別的層次上，則有一些神經化學、神經解剖學、演化學的根源，並存

在於經濟、歷史、文化因素中，從而造成了過去數十年來，消費主義在美國與西方工業社會的崛起。

沒錯，要生存就得消費（Borgmann, 2000）。然而，**過度消費，特別是過度飲食，在人類史上卻是最近才出現的行為**。至少，不論是食用頻率，還是容易導致肥胖，又缺乏營養的全球工業化飲食，都是以往不曾存在的現象。如今，過度飲食的現象極為普遍，我們當中有許多人正深受其擾。在普遍的消費資本主義中，生產和消費制約了我們的生活，我們也往往對於自己受影響的程度渾然不覺。有形物質和資源的消耗增加，飲食過度與肥胖問題自然也隨之增加。

然而矛盾的是，與此同時，世界各地仍有許多地方存在著飢餓問題（Delpeuch, 2009; Patel, 2008）。資本主義中有一個字眼「肥貓」（fat cat），原指大企業的大亨、暴發戶，現在似乎可以用來稱呼我們所有人。事實上，**過去三十年來，世界上沒有一個國家擋得住肥胖的潮流**（Ng et al., 2014）。如果我們認真思考大量消耗物資、能源、食物所產生的後果，包括垃圾問題、溫室效應、肥胖問題，就能明顯看出，我們正在生吞活剝自己的性命。

讓我用一個臨床研究的案例，先為大家預告本書的論點，說明這些複雜的決定因素，如何匯集而促成過度消費的行為。

【案例】愛麗森——又胖又孤單的剩女？

過去幾年以來，我有一個患者，在此我稱她為愛麗森※。愛麗森曾經是個運動選手，結婚後體重漸漸增加了約五十磅（約二十三公斤），因此一度患上嚴重的憂鬱症，後來還發現丈夫和好友的姦情，丈夫也因而離開了她。她來找我治療憂鬱症時，她的婚姻已經支離破碎。

愛麗森出身富裕家庭，父親是外科醫生，母親則是專職主婦。成長過程中，家人總是鼓勵愛麗森為自己找個高富帥的對象結婚，這個訊息對她來說非常強烈，以致於她認為這是生命中極為重要的任務，也是她命中注定該擁有的。

結果，她竟然成了家裡唯一一個離婚而且超重的人。她覺得自己沒能達成人生目標，更害怕從此被歸類為她口中「又胖又孤單的剩女」。歷經發胖和失婚雙重打擊，我們不難想像她會感到多麼孤單、多麼怨恨，感覺自己被孤立、被欺騙。她從此對婚姻產生恐懼，而且總是覺得自己的經濟狀況很糟。但事實上並非她所想像得那麼糟，她的年收入高達十萬美元（匯價統一使用一美元兌新臺幣三十元，約新臺幣三百萬元），是個成功的律師。

※ 本書提到的人名與個人資料都已經改寫。

◉難道肥胖，就該處處受挫嗎？

愛麗森在報告中提到，她每個星期會喝掉好幾瓶酒、經常上高級餐館用餐、吃速食、抽菸，而且幾乎不運動。她因為自己的體重而感到頹廢喪志，深信自己這副模樣，不可能再有機會遇見心儀的對象，在事業上也不可能再有進展。可悲的是，她的想法的確可能是事實。

研究顯示，**女性的體重的確足以影響在戀情與事業發展上的機會**。相較於苗條的女性，超重而肥胖的女性結婚比率也比較低（Averett, Sikora, & Argys, 2008; Conley & Glauber, 2007; Fu & Goldman, 1996），即使能夠結婚，結婚對象的教育程度也相對較低（Garn, Sullivan, & Hawthorne, 1989）、收入較低（Averett & Korenman, 1996; Conley & Glauber, 2007）、身高較矮、外型條件較缺乏吸引力（Carmalt, Cawley, Joyner, & Sobal, 2008; Oreffice & Quintana-Domeque, 2010）。

離婚後，愛麗森在專業上加倍努力，但她感覺體重已經阻礙她在事業上更上一層樓。在大多數人的眼中，擁有高學歷、年薪高達十萬美元（約新臺幣三百萬元）的人，絕對屬於人生勝利組。然而研究顯示，**女性對於職場上因體重受歧視的敏感度，約是男性的六十倍**（Roehling, Roehling, & Pichler, 2007）。此外，**職場上對於女性的體重歧視，往往同時存在於最高和最低的階級，也就是基層職員與管理階層之中**

（Haskins & Ransford, 1999）。有些研究者甚至還估算出來，同樣工作超過二十五年，體重還算中等的女性和纖瘦的女性相比，前者的收入硬是少了三十八萬九千三百美元（約新臺幣一千一百六十七萬九千元；Judge & Cable, 2011）。

◎改變體態，還是接受肥胖？

愛麗森要我安慰她，告訴她體重不會妨礙她找尋心儀的伴侶，也不妨礙她爭取工作上的晉升機會，但我不認為應該給她這樣的安慰。身為臨床心理師，我面對的挑戰就是，到底要不要幫助患者接受自己體重過重的事實，並協助其改變體態（在不須改變生活模式和飲食習慣的條件下），或是幫助他們在飲食和活動上做行為模式的改變，以達到減重的效果。

根據所謂的「接受肥胖」（fat acceptance）運動所做的研究，主張幫助女性接受自己的身體，有助於女性消除對自身體態的羞愧感、增加自信心、改善性生活（Gailey, 2012），但是這種以面談方式進行的研究，採樣數有限，而且缺乏對照組以支持其論點。幫助患者接受自己肥胖的事實，的確有其正面的效果，但是超重會導致種種惡果，包括健康欠佳、浪漫戀情不再、薪水偏低、工作發展機會減少等等，更別提社會醫療成本也將因而增加，我不禁要懷疑，**幫助患者接受他們過度的體重，是否合乎道德**。

通常，我的做法是把這種兩難的選項向患者說清楚，讓他們自己決定——到底要我幫助他們在心理上接受自己目前的身體狀態，還是要我協助他們進行營養攝取、生活方式、行為模式上的改變。基於本書將探討的種種緣由，我也會表明自己比較傾向於後者。當然，我們也可以二者同時並行，但我覺得最好一開始就開誠布公，讓目標更明確。

◉少吃一點，沒人做得到；想減肥，卻愈減愈胖

愛麗森經常嘗試要雕塑身材，但她和我們大多數人一樣，受到主流媒體所散播的各種似是而非的資訊誤導；被各種錯誤的飲食、運動觀念、行為上的自我制約所苦。

其實，**最簡單、最有科學根據的方法就是「少吃一點」**（Nestle, 2002），但是對愛麗森而言完全沒有說服力，因為她對廣告和噱頭性十足的商品，完全無法抵抗。她寧可追隨各種時下最流行的快速減重飲食，花大把錢在各種無效的系統、療程、產品上。舉例來說，當她「乖」的時候，每個星期會去見營養師、喝果汁斷食、一天吃五餐以「促進」新陳代謝，還會去跑步。這些行為的用意都很好，只可惜不會有什麼效果。以下讓我來解釋為什麼。

愛麗森和許多美國人一樣，高度關切各種形式的消費。她經常在縱情享受與自我節制之間、刺激與單調之間、滿與空之間，天人交戰。焦躁不安（dysphoria）與毫無意義的情緒，總是莫名籠罩住她，而且揮之不去。**她想讓自己的生命有意義，卻不知道該怎麼做**。她開著新款豪華轎車、身穿高價華服、頻繁地逛街購物、花錢參加昂

貴的試酒會。即使擁有高收入，她的信用卡卡債竟高達數千美元。

好幾次，我觀察到她的一個慣性——**每當她決定做一件新的事情，總是會連帶產生一陣風似的消費行為**，例如整理衣櫃、培養一個新嗜好、計畫一趟旅程。

整理衣櫃，不僅是把不要的東西丟掉，或是拿到回收站去，它牽涉到聘請個人整理專家、去特力屋或宜家家居買一些分類收納的產品，還得買一些新衣服、新鞋子，來取代那些被淘汰掉的衣物。

至於嘗試新的嗜好，像是划橡皮艇，就得先花數千美元購買專用的穿著和配備，然而這項活動她到底喜不喜歡、會不會一直做下去，都還是未知數。我經常鼓勵我的患者，把錢投資在運動和戶外活動上（如果他們負擔得起的話），但是就愛麗森的個案而言，她接觸橡皮艇這項運動的時間還太短，根本不足以判斷她會不會喜歡這種運動。因此，要她花那麼多錢在昂貴的配備上，實在是太冒險了。**購買這些配備，其實是為了滿足她花錢消費的慾望，而不是因為她急於走出戶外，去進行這項活動。**

一般而言，當人決定減重的時候，消費也會隨之降低。然而，愛麗森剛決定要嘗試減重，就花了數千美元購買許多知名品牌的食品、商品、服務。

她聘請了一名營養師和一名私人教練，買了健身教父傑克·拉蘭（Jack LaLanne）的榨汁機、維他美仕（Vita-Mix）的食物調理機、耐吉的運動手環（FuelBand）、新的跑步鞋、知名運動服飾品牌露露檸檬（lululemon）的瑜伽服裝、健身中心的貴賓會員課程；還買了數不清的減重飲食和運動相關書籍、影音光碟、手機應用程式；也購入大量的減重食品，包括能量棒、優格、穀物麥片、運動飲料等等。其中，有一種叫作「Goo」的東西特別詭異，那是一種又甜又黏的包裝混合物，據說是專為運動員提升能量而設計的產品。換句話說，**愛麗森反而比決定減重之前，還消費得更多**。

喝果汁、吃能量棒這些「專為減肥而設計」的食物，讓愛麗森感覺自己似乎真的在減重，但這往往只是商家利用商標和包裝，刻意營造出一種飲食魔法的假象。**這些「健康」的包裝食品是披了羊皮的狼，都是經過偽裝的垃圾食品**。不僅如此，**跟風搶購這些減重食品，反而可能增加我們的食物攝取量，就和我們到大賣場購物時，反而會增加整體花費一樣**（Wansink, 2006）。我懷疑每當愛麗森節食減重的時候，整體卡路里攝取量反而上升，因為她的基本信念是，消費可以解決問題，而非製造問題。

我並不是說她做的所有事情，都對減重或增進健康沒有幫助，有些事當然也有效果，但問題是，**愛麗森並沒有利用這些工具，幫助自己降低整體消費，或是找出生命的意義**。購物、花錢、吃喝，其實都是瘋狂消費的一部分，**這種瘋狂消費已經主導了我們的文化。因此，愛麗森試圖藉由更多的消費來解決她過度飲食的問題**，就如同錯把病因當解藥。在這個充斥著食物、酒精、精品、物質主義的世界中，她永無止境地盲目追求根本不存在的意義。

◉ 大吃大喝之後，必定伴隨而來的「抵銷」行為

愛麗森總是在「乖」了幾天或幾星期之後，就會「滑跤」（套用戒酒無名會[Alcoholics Anonymous, AA]的用語），通常是先喝酒，然後開始大吃。最常見的情節如下：

某一天，愛麗森在工作上遭受挫折，家裡沒有存糧，晚餐也沒有飯局，她就到麥當勞縱情大吃。事後她感到罪惡，然後回家弄些鮮榨果汁來喝，作為對之前亂吃亂喝的一種懺悔與苦修。

從心理學的角度來看，她想藉著後面的好行為，抵銷（undo）已經犯下的錯誤行為。「抵銷」是一種心理上的防衛機制、一種無意識的作為，也就是當事人企圖藉由一種行為以平衡心中的罪惡感和羞愧感，進而神奇地將罪惡感或羞愧感抹去痕跡（McWilliams, 2011, p.127）。許多宗教裡為人贖罪的儀式，也是這種防衛機制在靈性層次上的版本。

在大多數人的經驗裡，**過度飲食和抵銷行為總是如影隨形。有多少次在過度飲食之後，你曾經希望時間能夠倒轉，回到幾分鐘前，那麼你就可以謝絕第二份食物？**

有多少次在過度放縱之後，你急忙到健身房健身？事實上，暴食症（Bulimia）患者經常出現的掏空催吐症狀，就是一種極端的抵銷行為。

在生活中，抵銷行為可以是一種因應策略，或是一種健康的心理防衛。舉例來說，如果我們傷害了某個人，可以透過道歉或者送花給他，抵銷掉部分傷害；如果我們和朋友約吃飯卻遲到了，為了補償對方並減輕自己的罪惡感，可以拿起賬單去付賬。但是，**攝取過多的食物，永遠都不可能抵銷或者修復已經過度飲食的事實**。

如果愛麗森的行為，讓你聯想起酗酒者和吸毒者，那你就對了。我之所以會套用戒酒無名會的用語「滑跤」，就是因為愈來愈多研究顯示，**過度飲食和其他類型的上癮疾病，有非常多的共同點**（Gearhardt, Grilo, DiLeone, Brownell, & Potenza, 2011b）。事實上，透過功能性磁振造影掃描（fMRI scan），可以看出特別是含糖、高脂、重鹹的食物，能夠活化大腦中的多巴胺回饋系統（dopamine reward system），而這個區域，正是毒癮和酒精成癮時參與的大腦部位。

最近，耶魯大學心理學教授卡利・柏奈爾（Kelly Brownell, 2012）和同事共同倡導一種全新的食物觀——從上癮的角度來看待食物。這個領域的研究對於個人治療將有極大的助益，並且極可能對現在流行的食品產業規範產生強烈衝擊。

◉ 現榨果汁，並不健康，反而是肥胖兇手

有一次我問愛麗森，每次去麥當勞狂吃之後，她喝的果汁都加了些什麼？她會加一顆芒果、一個蘋果、一根香蕉、一些莓果、優格，還有一個甜菜根，整體熱量約六百五十卡路里，相當於大多數三十多歲成年女子一天所需攝取總熱量的三分之一。吃了超過一千卡路里的速食，又在就寢前攝取那麼多熱量，不會有任何好處。

果汁的另一個問題是它都是糖分，對負責調節胃口和貯存脂肪的荷爾蒙系統，有一定的負面影響。**愛麗森之所以選擇果汁作為「抵銷」的工具，極有可能是因為果汁頂著所謂的「健康光環」**（health halo）。這個詞是由皮耶．尚東（Pierre Chandon）和布萊恩．瓦辛克（Brian Wansink）提出（2007），專指人對食物懷有錯誤的信心，以致於不曾深究食物實際的營養成分，就直覺推斷它比較營養，在愛麗森的案例裡則是鮮榨果汁。

即使愛麗森當天所攝取的熱量剛好，或低於一天所需的熱量，這樣的一杯果汁仍然不是個好主意。神經內分泌學研究顯示，不同的卡路里會活化不同的荷爾蒙和神經傳導物質，以判斷這些卡路里應該直接用掉還是要先貯存、應該增加食慾還是給予飽足感。

當今的消費文化裡，許多知名廠牌的包裝食物中常用的精製糖類、碳水化合物，特別容易被轉化成脂肪貯存，不但不會讓我們產生飽足感，反而會提升我們的胃口。如果對於糖和碳水化合物對身體和大腦的作用認識不清，只知道注意總熱量，那就是大錯特錯，極可能讓政府為全民健康所做的努力偏離正軌。我並不是說卡路里一點都不重要，事實上，熱量的確很重要。

糟糕的是，有一些不法商人，為了銷售類似阿金博士的低澱粉減重飲食（Atkins-type low-carb diets），灌輸大眾錯誤觀念——只要少吃或者不吃碳水化合物，吃進再多的熱量都不怕，還能減肥。沒有人攝取了過多的熱量不會變胖，但是，新近的研究顯示，**卡路里的量和質，都是決定減少與維持體重的關鍵**。

我已經和愛麗森談過果汁並不健康，但是她不願意接受這個事實。有時候在療程中，只要她提到果汁，就會先說：

「我知道妳不喜歡果汁，但是……」

這裡補充一點，像愛麗森這樣的人，正是心理學家所說的「拒絕協助的抱怨型患者」（help-rejecting complainer; Frank et al., 1952）。她一方面尋求我的幫助，同時又拒絕我的建議；或者像愛麗森這樣，把我的建議詮釋成我個人的喜好，不願意相信它符合科學的資訊，而且是能夠執行的方法。

「拒絕協助的抱怨型患者」很難溝通，**因為他們總是把自己看成沒有力量的受害者，難以展現主導感**（sense of agency）[2]，而這種主導感對於治療是絕對必要的。也可能，愛麗森認為一個臨床心理學家懂什麼營養學。

笛卡兒的心物二元論（body/mind dualism）至今歷久不衰，受其影響，心理學長久以來就負責心智和情緒的範疇，而大腦科學和新陳代謝則屬於醫學和營養學的範疇。然而，治療過度飲食的患者時，往往需要援引營養學與膳食介入（dietary intervention）的訓練，也需要具備意志力和行為改變心理機制的專業知識。

在食物與過度飲食的研究領域，我的確學有專精，只是不像營養學家，在膳食介入療法方面受過嚴格的訓練；同樣地，營養學家對於如何介入大部分的心理失調症狀，也不曾受過臨床訓練。**將臨床心理治療和臨床營養學完全劃分開來，使得患者很難找到一個臨床治療師，能有效地同時處理身心二元的問題**。我愈來愈相信，堅持將身心劃分為二元，根本是在為大眾健康幫倒忙。同時，我也期待在不久的將來，能夠看到一個同時隸屬營養學和心理學的副學科誕生。

◉ 深信砸了大錢，才買得到健康和苗條

我們繼續回到愛麗森的案例。

目前，她除了找我為她解決心情、情緒上的問題，同時也找了一位專業營養師

為她控制飲食。這位營養師為她設計了每日的飲食計畫，但是我看過之後，發現這些計畫和最新的新陳代謝、減重研究，並不一致。

舉例來說，有時候愛麗森認真執行這些計畫，一天吃五次小分量的餐點，因為她相信少量多餐可以增進新陳代謝，從而加速脂肪燃燒，但其實這是沒有科學根據的（Cameron, Cyr, & Doucet, 2010）。然而根據她的營養師的建議，即使不覺得餓，還是應該在晚上睡前吃點東西，這樣才能持續刺激新陳代謝。

通常，她會在晚上九點左右，吃一片塗上花生醬的全麥吐司，以為這樣多少有益健康。其實，就和她以為吃了速食之後，可以喝果汁來抵銷的信念極為類似，**在一天當中的某個特定時間，進食某種特定食物，能夠產生某種醫藥或治療效果，這種想法同樣是有問題的基本信念**。花生醬是高熱量的食物，加上鹽和糖，就成了脂肪、糖、鹽三鏈中，更具誘惑力且讓人上癮，非常危險（Kessler, 2009; Moss, 2013）。事實上，很可能就是鹽、糖、脂肪這樣的組合，活化了多巴胺路徑，使患者對食物和吃東西這件事，產生一再循環的上癮行為。

長期以來，愛麗森對於節食和運動一直抱有神奇思維，而且她的許多觀念都來

---

2 主導感（sense of agency）：個人能夠意識到自己就是創造、處理、控制自己意志行為的主體。

自於她的營養師和私人體能訓練師。她非常信任這二個人，也付給他們很多費用。例如，最近她告訴我，她和體能訓練師開始進行一種創新的健身方案，稱為「瀑布」。

所謂「瀑布」，就是把一些訓練項目特別組合起來，進行時必須完全按照設計好的順序，才能達到最佳的減重效果。根據她的描述，大約是先進行一項訓練，完成五個小節之後，再做另外一項訓練二個小節，然後回頭做第一項訓練一個小節，再做另一種訓練四個小節，如此類推。她相信這樣按照設計好的順序，間歇交錯地做不同的訓練，比起做完一項訓練之後再做另外一項那樣單調乏味的健身苦行，效果更佳。藉著一些變化的確有助於避免健身過程變得乏味，但是，並沒有相關研究能證明這種方法會加速減輕體重。

這些令人質疑的飲食計畫、健身流程，卻更加深了愛麗森對於食物與新陳代謝的錯誤觀念，並強化了她心中既有的神奇思維——**要得到健康一定有什麼複雜的「祕密」途徑，而且一定要花錢去買。這個祕密，其實是食品與營養品產業、個人塑身顧問，以及各種大型健身中心賴以生存的必要元素。**

不僅如此，近年來，在營養諮詢和心理治療二個領域，從業人員的數量也如雨後春筍般大量增加，但多半是一些缺乏憑證、訓練不足的人，一心只想把快速解決方案賣給那些陷入絕望的人；同樣地，這也是消費主義巨輪中的一個小齒輪，我將在本書中加以說明。

◉ 藉由消費，才能得到存在意義

愛麗森經常說自己是血清素失衡的受害者，認為失衡導致她產生憂鬱症，而體重增加便是憂鬱症的併發症狀。然而，血清素失衡本身並不是一個診斷結果，目前也沒有人能證明憂鬱症是由於血清素失衡所引起的。

更重要的是，在憂鬱症研究方面，這種「化學物質失衡」（chemical imbalance）理論中，有的只是一些混合證據（Kirsch, 2010），是一種解釋模式（explanatory model），卻被製藥廠商廣為宣傳。事實上，接著我們會陸續看到，**製藥廠商和食品廠商都是消費文化中主要的作惡者與受益者**。

化學物質失衡的確有其有效性（validity），但它只是單一方向的解釋，完全忽略了文化因素、荷爾蒙失調、成癮行為，以及個人對於大肆購買精品、服務、食品、美酒所抱持的價值觀。缺乏細微的神經內分泌學解釋，完全忽視存在主義（existential explanation）對她的問題的解釋，讓愛麗森困在悲慘、超重，以及自我延續而神祕的惡性循環之中。

我嘗試了許多方式想讓愛麗森明白，她所面臨的困境其實是過度消費所產生的部分後果，然而她不但不能接受，反而經常發怒，顯得自我防衛。**她就是不想放棄或者簡化目前被購物、奢華享受、物質主義所控制的生活**。其實我並沒有建議她把這些全都放棄。實際上，我們幾乎都在過著版本不同卻類似的生活，只有程度上的不同；只是我們是否有自覺正處於這個逐漸演變過程中的哪個階段。

就愛麗森而言，光是想到要改變這種生活方式的一部分，就已經夠她畏懼了，因為她已經為這樣的生活方式，注入代表身分地位的意義。在她看來，如果沒有這些奢華享受、消費行為，生活就顯得非常空虛，這樣的想法的確令人心生焦慮。她的核心信念是，**如果不花錢、不消費，就什麼都沒有了，也就是所謂的「存在的虛無」**(existential vacuum; Frankl, 1963)。

她無法想像一種比較節制的生活方式。在那樣的生活中，令人感到富足的是體驗，而非奢華的物品；因關心彼此、愛護大自然，以及文化上的體驗而選擇住在這裡，而不是為了購物；特色是讓愛你的人，或為你所愛的人，在家中準備簡單、適量卻更美味的餐點。

◉ 錯綜複雜的過度飲食問題

愛麗森的減重之路一再受挫，是因為一方面有許多強有力的訊息告訴她，良好的飲食習慣完全仰賴紀律和意志力；但另一方面，持相反意見的說法則告訴她，基因是造成她肥胖的主因，或是神經傳導物質在作怪，以強烈的進食慾望挾持了她原本用心良苦的計畫。

這些相互衝突的訊息，顯示出一開始就困擾著哲學和心理學的意見分歧——先天自然與後天養成（nature vs. nurture）、自由意志與命中注定（free will vs. determinism）。

大部分研究食物和過度飲食的文獻，都只著眼在下列三個主題之一：

1. 與營養、內分泌、運動生理相關的醫學領域。
2. 與食物科學、規範、製造工業相關的政策領域。
3. 與個人有關的心理學領域，主要是認知、行為，以及進化論的選擇和活動。

在這樣的框架下，缺乏把所有的消費行為，包括文化、經濟、存在主義、生物學等各個層面，都視為一個統一的結構。也就是說，**食物和過度飲食不只是飲食的問題，而是各式各樣的消費，包括有形物資、奢華體驗、飲酒、用藥、演化行為，以及各種形式的取得過程，在共同交錯影響的背景下而產生的問題。**

不論胖瘦，大多數人都曾經面對過度飲食而掙扎。過度飲食本來是西方都會生活中，追求消費高刺激經驗的單一社會現象，如今卻快速擴散到全球各地，尤其是高度注重消費的開發中經濟體。

在接下來的篇章裡，我打算把一種新的哲學、一種與自然科學互相支援而非彼此孤立的聲音，加入對於食物與過度飲食的討論中。

我在本書所採用的原始資料，是依循精神分析／存在主義心理學傳統的臨床個案分析，並採用了質性資料（qualitative data）[3]，包括食品工業白皮書、訪談紀錄、檔案資料。這本書展現我堅決的抱負——與其關起門來，獨自繼續研究我對消費的原創構想，我決定將它嵌入一個影響範圍廣大的多學科研究，讓跨學科的讀者都能以不同的思考方式，在眾多解釋模式所組成的脈絡下，重新認識飲食和文化的關係。

「圖1」是一張示意圖，描繪出影響過度飲食的種種複雜力量，並說明這些力量彼此之間如何巧妙配合。

不論研究的主題為何，只要是跨學科的治療，往往無法兼顧深度和廣度。雖然我的文化與臨床論點主要著眼於醫療、歷史、經濟環境，這本書的核心卻是關於哲學、心理學、文化。書中提到的許多議題，各有其理論和研究相關的大量文獻，特別是心理學之外，我不是那麼熟悉的領域，我都會為讀者指出主要來源。如果有任何科學上的錯誤和誤解，都是我個人的問題。我也誠摯邀請所有我在書中引用的優秀研究學者們，一起加入對話，陳述真相，澄清是非。

寫作本書時，我盡量以臨床應用的角度來呈現這些資訊，讓現職的心理治療師與營養師，能將書中的構想應用在自己的個案或顧客身上。在語調上，我個人偏好說故事的方法，因為我堅信科學方面的寫作，不是非得枯燥無味才能達成慎重嚴謹的目的。口述向來深具力量，而且說故事是人類的特質之一。我承認有時候我的語氣可能有點刺耳，因為我不喜歡自己的消費本能，自我批評有時操控了我對於消費文化的控訴。

最後，我想澄清的是，這不是一本關於肥胖的書。本書要探討的核心是過度飲食，過度飲食不一定都會導致體重過重或肥胖。我們之中，就算不是大多數人，**也有許多人某種程度上，都在抗拒這股引誘我們過度飲食的強大力量。肥胖只是明顯可見的冰山一角**，更大的問題是全人類的新陳代謝功能障礙。

全球人口的四〇%以上，都處於「代謝性肥胖，體重正常」的狀況，也就是體重雖然維持正常，卻和肥胖者受一樣的苦，包括心血管疾病、高血壓、胰島素敏感性異常、腹部和內臟脂肪偏高等問題（Conus, Rabasa-Lhoret, & Peronnet, 2007; Ruderman, Schneider, & Berchtold, 1981; Thomas, Frost, Taylor-Robinson, & Bell, 2012）。換句話說，**體重過重和肥胖的人，只是目前正在對抗過度飲食的總人口中的一個子集合而已**。

[3] 質性資料（qualitative data）：與以數學統計或其他量化研究的資料分析，在觀念上是相對地。

這更是一本關於消費的書，消費的內容包括食物、電子產品、飲料、藥物、車子、服飾、自然資源。

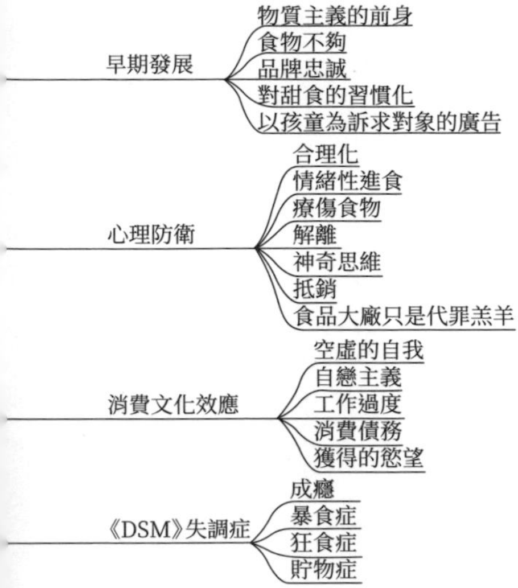

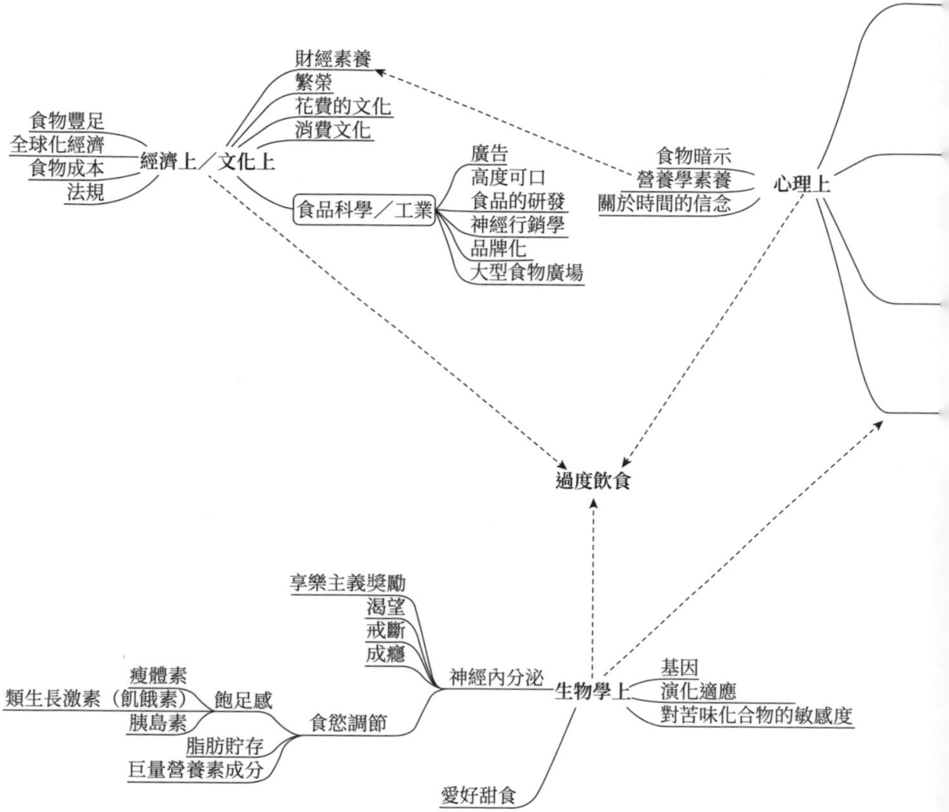

圖1　影響過度飲食的複雜因素示意圖

Chapter 2

消費文化的崛起

The Rise of Consumer Culture

Chapter 2

消費文化的崛起

或貧或富，都捲入過度飲食的現象中

The Rise of Consumer Culture

The Psychology of Overeating:

Food and the Culture of Consumerism

Chapter 2

The Rise of Consumer Culture

消費文化的崛起

——或貧或富，都捲入過度飲食的現象中

心理學不只關係到個人，也存在於國家與文化之中。

文化與國家心理學，是用來教化人民，使人民適應社會主流文化，也用來影響經濟與社會政策。在我們探討過度消費的個人心理學之前，必須先了解整體的消費心理學，如何影響了各個國家和文化在歷史上、政策上、經濟上的消費經驗。

本章的內容與心理學的關聯似乎最遠，但目的在於：

1. 概略檢驗消費文化為何，又是如何在美國和西方工業社會遍地開花。
2. 檢驗過度飲食、過度消費的潮流，為何是消費文化所產生的後果。

消費主義的五種形式

英國文化理論學者亞尼斯·蓋布瑞爾（Yiannis Gabriel）與提姆·朗（Tim Lang），對消費主義提出的五個理解（understanding; 2006）※，也是我用來貫穿本書所引用的論點架構：

1. 消費主義是一種道德教條：

消費者的選擇和取得過程，其實是為了傳達個人自由、快樂，以及已開發國家的力量。

2. 消費主義是一種政治意識型態：

和保母國家（nanny state）[4]的家長作風相反，現代國家對跨國公司加以保護；消費主義意識型態讚揚消費者擁有酷炫、時尚的商品，因為這代表了選擇和自由。

4 保母國家（nanny state）：對人民實施過多保護性政策的國家。

3. 消費主義是為了全球發展的經濟意識型態：

相較於共產主義所主張的簡樸，消費主義被視為自由貿易的驅動程式；培養新的消費者被視為經濟發展的關鍵。

4. 消費主義是一種社會意識型態：

建立階級差別，以物質商品來決定持有者的社會地位和聲望。

5. 消費主義是一種社會運動：

消費者權益是倡議透過法規保護消費者價值和消費品質的特色。

※全書中，都以粗底線標出這五項理解，以方便我在每一章中引用這個架構。

愈消費愈不滿足，收入增加卻並不快樂

我們先從消費主義是一個道德教條開始探討：

消費者的選擇和取得過程，其實是為了傳達個人自由、快樂，以及已開發國家的力量。

隨著這種形式的消費主義日益蓬勃，消費者選擇權在心理學上的中心性（centrality）[5]，已經取代過去以生產為主的經濟模式。在過去，工作是判斷一個人身分地位的核心組織原則（central organizing principle），而非消費能力（Bauman, 1998）。然而，在今日以消費為導向的社會裡，**我們的身分地位往往無關於我們生產了什麼，而是和我們消費了什麼更有關係**。

在以消費為導向的社會裡，生活的特色便是運用閒暇時間花錢消費，並且相信擁有各種物品就是擁有快樂的主要方式（Goodwin et al., 1996）。不僅消費有形的物質被視為一種幸福，當消費主義成了道德教條，消費就變成了自我發展、自我實現、自我完成的工具（Kaza, 2005, p.4）。換句話說，在這種形式的消費主義之下，當我們想要整理自己的內心世界和自我時，獲得與擁有便成為深層的心理需求。

結果，消費主義的中心性持續刺激經濟成長，以致於我們看不清到底是需求產生供給，還是因供給而產生需求。哲學家大衛．羅伊（David Loy, 1997）主張，隨著經濟發展，市場已經取代傳統的有神論宗教，成為一種全球性的宗教信仰，教導我們重新認識世界與自我所扮演的角色。他認為市場資本主義形成了一股力量，為了茁壯

[5] 中心性（centrality）：接近核心部位的程度、重要的程度。

成長的需求，以集體的反應摧毀了社群的結構。

羅伊是這麼說的：

從宗教的角度來看，市場資本主義與其價值存在著雙重問題：貪婪和妄想。不受限制的市場強調貪婪，而且也的確需要貪婪，並表現在至少二個方面——對利潤的渴望，是發動經濟系統的引擎所需的能源燃料；一定要激發出難以滿足的消費慾望，才能為商品創造市場。

大衛．羅伊進一步主張，這樣的慾望無法被滿足，**因為我們一旦成為消費者，就永遠都覺得有所欠缺**。

威廉．雷斯（William Leiss, 1978）也有類似的看法。他認為今天的市場經濟以追求穩定發展為管理原則，但若依此走向，讓個人持續發展對商品的需求，個人慾望將變得永遠無法滿足。

一些相關的調查與研究已經顯示，慣於以品牌來表現自己的人，通常宗教參與度也比較低（Cutright, Erdem, Fitzsimons, & Shachar, 2014），這更加證實了市場成長、名牌產品之類的經濟力量，已經取代宗教所扮演的傳統角色。

持續成長的動力被看得如此重要，以致許多經濟學家都把經濟成長視為測量國家幸福指數的標準。的確，研究顯示，富人總是比窮人快樂，在任何國家都是如此；然而矛盾的是，**當收入增加，平均快樂指數卻變化不大**（Frank, 1999）。

和一九五七年相比，儘管美國人現在的人均消費已是當時的二倍，但是接受調查時表示自己「非常快樂」的人數，卻沒有隨之增加。把GDP（國內生產總值）和幸福劃上等號，就等於進一步延伸文化信仰，相信成長必然是好事，成長就等同於幸福。果不其然，隨著成長的訊息不停傳來，**我們的身體終於也隨著GDP而長大**了。於是，演變成今日隨處可見的體重超重和肥胖的問題。

全球性的過度消費和過度生產

難以填飽的消費慾望創造了更多的市場，更多的商品又因此被生產出來，從而形成了一個過度消費和過度生產的循環。

丹尼爾．貝爾（Daniel Bell, 2008）主張，當代資本主義的緊張狀態，存在於生產的紀律與禁慾主義之間，也存在於放肆的享樂主義與消耗後所產生的廢棄物之間。其實，大量生產和消耗食物的問題早已存在，只是因為我們需要食物才能生存，長久以來，便認為食物的消耗和其他有形物資的消耗形式有所不同。的確，在一些非生存所需的物質上，像是衣物、家具、電子產品，比較容易看出享樂主義與廢棄物的問題，所以，在我們進一步深入探討食物的過度消費之前，先就這些來探究，進而廣泛理解什麼是過度消費。

◉ 支撐ZARA、IKEA市場背後的真相

關於過度生產和過度消費，一個明顯地例子就是低價的「快速時尚」。舉凡ZARA、H&M等零售商，都以驚人的速度製造並銷售低成本服飾。現今，美國人一年約花二百億美元（約新臺幣六千億元）買衣服（American Apparel and Footwear Association, 2008）。光是西班牙快速時尚龍頭ZARA，每天就要生產一百萬件服飾，數量之大，令人咋舌（Graham, 2011）。

伊莉莎白．克萊（Elizabeth Cline）在著作《買一件衣服要付多少錢》（*Overdressed*）指出，這些被丟棄的衣物正在破壞環境、經濟，甚至是我們的靈魂。克萊同時提出大量證據以支持她的論點，相當發人深省（Cline, 2012）。

類似的問題，還有像宜家家居這類的大型家具家飾賣場，以超低價格，促銷使用壽命有限的家具和配件。曾經有人問一位大師級的家具工匠，對於宜家一張零售價六十九美元（約新臺幣二千元）的桌子有何看法。

那位大師說：

「實在令人難以置信！那樣的價格我連木材都買不到，更別提把它做出來。」

(Shell, 2009, p.128)

艾倫・魯佩爾・雪爾（Ellen Ruppel Shell）在其著作《愛上便宜貨：追求折扣的代價》（*Cheap: The High Cost of Discount Culture*）指出，宜家之所以能夠維持這麼低的售價，相當可疑，很可能是巧妙運用了逃稅、非法砍伐、童工等手法。現今社會的經濟大多仰賴於消費，然而，**在生產衣物、食物、家具、燃料、電子產品，以及其他商品的過程中所涉及的「額外補貼」，像是廉價勞工、品質低落、有毒物質等，全部被我們粗心大意地消費著，因為我們並不知道這些商品的真正代價是什麼。**

◉ 愛國，就去花錢吧！

雖說想要取得或擁有，往往是受到個人慾望所驅使，但是當消費主義成為一種經濟意識型態，消費這件事便從自由與享受的個人行為，轉化成一種愛國行動，因為花錢就能夠促進國家經濟成長。

舉例來說，九一一事件發生後不久，當時的美國總統小布希，對飽受震驚、失去親人的國民發表談話，鼓勵大家現在若想從悲痛中恢復過來，最該做的事就是去花錢。

「去佛羅里達州的迪士尼樂園。」

「帶你的家人去好好享受生命，生命本來就該好好享受。」（White House Archives,

2001）

小布希說這話時，九一一事件才剛過了二個星期。

過去，沒有多少人會覺得，個人消費和國家整體健全之間有任何的關聯；然而，在那十年之中，**我們聽到了數不盡的訊息，告訴我們花錢已經成為一種新的愛國方式**。例如，在經濟大蕭條的前後，最流行的政治訊息就是「花錢是人民的義務」。事實上，二〇〇九年刺激經濟方案給我們的錢，不是要我們存的，是要我們花的。

◉ 開發中國家也一起加入掠奪戰場

刺激自由貿易、培養新的消費者、發展經濟，來自於對優越感和工具主義（instrumentalism）[6]的信仰。這種信仰推動了西方地理版圖擴張與政治經濟發展，主宰西方長達數百年，成就了今日的全球化經濟。事實上，這種信仰與催生殖民主義、奴隸制度的意識型態同源。在這種信仰持續影響之下，全球市場中富裕社會的高度消費，有賴於發展中國家的廉價勞工和原物料。

在已開發西方社會的整體心態上，還伴隨著另一種信仰——消費主義和市場資本主義是「自然」的，而共產主義的崩解，更強化了這種觀念（Gabriel & Lang, 2006）。那些手上擁有權力、財富、智慧資本的人，由於本身持有文化上的優越感與對工具主義的信仰，自然能夠認同市場資本主義的優越性，接受必然隨之產生的不平等現象。

現在，**開發中國家也加入搶奪行列，成為逐漸擴張的全球消費文化的一部分，貪婪地渴求肉類、速食、電子產品等曾經為西方工業社會所獨享的領域。**印度、中國等國家加入搶食行列之後，富裕的西方社會才逐漸警覺到消費對環境的衝擊，遂演變成「一山不容二虎」的緊繃局勢。

消費主義的精神病理學

如果用心理學的專業術語來說明這種經濟意識型態，驅動消費主義的是國家主義，而在國家主義中顯而易見的是優越感和工具主義。其實，經濟意識型態與我們在反社會和自戀型人格障礙的臨床診斷上所看到的特徵，並沒什麼兩樣。

如果你現在還看不太出來精神病、自戀、經濟發展、過度飲食四者之間存在著什麼樣的關聯，只要繼續把這本書讀下去就會清楚看到，這樣的剝削性格與文化特質如何造就並延續了食品工業。其中，追求利益的激進心態，又是如何持續助長了過度飲食和健康不良。**這些特質，促使食品製造業對法規產生抗拒，促成了剝削孩童和窮人的市場；也使得食品製造過程中許多深具爭議的勞工法令，得以屹立不搖。**

[6] 工具主義（instrumentalism）：任何事物或觀念，最重要的是它的應用性，強調觀念和知識是解決問題的工具。

◉ 美式菁英的典型特質，其實是精神病態

賀維・克萊克雷（Hervey Cleckley, 1941）在他那本具有開創性地位的精神病學（現在稱為反社會人格）著作中指出，**精神病患者表面上可能表現得很正常，甚至很迷人，骨子裡卻徹底蔑視他人的權利**。

精神病患者通常具有過度膨脹、傲慢的自我評價，過於武斷、自信，或者自大。精神病態人格的組織驅動力（organizing drive），是無所不能、全盤控制；或是透過支配、剝削他人，滿足自身行使權力的心理需求（McWilliams, 2011）。

與全盤控制慾如影隨形的，就是精神病患者最為人所知的特質——缺乏良知，就算利用他人以謀取自身利益，也不覺得有什麼不對。只是，精神病患者不一定都會出現肢體的激進行為，這一點和一般人的認知不同。

雖然精神病患者的主要特徵就是上述這些適應不良的特質，但是有些作者已經推測出，**精神病態人格還具有其他的特質，像是不知畏懼、霸道，常見於特定的職業或位階，例如領導人或高階主管**（Babiak, 2000）。事實上，世界首屈一指的精神病研究學者羅伯特・海爾（Robert Hare）和同事也曾提出，**許多政治人物、律師、企業執行長，對於名聲、權力、財富的追求，便是非暴力精神病態的例證**（Babiak & Hare, 2009）。

此外，有些研究學者主張，在現代企業世界裡，高風險往往就代表高利潤，吸引了精神病態人士投入其中，尋求報酬（Dutton, 2012）。

舉個例子，在一項研究中，研究人員要求歷史學家根據特定的人格特質，為歷屆美國總統評分。沒有讓這些歷史學家知道的是，所有列出的特質，其實都和精神病態有關。結果顯示，「無畏的主控」（就精神病態而言，就是大膽、冒險的特質）與評價較高的總統表現、領導風格、說服力、危機處理、國會關係有關（Lilienfeld et al., 2012）。換言之，**非暴力性的精神病態，往往正是成功美國人的典型性格——富有、野心、自信、魅力。**

◉ 自戀特質與消費文化

自戀型人格障礙普遍出現的症狀包括自命不凡、需要被讚美、缺乏同理心。患有這種障礙的人，經常過度誇大自我的重要性，相信自己比較優秀、特別，而且獨一無二。這種唯我獨尊、予取予求的心態，再加上對他人的需求缺乏敏感度，就成為對他人有心或無意的剝削。自戀者認為，只要是他想要的，或是他覺得需要的，都應該給他；至於對別人會有什麼影響，根本不必在意。和精神變態者一樣，這些人往往也都缺乏同理心，難以察覺他人的慾望、主觀經驗、感受。

有趣的是，某些學者主張，自戀和反社會人格障礙，不過只是稍微誇張一點、受到文化認可（與特定性別標籤）的人格特質（Ford & Widiger, 1989）。換句話說，這些自戀和反社會人格障礙患者的症狀，只是在精神病態而且自戀的文化下，一種自然而然的表現而已。

著名的歷史學家與社會心理學家克里斯多夫・拉希（Christopher Lasch）在著作《自戀主義文化》（*The Culture of Narcissism*）中主張，自戀主義不僅已四處蔓延，更成為文化上的渴望。

書中寫道：

「經歷六〇年代的反文化運動之後，美國人民已經退守陣營，只關注個人眼前的當務之急。既然無力也無從有效改善自己的生活，只好說服自己，提升自我的心靈才是最重要的——認識自己的感覺、吃健康的食物、上芭蕾課、學跳肚皮舞、沉浸在神祕的東方文化中……這些追求本身無害，只是成為一項計畫之後，又經過修辭學包裝，大大提升了本真性（authenticity）[7]和知名度（awareness），卻也顯示出我們不願再過問政治，並拒絕承認不久前的過去，呈現出一種逃避心態。」

同樣地，精神分析學家保羅・瓦奇泰（Paul Wachtel）也主張，所謂的「個人成長」，只是一個成長狂（growth-obsessed）社會所呈現出來的另一個具體現象。

瓦奇泰寫道：

「心理學（本身）就是經濟成長的心理學，或者是為了促進經濟成長而設計出來的心理學，二者同樣具有征服和擴充的意象，也有相同的個人主義假設（individualistic assumptions）[8]。這種假設，同時也塑造了我們文化的其他部分。」(p.112)

我認為他在這裡所指的是臨床心理學；更明確地說，是指心理治療的實踐往往以個人成長為目標，特別是非臨床人口——**那些把全美心理學家和治療師的診療室擠滿，所謂「擔心健康的健康人」**（worried well）。換言之，自戀主義讓美國人或西方人變成過度消費者，而心理學也是其引擎的一部分。平心而論，我們不應該斷然地把責任都推給心理學學科，因為極有可能在過去的一百年以來，心理學的發展既是文化的成因，也是文化的反映。

再回到自戀和精神病態的特質，比較重要的是，對於消費文化中的供應端與需求端，這些特質都是必要的。我們將會看到，**製造業者、行銷業者、廣告業者冷血無情，經常把利潤看得比大眾的健康和福祉還重要；而消費者對於自己的消費行為所產**

---

7 本真性（authenticity）：人忠於自己的程度。

8 個人主義假設（individualistic assumptions）：主張社會是由個人組成，而個人是一個獨立自主的單位，除了一己的利益，其餘的完全無須考慮。

生的負面衝擊，往往只會一味地辯護並合理化——你可以想像，這就像是一個病理學翹翹板。

環保學者保羅．霍肯（Paul Hawken）對於消費者抱持稍微寬容的看法。他認為人會毫無顧忌地消費，是因為大部分的時候，沒看到自己消費了什麼，其實不過是「離岸海域、礦井、養殖場、爐渣堆、掩埋場、汙水處理廠」罷了（Kaza, 2005, p.viii）。換句話說，霍肯主張，人持續消費是因為無知與否認，而不是以為天經地義，也不是出於傲慢。

但我想二者可能都有一點吧？我認為，執意狼吞虎嚥般的消費，牽涉到一組複雜的防衛機制，包括合理化（rationalization）、否認（denial）、解離（dissociation），藉由這樣的機制，**我們為自己與他人的行為辯護，並忽略這些行為所造成的後果，也對自己所經歷的認知不協調無感**。

天賦人權與工具主義向來就是西方帝國主義與殖民主義的基石，如今，在這樣的觀念上，又疊加了上述的心理防衛，共同製造了盲目的傲慢，並催生了消費主義。

在第六章〈糖與甜味〉，我們將藉著探討糖的故事，深入檢視消費主義的剝削文化與消費者之間的共生關係——人對於甜食貪婪的胃口，從一開始被奴隸制度所餵養，到後來持續被許多人視為「美國的現代奴隸制度」所餵養（Campbell, 2008; Haney,

Rhodes, Grunebaum, Christopher, & Paul, 2007）。

跨國企業對糖品生產運作的操控行為，就和大部分的食品工業一樣，受到美國法律良好的保護，在國會關照下也安適自在。然而，透過糖的故事和許多其他的例子，我們能看得更清楚，並了解西方以政治意識型態操作下的消費主義，如何在政治層次上的消費主義與個人層次上的消費行為之間，創造出一種循環的關係。最終，導致體重過重、肥胖、上癮症，並且影響全球各地，對低成本的食品製造產生更高的需求。

從節儉到反節儉

根據美國勞工統計局（Bureau of Labor Statistics, BLS）的「消費者支出調查」，從一九〇一年到二〇〇三年之間，美國平均家庭收入增加了六十七倍，同一時期的平均家庭支出則增加了五十三倍（2006）。

根據通貨膨脹調整後的數字，在過去的一世紀裡，平均家庭購買力已經連跳三級。戰後時期廣告行銷蓬勃發展，再加上簡易的消費者信貸方案，以及家庭用品、電腦、電子產品的科技日新月異，令消費市場榮景更勝以往，從而使美國經濟轉型為消費產品經濟，花錢消費也因此成了國內生產總值的最大宗（2006）。**單單在美國，現在就有四萬五千個購物中心；一家四口的美國家庭，平均一年代謝掉四百萬磅的物資**

(Kaza, 2005, p.vii)。

繁榮的市場交易有其後果，我們從此陷入了經濟學家羅伯特・法蘭克（Robert Frank）所說的「奢華狂熱」（luxury fever），在過去三百年來，奢侈性消費直線成長，完全不受通貨膨脹與經濟不景氣的影響（Frank, 1999）。約翰・德・葛拉夫（John de Graaf）和同事則使用類似疾病學和感染學的字眼，稱這種氛圍為「富流感」（affluenza）——一種令人痛苦、具傳染性的社會傳染症狀；我們頑固地追求更多，因此製造了過多的負荷、債務、焦慮、廢棄物（De Graaf, Wann, & Naylor, 2001）。

◉ 從奢侈品變必需品

在經濟繁榮之前，唯有超級富豪得以如此不須節制；然而在今日，以全球的標準來看，奢侈性消費對於許多已開發國家而言，已經不像往日那般遙不可及。

漸漸地，**勞工與中下階層家庭也有能力擁有私人汽車、有線電視、設計師品牌服飾，而這些物品在當今社會中，已視為基本需求**。富裕水平不斷上升，卻扭曲了人的觀點，對於所謂的種種需求，已經難以判斷何者是「自然」，何者為「人造」。畢竟，經過了那麼久，**奢侈品看起來也像是必需品了**（Crocker, 1996）。

中低收入人士的消費模式，在一定程度上也反映出富人消費增加的事實，然而二者之間仍有些差異。自一九七九年以來，中低收入戶的收入若以金錢來看，實際上是下降的，因此，勞工與中產階級家庭的奢侈性消費，大部分是透過動用積蓄、累積信用卡卡債、增加工作時數換來的。經濟學家茱麗亞．薛荷（Juliet Schor）稱這種現象為「工作與花錢的循環」，伴隨而來的是相當沉重的心理代價。

現在，我們不但習慣向上看齊，過著遠遠超出我們能力所及的富裕生活，同時，**透過媒體的強力放送，持續暴露在一種生活方式之下——一種原本只屬於那些收入比我們高出三倍、四倍、五倍，甚至二十倍以上的人的生活方式，形成全國性的「高開銷」**（upspending）**文化**（Schor, 1999）。

在這股風氣之下，使我們在選擇「參照團體」（reference group）時，產生誤判。所謂的「參照團體」是指社經地位與我們類似的人，在過去，通常是朋友、家人，或者鄰居（Merton, 1957）。換句話說，**現在既然可以升級向富豪希爾頓看齊，又何必「和隔壁鄰居瓊斯家相比」**呢？

◉ 消費物慾爆炸，朝向負債看齊！

在二十世紀的大多數時間，美國推行的是「支持節儉」（pro-thrift）的政策和法規，幾乎所有的美國人都有機會接觸像信用社、省錢俱樂部（saver's club）、勞工工會、債券計畫等幫助人省錢的機構（Institute for American Values, 2008）。此外，金融服務業精明的消費部門，對消費借貸的金額加以限制，對於儲蓄和借貸方必須具備的信用度也有嚴格的規定。經常借貸、賭博，或典當財物的人，都會被視為風評不佳、道德可議，因此被拒於門外。

然而，隨著政府放鬆管制、金融服務業勢力鞏固、稅法改變，導致支持節儉文化退居檯下，反節儉文化起而代之，**不但不鼓勵儲蓄，甚至鼓勵過度負債**。

反節儉文化之所以有機會崛起，主要是個人承擔借貸債務的意願逐漸普及（Nocera, 2013, p.20），而這樣的意願得以普遍化，是因為信用卡的推廣與發展（Kiron, 1996）。從一九五八年到一九七〇年之間，全美總共發行了一億張信用卡。信用卡不僅深深轉變了人的購物模式，也使得美國人開始去感受自身與慾望（Nocera, 2013, p.20）。**信用卡的誕生，引進了「方便使用」的新時代，我們不必先存夠現金才能消費，結果導致消費物慾橫流，總是期待獲得立即性的滿足**。

從古至今，不管在社會、大自然，或者經濟環境裡，向來都以提供障礙來節制立即性的滿足；然而，信用卡所提供的便利性，卻是反其道而行。過去一百年來，我們的文化已經轉變，幾乎沒有什麼行為障礙可以阻擋我們立即得到想要擁有的物品。如此一來，衝動型消費的直覺往往壓過謹慎評估的智慧，並主宰了我們的消費行為。

一旦愈來愈多的消費者成為信用卡持有者，「預訂分期」（layaway）的購物模式也逐漸走入歷史。或許你太年輕了，從來沒聽過「預訂分期」。簡單來說，就是過去曾經廣為流行的一種付款方式，當買家沒有能力馬上付清某商品的金額時，店家同意先予以保留，直到買家分次付清貨款。採用預訂分期，買家必須完全付清貨款才能取回商品，這一點和今日以信用卡購物的做法剛好相反，現在是先取得商品，之後再付款，通常還得付很重的利息。預訂分期代表一種承諾，也顯示出紀律、耐心、有系統的預算缺一不可，方能得到回報；也是一種化整為零的個人理財心理學。

相反地，當今的文化傳達的訊息則是「**不需要先付款就能取得商品**」，**這和過度飲食的現象殊途同歸，都是鼓勵不經反思的衝動型消費**。在本書的最後，我將嘗試證明，過多的熱量和消費者的債務，其實是一樣的東西——二者皆是消費所產生的過剩物質。

過度飲食的起因

過去數十年來，消費支出持續穩定成長，個人每日熱量攝取量也同步提升。以過去四十年來看，**不是只有過重或肥胖的人的熱量攝取量增加，而是所有人的熱量攝取量都增加了**。

一九六〇年，美國農業部（United States Department of Agriculture, USDA）的經濟研究局（Economic Research Service）估計，美國地區整體食物供應約可提供每人每日三千二百卡路里的熱量（2002）。扣除因為損壞、吃不完倒掉，以及其他原因而造成的損失約一千卡熱量之後，估計每人每日平均熱量攝取量應該略低於二千二百卡。然而，四十年後，同樣地調查卻發現，每人每日平均熱量攝取量已調高到二千七百卡，等於在四十年內增加了二九%，其中大部分是精製穀類產品（USDA, 2002）。

除了吃進更多熱量之外，用餐的次數也變得更加頻繁。最近的研究顯示，**美國人現在幾乎每隔一小時或一小時半就進食**一次（Popkin & Duuffey, 2002），這種習慣，很可能使全人類的飢餓生理學基礎遭到破壞（Popkin, 2012）。果不其然，熱量消耗普遍增加，過重和肥胖的比率也隨之升高。二〇〇〇年，國家衛生統計中心（National Center for Health Statistics）發現，六二%的成年美國人有超重的問題，身體質量指數（Body Mass Index, BMI）介於二十五到二十九之間，比一九八〇年的四六%高，其中二七%成年人的ＢＭＩ高達三十以上，被列入肥胖等級。

◉ 愈窮的人就愈胖？

研究學者亞當．卓諾斯基（Adam Drewnowski）和史蒂芬．史派特（Stephen Specter）發現，**肥胖比率最高的往往是在最貧窮、教育最不普及的群組中，而且對女人的影響比對男人更大**（2004）。此外，二位學者仔細分析食物成本和其能量密度（熱量）之間的關係，發現價格與熱量之間也存在著相反地關係，也就是說，**對消費者而言，以精製穀物、添加糖**（added sugars）、**脂肪所製成的高熱量食物，代表著最低成本的選擇**。換言之，**較低廉的食品通常更容易使人增肥或導致發胖**。這些發現是肥胖問題研究的重大突破，並且對於公眾認知與食物相關政策產生重大衝擊。

然而，這些發現之中存在著一些誤解，這些誤解也已經在大眾心中形成一種偏見——以為貧窮的人肥胖比率特別高、營養價值較高的食物價錢總是比較昂貴。後來，出現了一個比較複雜的貧窮與肥胖關係圖，其中包含了三個關鍵事實：

1. 在貧窮程度和肥胖的盛行率之間，並不存在必然的關聯，但是，就肥胖的嚴重程度而言，窮人的問題比非窮人更大（Jolliffe, 2011）。
2. 雖然在高收入與低收入族群之間，仍然存在著肥胖率的落差，但是，兩者之間的落差，已經隨著時間逐漸拉近，因為較高收入階層變得比以前更胖了（Food Research & Action Center, 2014）。
3. 營養但不昂貴的食物的確存在，卻往往為消費者所排拒（Maillot, Darmon, & Drewnowski, 2010）。

我們將在稍後的章節中進一步探討這項發現。

為了進一步闡明不同收入族群體重過重情形的差異，美國國家健康與營養調查（National Health and Nutrition Examination Survey, NHANES）顯示，在一九七一到二〇〇六年間，窮人與非窮人之間的體重過重率（ＢＭＩ大於二十五），並不存在明顯地統計數字差異；但若是把標準改成肥胖（ＢＭＩ大於三十），資料就顯示出窮人的整體肥胖率高出五至七%。

但是，二〇〇六年之後，窮人與非窮人之間的肥胖率，基本上就沒什麼差別了。簡而言之，不久之前，窮人的肥胖率的確比非窮人略高一些，但是近年來，這樣的落差已不復存在；現在，窮人與非窮人在過重與肥胖的整體比率上，已經沒有明顯地統計數字差異，只是窮人的過重情形比較嚴重（Jolliffe, 2011, p.354）。再說得更簡單一點，**大家都變胖了，只是最窮的人胖得最多**。

◉ 不是只有過重和肥胖，才有過度飲食的問題

談到這裡，我們正好先了解一下，肥胖和過重之間有什麼重要的差別。許多近期對食物消耗的研究，都把焦點放在肥胖，因為肥胖是主要的大眾健康問題。然而，我們必須注意，過度飲食行為和實際超重或肥胖的狀態之間有什麼差異。之前也提到，**我們之中即使不是全部，也有大部分的人，在某種程度上，都在和一股引誘我們過度飲食的強大力量掙扎對抗**。過度飲食最常見的後果便是體重增加，但是就科學的角度而言，過度飲食和體重過重之間並不相等。

有些人的飲食過量，但是因為新陳代謝好、生活模式健康，減少了過多的熱

量；有些人飲食過量，並且採取不健康的補償機制，以防止體重明顯增加；還有非常少數的人並未飲食過量，卻因為基因狀態而產生過重或肥胖的情況。過度飲食是一個非常廣泛的問題，幾乎每個人都會面對，因此，**我們應該把過重和肥胖，視為過度飲食的極端臨床表象**。

花在食物上的支出

美國人的飲食習慣和飲食支出，在極短的時間內就起了劇烈的變化，甚至連採購生活雜貨這樣的行為，在過去數十年中也產生了巨大的改變——以往只是一件家務雜事，如今則成了購物體驗。**不需要狩獵、生長、覓食，只要前往一家商店即可購買食物**，這對於當今世界上的某些地方而言，仍是一個陌生的概念，對我們的祖先而言更是如此。

我的外曾祖父那一輩，雖然只和現在隔了二代，卻連貨幣經濟都沒有參與到。他們是奧克拉荷馬的自耕農（subsistence farmers），以耕作的收成換取生活所需的物資和服務。他們一生中所消耗的商品，包括衣物、車輛、物資，其數量都極少。即使偶爾有機會稍微放縱，也會受到當時社會風氣中的簡約主義與審慎消費的精神影響，而有所節制。在那個時代，自律的行為並不費力，它已經根深柢固存在於眾人共同的信念之中，也許是因為當時經濟生產的限制。

◉ 狂吃又狂買——無限被鼓舞與煽動的消費慾

收入增加使得外出用餐的次數更頻繁。事實上，花在外食的支出與整體飲食支出的比率，也從一九七二年的三四%，升高到二〇〇六年的四九%（Lin, Guthrie, & Frazão, 1999; Stewart, Blisard, & Jolliffe, 2006）。**在餐廳和連鎖速食店用餐，幾乎就等於消耗的食物都是大分量、從遠距離運送而來的，也因此大多添加了防腐劑、油脂、鹽，以保存食物風味，防止食物腐壞。**

此外，餐廳也愈來愈流行為店裡的超級美味食物註冊商標，為其取個奢華的名稱，或是標上區域，例如神戶牛肉、和牛、澳美客牛排館的酥炸開花洋蔥圈、塔可鐘（Taco Bell）的多力多滋墨西哥捲餅等等。另外，推出品牌服飾、汽車、消費性電子產品，都稱得上是一種消費狂熱。積極強勢的行銷手法與品牌經營，成為消費市場的必要手段，連水果蔬菜都被標上品牌、註冊商標，SweeTango 即是一例（Seabrook, 2011）。

總而言之，針對美國消費主義與美國人熱量攝取量已經穩定升高的事實，美國農業部和勞工統計局都已經詳加記錄並建檔。不管是進食次數還是支出方面的增加，都點出了同樣地現象——難以滿足的消費慾望，依然方興未艾。根據資料顯示，增加的熱量有很大部分來自於穀類和精製碳水化合物的消耗（USDA, 2002），而消費支出則有很大比率是花在奢侈品和非必要性消費上（Bureau of Labor Statistics, 2006）。**全球購物市場充斥著成本低廉的服飾和家具，鼓勵消費者大量消費；食物市場則充斥著劣質的包裝糖果和精製碳水化合物，同樣也鼓勵大量消費。**

我發現，人對於「空熱量」食物（只有熱量，沒什麼營養的食物）的消費行為，和購買非必需品的消費行為，很明顯是非常類似的行為。我想用「糖」這個詞來形容上述二者，因為既是字面上的意義，也是一種比喻。我的意思是，**我們所消耗的甜食和過度加工食品裡所含的「糖分」，對我們的身體有毒；快速時尚穿過即丟的服飾、奢華手錶、不一會兒就過時的玩意兒，則是另一種形式的「糖分」**，一旦攝取夠多的分量，卻沒有健康的行為加以緩解，就會對我們的心靈產生毒性。

9 塔可鐘（Taco Bell）：美國的墨西哥速食餐廳。

Chapter 3

消費文化的心理效應

The Psychological Effects of Consumer Culture

Chapter 3

消費文化的心理效應

愈空虛愈消費，愈消費愈空虛

he Psychological Effects of Consumer Culture

哲學視角——藉由消費來治療焦慮、喪失、虛無等各種病症

無止境的慾望

◉開箱影片帶來的期待與幻滅

◉消費成為不快樂時的唯一解藥

◉絕望而看不見終點的消費輪迴

貧窮、債務、消費文化

選擇多，獲得也多，卻壓力山大

【案例】愛麗森——從搖籃到墳墓的消費主義

◉自掘墳墓並走向毀滅的過程

◉不是工作就是花錢，我們的生活還剩下什麼？

◉凱迪拉克廣告持續推銷「美國噩夢」

◉連女童軍團都淪為銷售一堆爛東西

消費漏斗——從食品工業與全球工業飲食，到個人的過度飲食

Chapter 3

The Psychological Effects of Consumer Culture

消費文化的心理效應

——愈空虛愈消費，愈消費愈空虛

佛洛伊德主張，文明最根本的矛盾在於，它既是人類創造出來保護人類免於不幸的工具，卻同時也是人類不幸的最大根源。社會滿足了慾望或快樂原則，然而社會在強推這個理想時，卻讓我們倍感挫折，我們因此得了精神官能症。

在消費文化中，我們有無數的方式可以滿足快樂原則，但是滿足之後所產生的心理、生理、環境後果，往往具有毀滅性。我們的消耗量之大，前所未見，就像說天空是藍色的一樣，無可辯駁。但是，這樣的消耗，到底會帶來什麼樣的心理前因、辯解、後果？想要了解這些，我們必須向外思考消費主義如何提供假象，讓我們以為可以藉由它來免於不幸；也必須向內檢視自身經驗、想法、消耗食物的方式，以看清楚終將帶給我們不幸的物質文化。

哲學視角——藉由消費來治療焦慮、喪失、虛無等各種病症

我在工作上受到許多存在主義心理學家的影響，他們和佛洛伊德有點不一樣。他們相信，心理壓力源自於與存在的既定事實（psychological distress）[10] 相關的衝突，像是道德、自由、本真性。

早期的存在主義心理學家與精神科醫師，包括維克多・弗蘭克（Viktor Frankl）、艾里奇・弗洛姆（Eric Fromm）、卡倫・霍妮（Karen Horney）等等，在大屠殺的陰影猶存之下，再加上後來廣為流行的談話治療興起，開始探討失落、受苦的問題，以及以往從未聽聞的「個體性」（individuality）。他們探討的是「深層心理學」（depth psychology），與前輩佛洛依德專注於研究受到壓抑的性驅力（sexual drives）和幼兒時期經驗的性化學說（sexualized doctrine）有所分別，也與同時期的化約主義行為學派（reductionist behavioral school）的解釋有所不同。

特別是艾里奇・弗洛姆，他最早主張現代西方工業社會資本主義經濟所創造出來的金錢物慾社會，應該為人類心靈騷亂負責。之後，同時期的精神科醫師菲爾・庫什曼（Phil Cushman）和保羅・瓦奇泰，二人皆深受存在主義心理學與六〇年代、七

---

[10] 既定事實（psychological distress）：不可避免的「死亡」、「自由」，與隨之而來的「責任」、「存在的孤立和無意義」，四個存在的既定事實。

○年代反文化運動的影響，指出富裕和消費主義所產生的心理效應。

菲爾・庫什曼發表了一篇文章，題為〈為什麼自我是空虛的〉（Why the Self is Empty），認為當代的西方人開始產生一種史上前所未有的概念，把自己看成一個獨立的個體。

庫什曼在文章中寫道：

「在十六世紀現代紀元開始之初，西方世界開始有了轉變，從宗教性轉變為科學性的生產架構，並從鄉村生活轉變為城市生活，從社群主體轉為個人主體。」

庫什曼認為，**人對自己的看法已經改變，開始自認是完整而且獨立的個體、擁有自由意志、能夠主宰整個環境**；不再把自己當作是集體實體（collective entity）中，命運早已注定的一顆小螺絲。

其實，我們很難看出自己對自我的概念，也就是生而為人的意義在文化和歷史上有多麼的獨特。我們如此近距離觀看自身，反而產生了盲點。感覺上好像人一直以來便自認擁有自由意志，自認是高度獨立而獨特的個體；但事實上，這種概念在人類的歷史上算是相當新近的發展，可能連一個世紀都不到。

庫什曼在文章中繼續寫道：

「美國人已經慢慢地改變，維多利亞時期的人深深感到儲蓄之必要，對於性慾和好鬥的衝動必須自我節制……。然而現在的人則深深感到花錢之必要，並鼓勵放縱自己的衝動。」

這個轉變，和工業時期以生產為主的經濟開始轉變的腳步一致，也和文化從節儉轉為反節儉的腳步一致。

另外，社會學家齊格蒙・鮑曼（Zygmunt Bauman）主張，促使工業主義興起的新教倫理（protestant work ethic），如今已被「消費倫理」取代。

鮑曼這麼認為：

「消費不只被用來填補工作倫理衰敗後留下的認同真空（identity vacuum），也享有和工作在現代化全盛時期一樣的結構性意義。」（Gabriel & Lang, 2006, p.84）

於是，我們可以想像，在一個以資本家與消費者為導向的社會，一個衝動和放縱受到鼓勵，自我約束、紀律、節儉受到貶抑的社會裡，這個「空虛的自我」（Empty Self）會是什麼樣子。

和以生物學來解釋過度飲食和肥胖的主流觀點相反，如果我們先採取哲學的方法，了解自我的結構，也理解此時此刻我們是如何想像自我，才能有比較細緻入微的畫面，幫助我們理解與食物、物質文化、自然、科技，以及其他生物的關係。

換句話說，**西方社會對於自我的概念改變了，個人需求和慾望被極大化了，而**

正是這樣歷史性的轉變奠定的基礎，讓象徵富裕時代的食物和物資的消耗量大幅升高。同時，這個轉變，也是「消費主義」逐漸發展成道德教條的關鍵元素，此後，**消費者的選擇和取得，變成了個人自由、快樂、權力的載體。**

正如庫什曼的主張：

「受到地形影響的自我，感受不到社群、傳統、共同意義（shared meaning）[11]。這些社會層面的欠缺，導致我們感受不到個人信念和價值；具體呈現出來，就是一種慢性、無差別、情緒性的飢渴。二戰後的自我渴望獲得和消耗，潛意識裡想要藉此補償自己所失去的一切。這是一種空虛感。」

我們所經歷的這些文化疾病，包括喪失社群和共同意義，還有焦慮或沮喪等個人缺陷，都是助長過度消費廣為蔓延的先決條件。我們愈來愈相信，所有的問題包括各種臨床上的病症，到更加普遍的空虛感，都源自於這個受到限制的自我，於是轉而藉由消耗藥物、生活消費品、食物等等個人消費，來治療上述種種疾病。

無止境的慾望

在消費主義文化中，供給的一方對消費者展示各種誘人的選項，並提醒消費者要滿足所有未被滿足的慾望，從而製造出需求。許多經濟學家假設，消費者的渴求和慾望是沒有止境、無法被滿足的，因為永遠都有源源不絕且大量的商品在架上或即將上市，以提供短暫的滿足感（Slater, 1997）。

近年來，這個假設受到一些學者的挑戰，他們主張，慾望難以被滿足，是因為追求本身正是生出慾望的根源（Wachtel, 2003）。在科林．坎貝爾（Colin Campbell）所說的「想像力豐富的享樂主義」（imaginative hedonism）中，現代的慾望享樂主義就存在於新奇商品所提供的幻想中。**媒體和廣告呈現各種消費商品的影像和敘述，人也依此建構出心中的幻想**（Campbell, 1987）；然而，**等到真正購買了這些產品時，卻發現它們根本滿足不了自己的想像慾望，因此感到失望。**

◉ 開箱影片帶來的期待與幻滅

近來意外受到廣大歡迎的「開箱」影片，或許可以說明「想像力豐富的享樂主義」帶給消費者的「退化幻想」（regressive fantasies）。這些影片經常被上傳到YouTube，大部分都只能看到某人的手打開一份剛買的商品的過程，看不到完整的人。**這種拆封的過程和脫衣舞極為類似，因此隱約帶有一絲色情的意涵。**

而且，許多這類影片是以幼兒為目標族群，影片中呈現出打開迪士尼玩具或培樂多黏土組的情境。我覺得很奇怪，這些影片為什麼會以幼兒為訴求對象，畢竟，幼

11 共同意義（shared meaning）：這個字用得很廣，但很少被清楚定義，在這裡指不同的人能理解並接受對方的思考角度。

兒的購物經驗相對而言應該算少吧？

有一支影片的瀏覽人次高達九千二百萬次，影片中，人稱「迪士尼收藏家」的女士，用她那塗著鮮豔指甲油的長指甲，緩緩打開一組塑膠蛋，一邊拆開色彩鮮亮誘人的包裝用玻璃紙，一邊用輕柔的聲音說著旁白。像這樣的「蛋影片」在開箱影片界居主流地位，以致《紐約時報》的專欄作家米瑞・西爾科芙（Mireille Silcoff）寫道：

「真是神奇啊！驚奇蛋，就是長圓形的塑膠外盒，裡面裝著小小的、終將被當成垃圾丟掉的小飾品，竟然在迅速竄起的兒童開箱影片中，成了玩具界的巨頭。上網搜尋『驚奇蛋開箱』，感覺就像按了電梯的按鈕，然後看著通往那個廣大平行時空的門，在眼前打開。」(Silcoff, 2014)

我比較好奇的是，到底是什麼因素讓這些塑膠蛋那麼吸引小小孩。我聯想起我個人的回憶。我最小的妹妹在很小的時候，喜歡玩一種想像遊戲，她把遊戲稱為「孵化」(Hatch)。「孵化」的時候，她把自己捲裹在好幾條被單或毛毯裡，然後要家人把她包覆起來，就好像在孵蛋。規則是家人必須輕聲地、像催眠那樣地說：

「孵化，孵化，孵化……」

直到她緩緩地、有如勝利般從被單裡「破殼而出」，就像一隻剛剛孵出來的小雞。這個想像遊戲對她好像具有魔力，她總是玩不厭。後來，我認為這個遊戲是一種對新生的「退化幻想」——一個有意識的生物渴望再次體驗新生時勝利般的存在感。

有趣的是，她那正值幼兒期的兒子，非常愛看自己在醫院剛出生時拍的照片和影片，幾乎每天都要看，簡直到了著迷的程度。我相信，驚奇蛋開箱影片以一種強而有力的方式進入了幼兒的心，因為幼兒正處於身心發展階段，開始對自己如何來到這個世界感到好奇，總是緊緊追問一個問題：

「這個東西到底是怎麼來的？」

給大人看的開箱影片也循著類似的誘人拆封模式，只是商品換成高級的電子產品或時尚商品。就和色情書刊喜歡製造高潮前的緊張氣氛，盡量吊觀眾的胃口一樣，這種消費色情也讓觀眾懷著期望，等待最後的滿足高潮，以及之後因幻滅而無可避免的不應期（refractory period）[12]或結局。

此類開箱影片似乎開啟了一個退化幻想的空間——色情、新生、性慾、消費慾望在其中合為一體。

普普藝術教父安迪．沃荷（Andy Warhol）也在他的作品中，大玩這種消費主義的預期性慾（anticipatory sexuality）。他為地下絲絨（Velvet Underground）樂團設計的專輯封面，是一根形似陰莖的鮮黃色香蕉，還邀請消費者「慢慢剝開香蕉皮」。顯

---

[12] 不應期（refractory period）：生物對某種刺激發生反應後，在一定時間內，即使再給予刺激也不會發生反應。

然，慢慢剝開是很危險的，一旦得到或看到慾望的標的物，不滿便隨之而來，直到另一個慾望標的物出現，為人製造新的幻夢，製造對新的未知所產生的持續想望。

換句話說，**消費文化運用被理想化的形象和旁白，讓消費者在心中產生不足感，而廣告中的產品正是解藥**（Richins, 1995）。這些沒有被滿足的慾望，必然導致更多渴望與更多消耗以滿足期待。也就是說，**以消費主義處理心理上的需求，正是過度消費和過度飲食的成因**。

◉ 消費成為不快樂時的唯一解藥

有關消費主義與其對於幸福感的心理效應，相關的實證研究卻少得令人驚訝（Kasser & Kanner, 2004, p.4）。

心理學家提姆．凱瑟和理查．萊恩（Richard Ryan）以早期的人本—存在主義理論（humanistic-existential theories）作為研究方式的基礎，成為研究物質主義的二位先鋒。他們與其後的物質主義研究學者已經證明，專注於奢侈享受的經驗和獲得，將削弱幸福感、增加沮喪感和焦慮感，進而產生一種到處擴散且難以實現的慾望模式（Kasser, 2002; Kasser & Kanner, 2004; Wachtel, 1983, 2003）。

凱瑟運用志向量表（Aspiration Index; 1993），以實證方式呈現出，物質主義會造成不快樂，反之，不快樂也能成就物質主義。換言之，令消費主義得以長存不滅的文化、經濟、心理勢力是可以循環再生的，它們使人經由消費而產生不快樂，卻也同時在人心中植入一個訊息：**當我們感到不快樂時，買東西就是解藥**。

一些研究也顯示，曾經在經濟或物質上有過不穩定狀況的人，對於物質主義更加難以抗拒（Cohen & Cohen, 1996; Kasser, Ryan, Zax, & Sameroff, 1995）。非常類似的是，在食物方面有過不安經驗的人，也比較容易有肥胖問題（Drewnowski & Specter, 2004）。經濟上的飢渴與熱量上的飢渴息息相關，因此，**當人對自己的相對財富感到不安的時候，往往會想攝取更多的熱量**（Briers & Laporte, 2013）。這些關於食物和物質不安感的平行發現，等於提供了二個線索，顯示有形物資方面的過度消耗和食物上的過度消耗，都是由某些相同的心理機制所產生的現象。

在《上鉤：論貪、癡與消費慾的佛教作品》（*Hooked! Buddhist Writings on Greed, Desire, and the Urge to Consume*）一書中，作者史蒂芬妮・卡珊（Stephanie Kaza）和同事提出一個論點——我們就像被消費主義鉤上的獵物，我們的消費衝動就像上癮的反應（2005）。有癮頭的人常會感受到強烈的渴望，會耗時費日只為取得令他上癮之物，並在發現滿足感逐次降低時感到失望，只得一再追求最初那種程度的興奮感，永無止息之日。

不出所料，研究顯示有些食物容易讓人上癮，特別是消費資本主義的高糖高脂類食物。事實上，食品工業愈來愈常被拿來和菸草公司做比較，因為二者皆從事製造與銷售成癮物質。關於這一點，我將在後面章節另做討論。

◎絕望而看不見終點的消費輪迴

在整個欲求、獲得、失望的循環之中，最陰險的一點應該是，在有問題的社會意識型態影響下，我們根本體會不到消費主義的心理後果。**我們反而認為問題出在自己身上，是自己意志不夠堅定、缺乏紀律，或者神經化學出了毛病，因此轉而以更多消費作為解決方案，於是產生對更多產品的需求，成為一個沒有終點的消費主義循環**。這就是為什麼「購物療法」（retail therapy）和「療癒食物」（comfort food）根本是異曲同工——企圖藉由消費以自我紓解，最終都將導致適得其反的反效果。透過本書，我們將會發現，這種消費循環的例子多得數不清。我們總是想藉著一種消費行為，來解決另一個消費行為產生的問題，就像小狗追著自己的尾巴，不停地轉圈，轉得暈頭轉向。

為了說明過度飲食也是一種過度消費，我將大量聚焦在消費主義和消費文化的「黑暗面」。雖然有許多學者對消費主義持較肯定的態度，但我實在無法完全認同。在此，我們應該好好區分消費與過度消費之間的差異，因為後者將製造更多有問題的心理、社會、環境後果。

貧窮、債務、消費文化

許多學者主張，消費社會的價值觀強化了貧窮效應，也就是說，藉由更多的渴望，製造一種情緒上的貧窮感（Sahlins, 1974）。

社會學家齊格蒙·鮑曼認為，在消費主義文化之下所處的貧窮狀態，和歷史上所謂的貧窮，是截然不同的感受。從前，因貧窮而產生的飢餓、疾病、流落街頭無家可歸，是對生存的直接威脅；現在，在消費文化中所謂的相對貧窮，是一種社會狀態和心理狀態。**消費文化下的窮人，與所謂的快樂人生是絕緣的。**

鮑曼認為：

「在消費社會中，所謂的『正常人生』，就是指消費者的生活，也就是面對琳瑯滿目，呈現在眼前的各種歡愉感受和有趣體驗，忙著做決定。所謂『快樂人生』的定義，是指抓住許多機會，絕少錯失或完全不曾錯失任何機會；是指抓住最多人談論，亦即最多人渴望的機會，而且絕不落人之後，最好能夠搶先。」（Bauman, 1998）

而且在鮑曼看來，**在消費社會中的窮人有如被剝奪了公民權，因為他們是「有缺陷的消費者」**。他這麼描述：

「在消費社會中，身為消費者，不足感（inadequacy）比什麼都嚴重，那將導致降級與『自我放逐』的後果。只是因為不足感，無力履行身為消費者的義務，就得忍受種種痛苦，例如被忽略、被剝奪、被降級，眼睜睜看著別人獲准進門參加一場社會盛宴，而自己卻被排拒在門外。唯一的補救辦法，也是逃離屈辱難堪困境的唯一出路，就是克服這種消費者的不足感。」

注重消費的經濟模式，加深了心理方面的不安，助長了收入不平等的經濟問題，正如當今在美國的情形，也更進一步強化了心理上的痛苦（Wilkinson & Pickett, 2014）。美國人民收入上的不平等，不僅代表高收入與低收入戶之間存在著財富的鴻溝，也代表一種雙層的制度系統：

「上層是由支持節儉的體系組成，高收入的美國人有無數的方式和工具可以用來投資，並累積財富；底層則是由反節儉的體系組成，低收入的美國人有多樣化的方式和工具來揚棄儲蓄，並以高利率借貸，最後落入負債的陷阱。」（American Values, 2008）

針對債務的研究顯示，**債務對於借貸者的生理和心理都會產生明顯地負面後果，也和肥胖、焦慮、憂鬱、自殺率的增加有關**（Fitch, Hamilton, Bassett, & Davey, 2011; Münster, Rüger, Ochsmann, Letzel, & Toschke, 2009; Webley & Nyhus, 2001）。

而且，和這些負面後果有關聯的，不只消費者的債務，連以往被視為「正向債務」的學生貸款，也是其中之一。最近一項針對大學畢業生的蓋洛普（Gallup）調查結果顯示，**背負學生貸款超過五萬美元**（約新臺幣一百五十萬元）**的畢業生，在情緒和生理上的狀況都比其他畢業生差，即使在償清貸款之後，狀況依然如此**（Gallup, 2014）。

經濟學者山謬．卡麥倫（Samuel Cameron）主張，當消費和自尊心被相提並論，人對於借款成本會比較沒有感覺，因此更容易變成問題債務人。的確，貧窮人家的負債程度比較嚴重（Wagmiller, 2003），表示債務所造成的心理和生理代價，對窮人的影響高得不成比率，正如肥胖症、糖尿病，以及其他相關疾病，在窮人之中的發生率也是高得不成比率。

如果我們把債務看成經濟的債務和熱量的債務二種，便可看出消費文化如何鼓勵過度飲食和過度消費——一邊製造需求，一邊供應各種難以抗拒、負擔不起、適得其反的「解決方案」，例如車子、電子產品、碳酸飲料、垃圾食物。

許多為窮人著想且用意良好的主張以為，確保窮人參與消費文化的途徑，並提供多樣化的選擇，就能解決剝奪權力這個棘手的問題。然而，另有一些學者認為，**窮人（和窮國）在消費時，看到有錢人的消費習慣就被迷惑**（Nurkse, 1957），**因此抵擋不住心中那些被廣告與媒體所製造出來的慾望**（Belk, 1988; Keyfitz, 1982），經常做出適得其反的決定。

收入不平等是當前最急迫的一個社會和經濟議題。然而，如果藉由保證獲得（消費品）的權力來處理收入不平等的問題，即使目的是要消除不平等與減少剝奪權力的情況，實際上卻更進一步加劇隨著獲取慾望和物質主義而來的負面心理後果。更具體地說，**想要藉由確保取得食物的途徑，保證我們在消費文化中的歸屬感，就好像打開了心理上和營養上的潘朵拉的盒子，到頭來只會減短壽命，提高死亡機率**。我將在稍後的章節裡進一步說明。

選擇多，獲得也多，卻壓力山大

賣場裡琳瑯滿目、五花八門的商品，給消費者帶來了額外的心理負擔。消費者必須設法過濾、取得資訊，在成百上千樣商品中做出選擇。經濟學者曾經認為，消費者的選擇愈多，對於個人、健康的市場以及創新愈好。回想一下，這就是蓋布瑞爾和朗所指的「消費主義是一種道德教條」，消費者的選擇和獲得，成了個人自由、幸福、權力的載體。

然而，二〇〇四年，心理學家巴瑞．史瓦茲（Barry Schwartz）對這個觀念提出質疑——太多選項反而對消費者的心理健康產生負面影響，造成選擇能力癱瘓，還會降低購買後的滿足感（Schwartz, 2004）。史瓦茲認為，**減少或限制消費者的選項，我們可能會活得更健康、更快樂，因為不需要花那麼多時間為眾多的選項煩惱，同時也能**

降低消費者自責和懊悔的風險。一直以來，史瓦茲的研究受到許多經濟學家的質疑，因為他的研究很難複製重現；更重要的是，有些研究還和史瓦茲的研究結果相牴觸。面對眾多反駁，史瓦茲本人認同其中必然存在一個平衡點，但仍然堅持他的原始主張（Schwartz, 2014）。

雖然沒有確實數據，但我敢說在我執業過程所治療的病患中，就有許多人在面對太多選項時感到痛苦掙扎，舉凡選擇約會對象、教育、職業、地理流動性（geographic mobility），甚至連生育能力也是。

套句沙特的名言：

「人注定是自由的。」

過度的選擇、購物、消費主義，除了造成心理難以滿足的後果，家裡東西愈堆愈多，加上處理這些買來的東西的沉重壓力，也帶來一連串不良影響。

在《二十一世紀的居家生活》（*Life at Home in the Twenty-First Century*）一書中（Arnold, 2012），社會學家運用考古學和人誌學方法[13]，研究當代美國中產階級家

[13] 人誌學的研究方法有三個基本假設：一、人的世界是一個意義交織的世界，由相關的人、事、時、地、物不斷互動而形成；二、群體成員和個體行為都會受文化脈絡的影響，這是形成共識的來源；三、只有在相同生活情境中的成員，才能了解和互通各種符號的意義，並且分享其價值觀。

庭，企圖了解他們的物質世界。

其中的一個發現就是，許多家庭都為家中堆積如山的物品和大量的便利食品所苦惱，閒暇的時間也愈來愈少。就物質財產而言，不停的血拼不只是造成財務上的負擔，堆積的商品造成的損失也不只是荷包失血而已。居家空間堆滿雜物，造成沉重的心理壓力，令家長的憂鬱更深了，尤其是媽媽們的壓力荷爾蒙腎上腺皮質醇（stress hormone cortisol）分泌量更是明顯升高。

這就是為什麼美國境內的倉儲空間業務成長如此快速，因為我們不知道該怎麼處理這麼多物品。事實上，在我們的心目中，倉儲空間的功能已經不只是收藏物品的倉庫，還是一種心理防衛機制，讓我們把過度消費的壓力發泄出來。**把東西存放在儲藏空間，我們就不用去面對必須割捨物品的難題，把因為獲得而製造出來的問題，分門別類收藏起來之後，便能眼不見心不煩。**

同樣地，我們的身體也愈來愈需要以轉換成體脂肪貯存的方式，來安置被我們消耗過多的食物。看來，美國精神醫學學會（American Psychiatric Association）在最近出版的診斷手冊中，新增了二項失調症：狂食症（Binge Eating Disorder）和囤積癖（Hoarding Disorder），實在並非偶然。針對這二項失調症，將在第八章〈狂食症、DSM、消費文化〉詳加討論。

【案例】愛麗森——從搖籃到墳墓的消費主義

了解了物質主義種種複雜的前因和後果，使得我們對於自己與任何其他飽受物質文化衝動折磨的人，懷有更多的同情。

拿我的病患愛麗森的個案來說，可能就有好幾個發展事件，造成她的不安，將她的脆弱逐漸內化成注重物質的價值觀。

根據愛麗森的報告，她成長於一個保守、富裕的美國中西部家庭，推崇傳統的性別角色，崇尚奢華的生活型態。家人雖然鼓勵她取得學位，進入職場，卻也教導她必須以丈夫的事業為優先，因此嫁給一個高社經地位、高收入的丈夫，是她最重要的目標。

其實，她在青少年時期和剛成年時期，是約會強暴的受害者。曾在約會時遭到約會對象的性侵，使她對於情感關係缺乏安全感。多年後，還遭到先生離棄，她發現自己孤身處於一個陌生城市，不但收入減少，身邊可以對照參考的團體，淨是一些富貴名流。之後，她變得非常在意自己的相對財務地位，也在意自己的地位因離婚而低人一等（她自己的感覺），甚至到了執迷的程度。

去年，愛麗森決定和一位女性朋友到巴黎旅遊。她非常期待這趟旅行，花了很長的時間來規畫行程。在我們的療程中，只要一談到這次旅行，有二個主題總是一再出現。

首先，她強烈希望能到巴黎的精品專賣店愛瑪仕採購。她很清楚那家店裡的商品價格都是數千美元起跳，根本超出她的預算，但是她研究之後，發現價格最低的促銷商品是一條四百美元（約新臺幣一萬二千元）的絲巾，於是她決定要買下它。這有點類似內在的「開箱」幻想——**這趟旅程她最期待的其實是去「購買」**。當然，就本質上而言，買一個優質紀念品並沒什麼不妥，重點是動機背景。在這個案例裡，購買絲巾這件事成了這趟旅程的焦點，更重要的是，愛麗森花了無數的時刻，幻想自己可能因此得到喜悅與快樂（根據她後來的報告，事實與想像並不相符）。

第二個主題是，關於她內心的恐懼。她擔心和這次要同行的朋友一起出遊，因為那位朋友比自己漂亮，更重要的是，也比自己苗條。和這位朋友往來時，愛麗森經常會感到煩惱。事實上，**愛麗森在談到她那些苗條、修長、富有的女性朋友時，總是會感覺自己相較之下「又胖、又笨、又窮」**。她經常為此在我的辦公室裡啜泣，說她很不想再當這位「美女的朋友」了。然而，她自己也承認，**她找的都是這樣的美女朋友，因為她覺得和這樣的人攀上關係，能為她在婚姻市場裡，投射出一個地位崇高的形象**。

愛麗森對於地位和金錢的期待，使得她在感情方面的發展受到相當負面的影響，因為她拒絕和任何超重（即使只是一點點），或是收入比她低的人交往。身為超重一族的她，始終相信藉著快速減肥法，有一天一定能恢復大學時期的身材。同時，因為對社會地位和金錢的偏見太過強烈，她極有效率地斬斷了所有約會的可能發展。**和條件不理想的人約會帶來了失望，高收入的人她又難以接受，以致於她將自己困在一個孤獨又孤立，用花錢、大吃大喝、節食減肥、債務、嫉妒交織而成的網**。你可以說這些問題都是「第一世界的問題」（first-world problems）[14]，事實如此，但是對那些想要舒緩痛苦、改善生活的人來說，那種沮喪是非常真實的。

◉ 自掘墳墓並走向毀滅的過程

和我們大多數人一樣，愛麗森也沒有看清一件事實——**自己的悲慘命運，竟然有一部分是由自己打造出來的**。她對於地位、金錢、體型的成見已定，選擇的朋友都是具備她想擁有的特質的典型人物，如此一來，又讓自己陷入比較的牢籠之中。**她沒有辦法喜歡自己，因為在比較之下，她總是又胖又窮的那一個。於是，她走進精品店購物、狂吃大餐美食，藉此一方面試圖和朋友比排場，一方面試圖減輕自己逐漸升高的挫敗與沮喪感**。

14 第一世界的問題（first-world problems）：已開發國家才有的問題，形容為了無關緊要的小事而無病呻吟。

可以這麼形容愛麗森這樣的消費者：

「活在一個又一個的吸引、一個又一個的誘惑當中，吞下一個誘餌然後去釣另一條魚；每一個新的吸引、誘惑、誘餌開始總是有點不同，或許比起先前的強烈一些……」（Bauman, 1998, p.26）

正如富裕和幸福感的循環模式所預見的，她發現自己愈來愈不快樂，卡債增加了，體重也增加了。雖然她來找我，是希望我幫她解決她自認是神經化學傳導問題所造成的憂鬱症，然而在我看來，**她的憂鬱卻是一場內心深處真實感的存亡之戰，居中斡旋的是資本主義**、酒精、食物、美貌、男人以及奢華享受。

◉ 不是工作就是花錢，我們的生活還剩下什麼？

許多人已經意識到消費主義強大而具毀滅性的力量，卻感到無能為力，或者不知如何與之對抗。一九九八年，默克家族基金會（Merck Family Fund）調查美國人對於消費的態度，結果發現：

「我們都承認，自己花錢買的比實際需要的多。我們的孩子愈來愈注重物質，而我們為了滿足今日的慾望，付出的代價卻是自己和下一代的未來……許多人都有共同的感覺，認為我們已經變得太過以物質至上、太貪婪、太自私自利。我們應該找回過去的平衡點，找回那引導這個國家走過數個世代的不朽價值——信任、家庭、責任、

寬宏大度、友誼的價值。」（De Graaf et al., 2001）

同樣地，新美國夢中心（Center for a New American Dream）於二〇〇四年所做的一次民調顯示，**幾乎所有的美國人都承認，自己並非沒有意識到已經掉入工作與花錢的循環，卻還是太過專注於工作賺錢，忽略了家庭和社區生活**。事實上，八五%的受訪者表示，與其過得富足寬裕，還不如生活在一個公平公正的社會，更符合他們心中的美國夢。受訪者也指出，大量的社會問題，包括消費信貸債務、過度商業化的下一代、對環境的傷害、升高的壓力，都是物質主義至上的惡果（Center for a New American Dream, 2004）。

◉ 凱迪拉克廣告持續推銷「美國噩夢」

從最近一則凱迪拉克汽車廣告的內容中，卻看不出前述心情上的矛盾。廣告於二〇一四年美國超級盃（Super Bowl）美式足球賽期間，首次播出。廣告中，一位英挺的白人中年男子站在游泳池畔，對著觀眾問道：

「為什麼我們要如此賣力工作？為什麼？就是為了這個？」

他作勢指向泳池，接著說道：

「其他國家的人工作後，可以漫步回家，可以到咖啡館小憩小酌，八月分還可以度長假。度假！為什麼你不能這樣？為什麼我們不能這樣？」

男子走進一棟豪宅，室內有二個小孩正在玩數位遊戲器材。他換上一身設計師服裝，然後對著鏡頭說：

「你辛勤工作。你創造了自己的運氣。你必須相信任何事都可能發生。」

他鑽進他的凱迪拉克，繼續說道：

「我們所擁有的一切……正是因為我們只在八月分休二個星期的假。」

在這個短短的廣告中，我們看到一個「空虛的自我」的現身說法。這名男子讚揚美國受到束縛的傲慢自我，說道：「你創造了自己的運氣。你必須相信任何事都可能發生。」**他聲明以超時工作換取富裕生活是公平交易，廣告裡的意象也暗示觀眾，因為工作而損失與家人相處的時間、個人休閒的時間，是值得的。**

通常廣告的手法不會那麼直接，但是這個廣告如此大膽而成功，正是因為它直接點名並擁護物質主義和奢華的生活，視之為值得追求的目標。很明顯地，凱迪拉克公司並沒有看到新美國夢中心的民調，又或許該公司的決策主管早就知道，那八五%對富裕抱持疑慮的受訪者，根本就不可能成為凱迪拉克的買家。根據凱迪拉克全球廣告部總裁克雷格·比爾利（Craig Bierley）的說法，這支廣告的用意在於「品牌挑釁」（McCarthy, 2014），也的確達到挑釁的目的。

福斯財經新聞網（Fox Business News）捐助人暨資本豬避險基金（Capitalistpig）創

辨人強納生．何尼格（Jonathan Hoenig），是如此形容這個廣告：

「歌頌美國主義，也歌頌美國生活的基本意義——生產力、個人主義、自給自足、追逐利潤，以及……沒錯，就是物質世界裡的享受。」（Fox News, 2014）

相反地，《赫芬頓郵報》（*Huffington Post*）則說：

「凱迪拉克製作了一個關於美國夢的廣告，一個噩夢……這家專賣豪華轎車的公司所銷售的美國夢是最糟糕的版本——拚老命去工作，盡量少休假，然後買一些昂貴的爛貨（明確地說，是二〇一四年出品的凱迪拉克ELR）。」（Gregoire, 2014）

雖然美國人已經對物質主義的價值觀表達了矛盾，**廣告商卻依然堅持把奢侈和富裕推銷給大眾**。或許他們以為，我們雖有疑惑，但這樣的廣告一定能觸動我們心中的某一部分。或許，透過如此無意識而原始的呼籲，廣告和行銷早已重塑了我們的文化，重新商議了上個世紀的核心價值。

這個廣告推出的時間，正值超級盃美式足球賽期間，也是美國開始脫離經濟不景氣，增加消費性支出的時候，彷彿是凱迪拉克的某種文化宣言，對於收入不平等在近期引起的關注、全民健保法案的通過、占領華爾街（Occupy Wall Street）運動，做出直接回應。他們傳達的訊息是，比其他工業國家更努力工作、為奢侈富裕的生活奮鬥、讓收入不平等永存不朽、推動「贏家通吃」的經濟模式，都是我們文化的主幹，應該繼續成為大家心中的美國夢。

總而言之，我們身邊早已被各式各樣的買賣資訊包圍。

◉ 連女童軍團都淪為銷售一堆爛東西

十歲那年，我參加了女子童子軍，這是我多年以來的心願，因此感到極為興奮。我和媽媽按照指示，到當地的百貨公司扛了一堆制服回家，包括連身裙、飾帶、貝雷帽，還有大量的配件，總共花了五十美元（約新臺幣一千五百元），在當時，對我們來說這是一筆為數不少的錢。我急切想學習如何打繩結、生營火、縫紉、搭帳棚，以及其他的技巧。

然而，因為又到了每年的這個時節，銷售女童軍餅乾就成了我們的第一個任務。我盡忠職守地在鄰近的巷道裡來回奔波，還跑到當地的購物中心去推銷我認領的那一些餅乾。第二個任務則是銷售加菲貓汽車安全帶護套。我哪知道有誰要用或為什麼要用安全帶護套，但我們還是得負責銷售這種可以套在汽車安全帶上，又印有人氣貓科卡通人物加菲貓的長筒塑膠套。接下來，我們又被分派一項任務——推銷訂閱雜誌。拉到最多雜誌訂戶的童軍，能得到一份特別大獎，因此我加倍努力，每天放學後就在住家附近積極推銷我的商品。

我最終果然成為銷售第一，得到了所謂的「大獎」——巴伯・維拉（Bob Villa）

的《基礎居家環境改造實務》（*Back to Basic Home Improvement*）精裝版一本。請花點時間，好好感受一下前面那一句話。當我領到那份白痴大獎——根本不適合給一個十歲女孩的大獎時，我哭了。

在徹底失望之下，我退出了女童軍團。那個時期的我還無法了解，我的感覺其實是對於童年被商業化、一個我所崇敬的組織被消費化後所產生的反應。除了拿回一堆昂貴而無用的制服、一本寫給雜工和承包商的手冊之外，我損失了數百個小時，我本來可以拿那些時間來玩耍或是做更有創意的活動。然而，當時我只想到自己的女童軍之路失敗了。事實上，我付出了自己的時間與精力，銷售了一堆沒有人要的爛東西，只為了在經濟上支援一個組織——一個應該幫助女孩身心發展的組織。

平心而論，我知道有很多女孩曾經有過美好的女童軍團體驗，我的經驗可能算是異數，但是我至今仍然無法放下對這個組織的怨恨，可想而知我對她們的餅乾有什麼感覺。

消費漏斗——從食品工業與全球工業飲食，到個人的過度飲食

現在，如果我們回頭看看本書中介紹有關消耗和消費的〈定義〉，可以看出我們對食物的過度消費，是更廣義的過度消費模式的一部分，就像字面上的意義，**我們正活生生地把自己和我們的地球吃下去。**

事實上，如果我們把消耗和消費的各種定義，重新排列成「圖2」，就可看出消費文化對個人行為所產生的強大漏斗效應。

我們將在下一章〈食品、金錢、消費文化〉把焦點轉向食品工業與全球工業飲食（漏斗的最上層），看看他們是如何向下施加壓力，如何製造強大的心理衝動促使人過度飲食（漏斗的底層）。

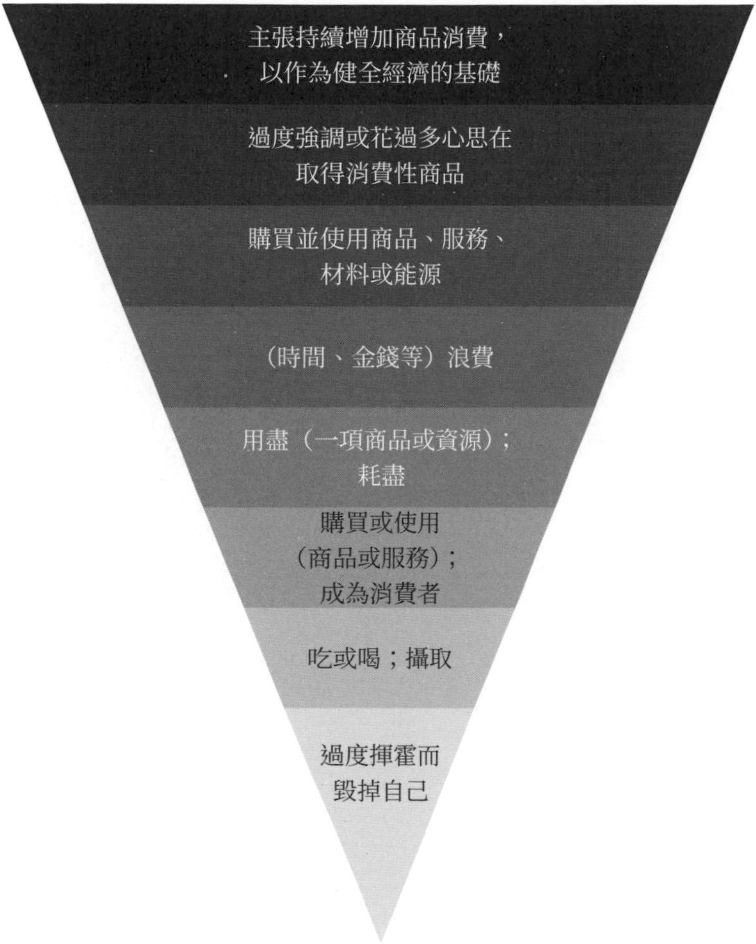
主張持續增加商品消費，
以作為健全經濟的基礎
過度強調或花過多心思在
取得消費性商品
購買並使用商品、服務、
材料或能源
（時間、金錢等）浪費
用盡（一項商品或資源）；
耗盡
購買或使用
（商品或服務）；
成為消費者
吃或喝；攝取
過度揮霍而
毀掉自己

圖2　消費漏斗

Chapter 4

食品、金錢、消費文化

Food, Money, and Consumer Culture

Chapter 4

食品、金錢、消費文化

iPhone、Nike Air、垃圾食物，
能讓我們看起來比較酷，
重新成為社會一分子？

Food, Money, and Consumer Culture

Chapter 4

Food, Money, and Consumer Culture

食品、金錢、消費文化

——iPhone、Nike Air、垃圾食物，能讓我們看起來比較酷，重新成為社會一分子？

隨著消費文化在食品科學、品牌、行銷的發展，也深深改變了美國飲食的內容。早期的食品科學和行銷是在二次大戰後的時期熱切展開。當時戰爭剛結束，食品產業就開始發展便利食品，一九五四年的史旺森電視餐（Swanson TV dinner）體現了戰後的兩股趨勢：節省時間的現代家電吸引力，對不斷創新，也就是電視的著迷。史旺森第一年就在全國賣出超過一千萬份電視餐（Smith, 2009）。

觀察電視餐和後來的速食，這些新的飲食習慣清楚顯示，美國人對自我的感覺已經改變，現在優先考慮的是行動力和效率，個人主義也強化了。烹調方式的發展反映出文化和經濟的變遷，同時也成為與食物來源進一步疏遠、不再由自己準備食物的先例，最後發展成消費、過重、肥胖增加的現象。

辭彙欄

以下是食品和營養研究裡，形容各種不同程度的食品精製、加工、可口性（palatability）的術語，我在本書將遵循下列的定義：

- **加工食品（processed food）：**

經過各種化學或物理的加工，改變原本狀態的食品。發酵、煙燻、烹調、醃漬都是加工的手段，因此有很多健康的加工食品，例如德國酸菜、杏仁奶油、煙燻鮭魚、原味優格等。

- **過度加工食品（ultra-processed food）※：**

有時稱為「高度加工食品」。刺胳針慢性疾病行動小組（Lancet NCD Action Group）定義為，從全食物（whole food）[15]加工萃取或精製化的物質，製作出可保存、可口、可立即食用的產品。這類食品是典型的高熱量產品，具高升糖負荷（high glycemic load）[16]，膳食纖維、微量營養素、植物性化合物含量低，含不健康的食物脂肪，添加糖和鈉的含量高。藉由高含量

15 全食物（whole food）：未經過度加工和精製化，保持原貌的食物。

16 高升糖負荷（high glycemic load）：衡量食物影響血中葡萄糖濃度的指標，計算方式為將所攝取食物中碳水化合物的含量乘上該食物的升糖指數。

的脂肪、糖、鹽、著色劑，以及其他添加劑，達成高度可口性，卻會損害內在的飽足機制，促使能量過度消耗（Moodie et al., 2013）。

- **高度可口食品（hyperpalatable food）**※：

神經科學名詞。指含有大量精製化的糖類、麵粉、脂肪、鈉的食品，可產生高度的快感（愉悅），並伴隨多巴胺的上升（Avena, 2015）。這個名詞來自可口性，指對一項產品的接受度是基於它的味道（Friedman & Stricker, 1976）。要注意過度加工食品經常被形容為是高度可口，但並不是所有高度可口的食品都是過度加工，例如，以培根包覆、中間塞羊乳酪的椰棗，它被稱作是高度可口食品就有爭議性，雖然其糖、鹽、脂肪的組合令人無法抗拒，可是包含一些完整成分，而且在家裡的廚房就可以簡單完成，因此它們是高度可口，但不是過度加工。

- **（全球）工業食品（industrial diet）**：

社會學名詞。指經過加工、精製化、企業生產、大量行銷，而且簡化的食品，含有高度的脂肪、鹽、糖，以及少量的營養價值（Winson, 2013）。這種飲食源自於美國，但已經逐漸成為全球的現象，這個名詞強調工業化的全球食品系統所生產的過度加工食品。

- **可食用商品（edible commodities）：**

工業食品中可獲利和可食用的產品（Winson, 2013）。這個名詞一般是指過度加工食品，特別強調這類產品的商品化和收益性。

- **垃圾食品：**

日常用語。以大眾（特別是青少年）口味為訴求的食品，但是營養價值很低（OED, 2015）。垃圾食品很可能是高度可口和過度加工。

※當我想要強調食品的生產和製造問題時，會使用「過度加工」一詞；當我想要強調伴隨食物而來的美味或回饋的快感時，會使用「高度可口」一詞。

食品科學和過度加工食品的發展

由於美國消費者對便利食品的熱烈回應，發明它們的食品科學家很快了解到自己正坐在金礦上。一開始，這些科學家將焦點放在食品保存、食品安全、研發節省時間的食品，例如即時布丁和冷凍晚餐；但是，後來轉往改良口味的品質和可口性；最後，發展成競相為飢餓和有錢的美國大眾，開發最新口味的高度競爭性產業。

今日，許多食品科學家陷入被稱為主流口味熱潮的激烈戰場當中（Khatchadourian, 2009），他們嘗試預測並創造下一個主要口味，例如奇異果口味的思樂寶（Snapple）飲料、巴西莓優格、柚子口香糖。

記得我十歲的時候，有次在朋友家，朋友的媽媽拿出一些蔬菜和沾醬。我拿紅蘿蔔沾這個白色有斑點的沾醬，我以前嚐過的東西完全無法與之比擬，美味而且是創新的口味。我問這是什麼，他們說：

「這叫作牧場沙拉醬（ranch dressing）。」

牧場沙拉醬很快就變成流行食品，因為當時很少有罐裝沙拉醬，媽媽們使用的是一袋混合的醬包。我當時還不知道，但這就是早期食品科學家所努力的味覺魔法。

回溯十九世紀較美好的時光，那時當然也有品牌食品，但不像今日食品雜貨店架上陳列大量的人工口味。現在，很多食品是在像奇華頓（Givaudan）[17]這樣的實驗室裡製造出來的，食品科學家小心翼翼地發展，測試味道、顏色、品牌名稱。這種高度加工的工業食品，有時被稱為「可食用商品」（Winson, 2013），在整體食物裡占有支配的地位，實際上已經無法把它從消費主義文化中區分開來。

曾經有個學生問我，我指的「全食物」是什麼意思，我才了解到，我未能向這個班級清楚解釋這個名詞，便進一步描述是未經加工和精製化的食品。這個學生和班上其他人依然感到困惑，因此我再度解釋為，不是在實驗室裡製造或是經由工業化轉換其原始狀態的食物。但她還是很迷惑，說她就是不明白，我開玩笑地問道：

「那麼，妳曾經看過甜甜圈樹嗎？」

她和班上其他人會意後爆笑開來。接下來的討論當中，我發現即使不是大多數的學生，仍有許多學生從來沒有思考過全食物、加工食品、過度加工食品之間的分別。很多人也從來沒有想過，在人類漫長的歷史中，直到相當近期才有精製化或包裝食品。

17 奇華頓（Givaudan）：擁有一百八十年歷史的瑞士老牌香精香料公司。

食品、貧窮、文化歸屬感

全球工業食品幾乎侵蝕了每個人的營養品質，但很清楚的是，窮人有高到不成比率的健康問題。就如同收入不平等創造了兩個階層的經濟體，有錢的人變得更有錢，貧窮的人變得更貧窮，**全球工業食品在營養「階級」也創造了兩層體系**。

與較富有的階層相比，窮人食用品質較低的食物。表面上這個營養階層的分歧好像單純是經濟階層的延伸，因為比較富有的人可以負擔品質較高和更昂貴的食物；而貧窮的人只能購買他們負擔得起的東西，也就是那些容易發胖的全球工業食品。然而，事實卻更為複雜。

一般對低收入族群飲食品質低落的解釋如下：

1. 花費更多錢（Drewnowski & Specter, 2004）。
2. 低收入戶通常居住在食品雜貨店很少的「食品沙漠」（Beaulac, Kristjansson, & Cummins, 2009）。
3. 財務窘困的人通常也面臨時間不足（Mullainathan & Shafir, 2013），因而被迫選擇可以迅速食用且方便的食品。

這些解釋部分是正確的，但是也有未被陳述出來的事實，特別是食品成本和營養品質之間的關係，因此，**形成一個廣被接受的迷思——沒有不昂貴又有營養的食物**（DeSilver, 2013）。

然而事實並非如此，有很多便宜又營養的食物，舉例來說，蛋、火雞絞肉、甘藍菜、鷹嘴豆、小扁豆等美國農業部節約食物計畫（Thrifty Food Plan）所鑑定並推薦的食品，都是花費低而營養的。但有些研究人員的報告指出，低收入戶普遍並沒有消費這些食物（Maillot et al., 2010），為什麼呢？

有些人認為，該節約食物計畫鼓勵食用豆類食物，減少消費柑桔汁等食物，卻「忽略了現今美國大眾的飲食習慣」（Golan, Stewart, Kuchler, & Dong, 2008）。研究人員在一份研究當中提出一個問題：低收入消費者拒絕消費營養但不昂貴的食品，是不是因為它們違反了心照不宣的社會規範（Maillot et al., 2010）？這個假設是指，**營養又不昂貴的食物脫離了時下的消費標準，不符合文化要求，並且在社會上和文化上是不合宜的**。

然而，要注意的是，這份研究對「文化」這個名詞並未加以定義，它沒有被定義為一套種族、宗教或是區域性的信念或習慣，卻被用來為某種特定的飲食辯護。那麼他們所稱的這個文化，單純是消費主義文化嗎？假如是的話，糧食安全（food security）[18] 是人權的一部分，有沒有進入那個文化的人權或人格權（moral right; Chilton & Rose, 2009）？

有些人贊同並且進一步指出，應該有不在家吃飯的權利，想必這是指食用速食和便利食品，並且符合更廣泛的社會趨勢（Maillot et al., 2010）。

這些提倡者認為：

「好的營養不僅止於維持生存，還應該包括味道、便利性、多樣性，並且與社會規範有一致性。」（Drewnowski & Eichelsdoerfer, 2010, p.2）

然而，如同我們所看見的，味道（高度可口性）、便利性、多樣性（選項變多）等全球工業食品的特性，的確造成了普遍過度飲食的現象。

◉ 文化貧窮——不消費時下的東西，就會被邊緣化

值得注意的是，我在這裡談的不是五％面臨「低度糧食安全」之苦的美國家庭（Coleman-Jensen, Gregory & Singh, 2013），而是那些擁有充足但不完全是他們所想要的食物的個人和家庭。即使那些處於低度糧食安全的人當中，他們的物質舒適和糧食安全之間經常存在矛盾。

《國家地理》（*National Geographic*）中，一篇有關美國飢餓新面貌的圖文故事相當引人注目（McMillan, Cahana, Sinclair, & Toensing, 2014）。我們看見居住在房子寬敞、體

面、家電設備講究的一個家庭，他們穿著像Nike Air這種符合時尚、有品牌的衣服，還有行動電話，卻是「糧食不安全」（food insecure）的族群，他們的飲食包括外帶的雞胗、熱狗、雞塊、薯塊。

這樣的畫面訴說一個令人感嘆的矛盾故事。要注意的是，這些相片透露出，與其他商品累積性的本質相比，糧食不安全具有片段而不連貫的本質，因此不必然反映出一個家庭的現況。然而，他們的故事卻透露出，**在富裕文化中卻身處貧窮狀態的怪異結果**；同時反映出，經濟拮据的家庭所面臨的選擇困難，因為就像我們大多數人一樣，對琳瑯滿目的商品已經習以為常。

如同有品牌的鞋子、衣服、電子產品提供一種社會歸屬感，品牌食品也提供這類歸屬感，而且更便宜、更容易親近。事實上，這些產品對生活貧困的人產生強烈的情緒效價（emotional valence）[19]，成為躋身會員資格這種寶貴的文化象徵。這種貧窮不同於歷史上的貧窮經驗，並非因飢餓、疾病、缺乏居所而對生存帶來直接的威脅。但是，**「相對」貧窮在富裕的消費社會則是一種心理狀態，窮人覺得經常被這個文化的快樂生活模式排除在外。**

---

18 糧食安全（food security）：人民無論何時都能在物質與經濟面取得足夠、安全，而且滿足其偏好需求的營養食物，以維持健康而有活力的生活。

19 情緒效價（emotional valence）：學術上衡量情緒反應的名詞。

齊格蒙．鮑曼在消費文化裡提到「相對」貧窮的概念。「相對」貧窮是指活在富裕國家的貧窮狀態，通常表示被「公開展示的愉悅感和生動經驗」排除在外。在我們的文化裡，愉悅的烹調感覺和生動的食品經驗，通常是洋芋片、汽水、速食、餅乾、冰淇淋、果汁。鮑曼在《工作、消費、新貧》（*Work, Consumerism, and the New Poor*）一書中指出，現代資本主義對人數不斷增加的群眾敞開自由的可能性，提供「似乎永無限制、快速擴張的消費世界」（p.57）；又因為增加選項的重要性，被排除在選項之外的人就會被剝奪權力並受到壓迫（Bauman, 1992）。

換句話說，**消費者放縱自己吃垃圾食品這類簡單的東西，變成體驗歸屬感的一種便宜機制，也是減輕窮人長期被邊緣化、被剝奪權力的途徑**。食品工業利用這一點，以快速和容易通往快樂生活的承諾來誇耀它們的產品，就如同汽車和住宅零頭期款，也是這類通往快樂生活途徑的承諾。

◉ 汽水廣告鎖定貧困的黑人小孩和青少年為目標褲戶

營養補充援助計畫（Supplemental Nutrition Assistance Program，SNAP）的福利或食物券，進一步強化了窮人消費過度加工食品。

最近，卡夫食品（Kraft）執行長就反對刪減食物券，因為他們公司六分之一的收入是來自食物券的消費（Rappeport, 2012）。雖然符合SNAP資格的食物理所當然應該是健康的食品，但是汽水產業讓含糖飲料（sugar-sweetened beverages, SSBs）也被列入SNAP食品的許可清單，每年來自SNAP收入的利潤有四十億美元（約新臺幣一千二百億元；Adams, 2013; Simon, 2012），因此百事和可口可樂也遊說反對刪減。

不只如此，**大型汽水公司不成比率地將廣告標的鎖定在黑人小孩和青少年身上**（Harris, 2011），貧窮的黑人小孩比率為三八．二%，高達白人的二倍（Macartney, 2011）。黑人小孩生活貧困的機率，比其他種族的小孩更高。這些廣告鎖定了目標，即使運用統計控制分散跨族群的電視收看率，然而相較於白人小孩和青少年，**黑人小孩和青少年所收看的維他命水**（Vitamin Water）、**雪碧**、**SunnyD**、**5小時能量**（5-hour ENERGY）、**激浪**（Mountain Dew）**的廣告數量，仍高出二倍以上**（Harris, 2011）。因此也就難怪，新的研究顯示，**美國較高和較低社經地位族群的飲食品質差距，隨著時間逐漸拉大，其中大部分歸因於含糖飲料的消費增加**（Wang et al., 2014a）。

這些飲料不只造成肥胖和糖尿病，現在的研究也指出，糖類的成癮性進一步製造了持續的慾望和消費循環。換句話說，垃圾食品就和香菸、古柯鹼一樣，讓我們在其他食用者眼中看起來很酷，令我們自我感覺良好，並且提供我們社會歸屬感。

◉【案例】緬甸難民家庭——肥胖的貧困者

我過去五年所指導的一個來自緬甸的難民家庭，就是證明上一節「食品、貧窮、文化歸屬感」的鮮明例子。

這個家庭在二〇〇九年抵達美國之前，住在難民營十五年。他們被安置到這裡不久，父母和兩個小孩的體重都過輕，可能是長年營養不良的影響。他們一開始在美式廚房囤積從政府援助計畫和許多地區食物銀行拿到的新鮮產品、牛奶、米、冷凍魚。

在他們抵達幾個月後，我們曾經到公立圖書館度過一個下午。那是個天氣寒冷又下雨的日子，我們待在圖書館的咖啡廳。由於語言的隔閡，我不知道他們想要吃或喝什麼，於是為他們點了四杯熱巧克力，認為這是安全的選擇。當他們啜飲了第一口熱巧克力之後，驚訝地吐了出來，彼此交換害怕的表情，我立刻明白我所犯的錯誤。當時，他們是世界上最貧窮的人，從未接觸過全球工業食品，也從來沒有喝過這麼甜的東西。我是第一個讓他們嚐到毒蘋果滋味的人，因此深感懊惱。

現在已經過了五年，這個緬甸難民家庭的其中一位家長有了穩定的最低薪資工作，全家人於是加入了窮忙族（working poor）[20]的行列。他們都有iPhone，廚房堆滿了一罐罐的橘子汽水、洋芋片、餅乾、拉麵、速食包裝，四個人當中有三個人的體重增加很可觀，媽媽現在還被臨床診斷為肥胖。最近兩個小孩告訴我，他們在二〇〇九年之前，從來沒看過也沒喝過可口可樂，現在他們一天要喝好幾罐。

這個故事給我們的啟示是什麼？一方面，他們的安全和宗教自由再也不必像在祖國一樣受到威脅，他們有健康照護、自由教育、工作的機會，他們有住所、供電、乾淨的衣服、自來水；更重要的是，他們的個人或生活經驗大幅改善。

然而，自由和物質舒適的代價是，他們居住在都市住宅計畫的房子，附近公園很少，無法接近大自然。他們不再穿著本土的寬鬆上衣，那些衣服上面有著美麗的編織，象徵他們隸屬的族群。小孩們幾乎不會講他們的母語，其中一個現在完全拒絕使用母語。他們有一長串的購物清單，他們過度飲食，也過度花費。由於他們的貧窮和生活型態，有肥胖和第二型糖尿病的風險，媽媽也已經被診斷是糖尿病前期。因為對行動電話合約的誤解，他們背負了高利率的發薪日貸款（payday loan）[21] 和惡劣的信用報告。

我擔心他們失去本土文化，又與自然環境隔絕，再加上透過購買尋找快樂和意義，會對心理產生影響。他們在美國的第一年相當貧窮，而且對消費主義欠缺經驗，卻反而形成了一個保護的因素。**隨著收入增加，可以理解他們想要藉由速食、電子產品、汽水、甜食等這些已經存在的會員資格象徵，融入美國文化當中。**

---

20 窮忙族（working poor）：雖有工作卻只能獲得生活基本水準以下收入的低所得階層，是社會結構改變而產生的「新貧階級」。

21 發薪日貸款（payday loan）：小額短期貸款，供借款人在領到薪水前短期調度資金之用。

我們開始觀察到金融和營養法規的失敗，因為它們已經成為消費文化的特色，並在向上流動的路上創造了無法超越的障礙，讓窮人停滯在貧困和肥胖的狀態。當然，貧困的人不必吃他們不想要的食物，更不該住在犯罪充斥的街坊或靠近有毒的垃圾處理廠，但是我們也應該質疑，**本意是要幫助貧困者、保護其消費權利的社會政策，結果卻可能對他們的心理與身體健康造成傷害。**

【案例】克蘿伊——肥胖且負債累累的十九歲女性

幾年前我開業時，曾經有個十九歲的病人克蘿伊（Chloe），體重超重將近一百磅（約四十五公斤），因為肥胖前來看診。她年紀這麼輕，已經濫用毒品和酒精，並且有過度飲食的問題。

一家銀行剛發給這位年輕女士信用額度一千美元（約新臺幣三萬元）的信用卡，收到信用卡幾個星期內，她很快就將它敗光在衣服和化妝品上。她不經意對我提到，她想要買一支新手機，正在等待下一次的帳單循環。我知道她沒有什麼錢，不太可能付清卡債，於是問她怎麼會有足夠的信用買手機，她卻對我的問題感到困惑。我仔細向她說明，至少要付一部分的欠款，才能獲得足夠的信用去購買其他東西，她聽了大為吃驚：

「我以為它每個月都會重新開始！」

這個聰明的年輕女士認為，每個月都會有如變魔術般，冒出一千美元供她花費，卻從來沒有想過錢是從哪裡來，或是要怎樣償還。我向她解釋，用信用卡支付的錢是一種貸款，必須要還清，她哭了出來。

克蘿伊來自中產家庭，有一對慈愛、有收入的父母親。就像很多美國人一樣，他們生活優裕，同時是背負驚人信用卡卡債的月光族，有鉅額房貸、兩輛新車，沒有儲蓄。

她沒有見過有人真的付錢買東西，也從未將任何要小心消費的訊息內化，她生活裡的文化和熟悉的訊息是，在任何你想要的時候，消費你想要的東西。當這些力量與強大的荷爾蒙、神經化學力量，像雙輪馬車共同作用，讓克蘿伊置身於濫用藥物和過度飲食的風險時，她還有機會抵抗嗎？

◉ 美國次級房貸現象——擔心付不起？之後再說，先買下去就是！

克蘿伊的例子，也反映了盛行於美國人之間和驅動消費經濟的心態——**你不需要事先付款買東西，或者至少當你在購買或消費時，不必知道你要如何付款，**這樣的心態在這個文化裡以各式各樣的形式出現。

次級房貸的現象，就是將房屋出售給無力負擔的消費者。

在許多案例裡，這些消費者買的房子遠比家人的真正需求還要寬敞、奢華。而且貸款的做法帶著一點掠奪性，因為利用的是這些人對於金融理解得不夠清楚。次級房貸的失敗，不太可能發生在日本或德國這樣的文化裡，因為這些國家由政府政策建立並強化一個普遍的文化信仰——你必須量入為出，並且努力存錢（Garon, 2012）。

食品產業的運作機制和借貸產業類似，都是在鼓勵我們消費更多，同時混淆物品的真正成本。例如，**我們可以看到食品標示不斷使用「無」這種字眼。數以千計的產品標示著無糖或零脂，這一切都不鼓勵我們要負責任，因為消費這些產品都不算什麼。**

◉ 消費次級房貸商品與高度可口食品，讓我們損失慘重

從支持節儉到反節儉的文化轉變之間，每樣物品都必須付費的概念已經消失了。歷史與會計教授雅各・索爾（Jacob Soll, 2014）認為，一個穩定、永續發展的資本主義，需要懂得如何做複式簿記（double-entry bookkeeping）的個體，也就是運用平行的欄位平衡信用餘額和借貸。

這個概念的歷史要從韋伯回溯到義大利的文藝復興時期。他指出這個習慣不僅是讓財務健全，很大一部分是對上帝負更大的道德責任。

索爾以會計為架構講述大國的崛起與衰敗：

「在某些重要的時刻，會計和當責（accountability）瓦解了，即使這不會造成金融

和政治危機，也會助長危機的嚴重程度。一個社會的成功，至少就金融而言，很重要的是精通會計與當責，以及之後為了成功執行所做的努力。」

我將詳述索爾的思想，並進一步說明，**現今美國當責的瓦解不只造成金融和政治危機，也阻礙了營養的當責，造成大眾健康的危機**。為了維持財務的清償能力和身體的健康，計算卡路里和記帳都是我們必須做的事。這種受會計原則管控的自我規範力量，與不鼓勵當責的強大消費文化力量，完全背道而馳。

高度可口食品的整體發展和行銷手法，可看成是另一種形式的掠奪性「借貸」。在掠奪性的次級房貸中，貸款商品賣給低收入和教育程度較低的民眾，他們通常東西不夠用，而且財務知識有限。低成本的高度可口食品也一樣，透過行銷販賣給食物不夠而且營養知識有限的民眾。**在次級房貸中，民眾在不完全了解購買後的長期後果下，次級房貸被包裝成有吸引力的產品。銀行賣得愈多就賺得愈多，但民眾卻因大量斷頭和失去房子而損失慘重。在高度可口食品的例子裡，食品產業經由販賣大量的產品得利，消費者的損失則是變得體重過重、糖尿病、肥胖**。

正如同政府在二〇〇八年為金融產業紓困一樣，這就是另一個利潤私有化和損失社會化的例子，**食品產業獲取驚人的利潤，而納稅人和政府卻為了後續的大眾健康危機付出代價**。

◉ 毀滅深淵——肥胖、負債、破產、挫敗

被消費債務和體重過重壓得喘不過氣來的人，一輩子毫無防備地接收數以千計的文化訊息。想與這股力量抗衡是一件非常艱鉅的工作，需要時時警惕、反省、控制衝動，同時還要有相當充足的營養和財務知識。在這場對抗中，我並沒有排除個人的責任，但如果沒有明白點出，引導民眾在財務和營養上步上墮落之路的制度性文化與法規錯誤，也是不對的。而且，這種傷害不成比率地由處於雙層經濟下層的貧困者所承擔，他們通常帶著近乎永恆的絕望感與深刻的匱乏感，而做出與營養、財務相關的決定。

不令人意外的是，研究人員發現，肥胖和宣布破產可能性之間的關係——**肥胖的人宣布破產的可能性，較體重正常的人高出二二%**（Guettabi & Munasib）。針對這些容易陷入極端過度飲食和過度花費陷阱的人，醫療產業和法律體系都建立了機制，也就是減重手術和破產。外科醫生的手術刀或法官的判決，雖然可以免除我們毫無節制的責任，但這兩種介入手段都是從個人層次解決問題，卻忽略了問題根源是來自經濟意識型態和道德教條的消費主義。

這些介入手段對蹣跚步入絕對性毀滅的人，只是一種極端的重新設定，**無論是外科醫生的手術刀，還是法官的判決，兩者都沒有解決更大的問題，也就是無法阻止**

將我們推向過度消費的文化和經濟力量。不只如此，個人可能會因為減重手術和宣告破產，蒙受不可思議的羞恥感和汙名感，而且承受的是個人的挫敗，不是社會的挫敗。

以上的現象讓我們再一次看見，在二戰後轉變成自我設限的「空虛的自我」的後果，這個問題事實上影響了整個文化，卻被視為個人的疾病，由個人承受，也從個人的內在做處理。假如我們認為，個人精神病理學是所有文化亂象的最終結果（Henry, 1963），那麼，我們可以將破產和肥胖的極端受害者，看成是對抗四處瀰漫的文化毒素的代理人（proxies）。

哲學家蘇珊・波爾多（Susan Bordo）寫道：

「我認為在一個文化裡發展的精神病理學，根本不是失常或精神錯亂，而是那個文化的特殊表現；確切地說，是亂象的具體化。因此，檢視這種源於文化的症狀相當重要，是文化的自我診斷和自我檢查的關鍵。」

我將在第八章〈狂食症、DSM、消費文化〉回到文化和個人精神病理學之間的關係，檢視狂食症和囤積癖為何源於文化的症狀，又為何是過度消費病的具體化。

缺乏營養與財務知識——我們不創造、不生產，只是消費

造成現在一般人普遍對營養和財務無知的另一個因素，可能是年輕人的標準課程停止了家政課和工藝課。

性別中立的家政課如果能好好授課，就可以傳授財務和營養知識、烹調技巧、如何精明採買食品雜貨，以及個人和家庭的管理工作。同時，在工藝課中，藉由教導如何設計、構造、修理物品，可以讓學生與物質文化產生連結，並經由使用工具提升自主感（sense of agency）或內控人格（internal locus of control）[22]。

證據顯示，烹調和工具使用對人類具有深層的心理意義。靈長類動物學家理查·藍翰（Richard Wrangham），在近作《生火：烹調造就人類》（*Catching Fire: How Cooking Made Us Human*, 2009）指出，烹調食物大概起始於五十萬年前，是最初將人類從人猿和我們非人類的祖先區隔開來的事件。我們的祖先發現，可以控制火來烹調食物，這件事提供了重要的生物學優點，例如能量極大化、防止浪費食物、改善整體的食品衛生。

烹調食物不光是有生物學的優勢，對人類的社交生活也有革命性的改變，因為大家聚集在一起、圍繞在火邊需要社交，而且讓人心情平靜，也促進共同合作的生活。在五十萬年前，烹調不只在生物學和文化上很重要，對我們的人種似乎也有心理

上的重要性，因為烹調、營養、社群開始相互交織，烹調和分享食物的行為可能就成為人類的原型（archetypal）。換句話說，控制火苗並用它來烹調食物，不只具有深刻的進化結果，也有深刻的心理後果。**因為烹調讓人種變得文明，我們需要烹調食物來滿足深層的本能與獨特的人類慾望**（Lévi-Strauss, 1969）。然而，全球工業食品的過度加工食品，破壞了人類本能的烹調過程，讓我們遠離人類的基本活動。

除了火以外，烹調的另一個面向當然是工具的使用，這是另一項深植於人類進化過程的行為，我認為這是人類的原型。馬修・柯勞佛（Matthew Crawford）在《摩托車修理店的未來工作哲學》（*Shop Class as Soulcraft*, 2009）書中指出，知識經濟逐漸接管和委託外部進行大部分的生產，兩者共同把我們從已建立的物質世界抽離出來。

柯勞佛在書中寫道：

「減少工具使用就表示，我們與自己的物品的關係已經轉變——變得更消極、更依賴。」

換句話說，購買已經準備好的食物和物品，而不是由自己親自烹調和修理東西，都是從內控人格到外控人格（external locus of control）這個轉變的一部分，我們變

22 內控人格（internal locus of control）：一切都由自己的努力與行為造成，與外控人格相對，外控者把一切都歸因於命運或外在力量。

成消費者，而不是創造者和生產者。當我們將消費物品與食品的組裝和生產交給其他看不見的人，就再也不知道這些東西從什麼地方來、經過什麼人的手、對別人造成什麼樣的剝削，或是消費時對自己可能產生什麼樣的傷害。隨著時間過去，我們消極而粗心大意地更換呈現在我們面前的產品，為別人創造財富，卻同時損害我們的健康和自我。

但在同時，許多呼籲在家烹調和食用全食物的想法，卻引起批評，被認為這種主張是一種菁英主義，沒有顧及貧困者所面臨的時間不足和資源有限（Freedman, 2013; Heffernan, 2014）。我當然同意許多營養訊息其實暗藏著菁英主義思維，但我不認同因為貧窮就不能在家準備食物。

用慢燉鍋煮豆子、加熱冷凍蔬菜，需要準備的時間不到十分鐘，清洗的時間更短。即使很多美國人的時間真的嚴重不夠用，但窮人不能在家完成簡單的烹調，也是一種錯誤又敷衍的論點。這個論點最後卻形成一種迷思，並助長了一般人的無助感，連帶為食品公司增加利益，進一步讓更多人加深了外控人格，因為他們在對抗消費主義的力量和信念時，感到完全無能為力。

最後，值得我們思考的是，很多人呼籲要恢復性別中立的家政課和工藝課（Bosch, 2012; Graham, 2013; McKenna, 2014; Phipott, 2013; Traister, 2014），他們的確指出

營養和缺乏知識的許多問題。

富裕、食品、消費文化——吃下肚的東西，代表了身分地位

相對於窮人，中產和上層階級的美國人可以取得品質更好的食物，不過並沒有因此擺脫過度飲食和過分放縱。不只是食品科學和行銷手法深深影響了每個人去買大多數是錯誤的食品，行銷業者現在還發展出高度複雜的技巧，將不同品牌賣給不同的收入族群——**如同飲料產業行銷廉價的含糖汽水給黑人小孩和青少年；又以椰子水和冷榨果汁的形式，將相同產品的高級版本行銷給有錢的成人**。

所有這些有品牌的產品都是進入消費文化的存取點（access point），並扮演建立地位和身分的角色。對中產階級來說，它可能是多力多滋玉米片、優沛蕾優格，或是士力架冰淇淋棒；對有錢人來說，這可能是Vosges巧克力、甜味綜合堅果、進口乳酪，或是義大利冰淇淋。作為社會意識型態的消費主義，**藉由產品形成階級差異，物質商品因此可以修正擁有者的社會地位和名聲**，也就是韋伯倫（Thorstein Veblen, 1899）指稱的「炫耀性消費」（conspicuous consumption）。

二十世紀的大多數時候，在紐約市這類移民人口密集的外圍地區，各種收入階層的美國人食用類似的食品，也在相似的食品雜貨店採買。除了少數區域性差異外，商店都囤積類似的產品，例如，路易斯安那州的小豬商店（Piggly Wiggly）可能比麻

薩諸塞州的IGA超市有更多的辣椒醬，IGA超市可能有比較多的老灣調味料（Old Bay Seasoning）或純正的楓糖漿；但是，當超市開始販賣將近七〇%的美國食品之後，幾乎所有商店的存貨都很相近（Humphery, 1998），因此，**住在這個國家各地、大部分美國人的冰箱都被同質化了。**

不過近來，日益繁榮、開銷增加，以及都市化的新面貌，已經改變了食品雜貨店和消費者對它們的期待。

愈來愈嚴重的收入不均，導致財富在地理位置上高度集中，這些地方被稱為「超級郵遞區號」（Superzips），意指住戶是由教育程度和收入在前五分之一的人口所組成的地方（Murray, 2013）。這些人口創造了奢侈食品和奢侈食品商店的龐大市場，例如汀恩德魯卡（Dean & DeLucca）、威廉斯索諾瑪（Williams-Sonoma）、全食超市（Whole Food Market）。

如今，全美各地有八百八十二個超級郵遞區號，讓這些奢侈超市得以蓬勃發展，這也說明了全食超市會擴展到像愛達荷州樹城（Boise）這樣的地方。這些商店的擴張是「富流感」蔓延的部分症狀，不可避免的後果就是造成了以下我要談的，富裕美國人的「奢侈食品狂熱」（luxury food fever）。

◉ 全食超市，一點也不「全食」

全食超市就是檢視「奢侈食品狂熱」的絕佳個案，而且我十分了解這家商店。全食超市始祖店位在我的家鄉德州奧斯汀（Austin）第十二街和拉瑪街（Lamar）街口，離我長大的地方只隔幾條街。在一九八〇年代，全食超市是一家樸素的健康食品商店，聞起來有廣藿香的味道，流連其間的是不修邊幅、穿著勃肯鞋的男男女女。裡面有間素食咖啡廳，販賣的綠色果汁很不吸引人，每一道食物上面都堆滿了令人厭惡的苜蓿芽，店裡找不到糖或鹽巴。

快轉來到二〇一四年，全食超市的旗艦店有八萬平方英尺，離原來古樸的地點幾條街，俗稱「全薪支票」（whole paycheck），因為它的價格非常昂貴。全食超市所販賣的「全食物」，不含會引發過度食用的成分，從那裡買來的任何一樣東西，都很難讓人發胖或者吃太多。

然而，今日的全食超市販賣極多的昂貴垃圾食品，例如糖霜堅果、K董（Kettle）洋芋片、巧克力蝴蝶餅。事實上，他們現在販賣大量的過度加工和精製食物，我認為使用全食超市這個名稱已經顯得不恰當。

全食超市網站上的健康哲學如此聲明：

「提供維持健康且幸福的食品和營養產品。」

「保證食品新鮮、有益健康、食用安全。」

「販售的所有產品，都經由評估成分、新鮮度、安全性、味道、營養價值、外觀來確認品質。」

然而，造訪任何一家全食超市都可以看見，它販賣的垃圾食物和傳統的食品雜貨店一樣，通常是包裝精美的昂貴商品。

在這些昂貴食品商店銷售的食物，傾向包裝成小袋裝的特別食品，強調品質勝過數量就是奢侈的部分體驗，訴求的就是自戀文化和菁英文化。品牌和地位的內涵可能會改變，但是糖、精製穀類、脂肪、鹽等食品主要成分則是相同的。**這些購物者通常不會精打細算，而是沉溺在一個能顯示地位的食品購買經驗。**

市場研究公司哈特曼集團（The Hartman Group）最近在部落格調查，全食超市是不是應該轉為以「收入中等的客戶為對象」？這個連鎖商店近來嘗試吸引中等收入郵遞區號的顧客，市場研究公司問到，這個做法是否會「削弱一個長期與富裕、高品質連結的品牌」，並舉喬氏超市（Trader Joe's）為成功案例。

市場研究公司表示：

「可以深入中等收入家庭，同時維持一個有品質、高端市場的光環。」（Hartman Group, 2014）

從理論上來說，市場研究公司要問的是，全食超市提供主要顧客顯著的階級區別工具、社會地位、名聲，商店能否不必對此做出妥協，卻能提升銷售額（Bourdieu,

2010; Veblen, 1899)。

在對全食超市顧客做的訪談中，加拿大研究員強斯頓（Johnston）和薩波（Szabo）發現，儘管全食超市的宗旨載明顧客的動機來自「傳統的購物樂趣」，例如便利性和產品選項，**受訪者卻舉出就奢華與沉溺的角度來說，深受全食超市商店精緻的美感所吸引**。研究者指出，雖然一些受訪者認同在全食超市購物是基於道德理由，但是這個理由被迎合顧客對便利的需求所蓋過，像是配合以汽車為主的生活型態，販售為忙碌的專業人士準備好的食物。

美國過去數十年來所發生的變化，就消費力的增加、對奢侈品的狂熱、食品行銷、食品成為階級象徵而言，全食超市的轉型是個富有啟發性的研究案例。我們現在所熟悉的全食超市，在四十年前根本不可能存在，因為當時具相當品味的人口數和足以支撐這類商店的消費力都還不夠。

全食超市販賣許多健康的商品，而且其產品也通過安全成分的檢查，但他們和其他食品雜貨商一樣有過失，因為他們一樣推銷讓人發胖的高度可口食品。相對來說，**食用全食物比較快有飽足感，而且食慾會比較小**；然而，**鼓勵民眾食用全食物將會「降低」整體的消費量，所以沒有商店願意這樣做**（Clark & Slavin, 2013; Flood-Obbagy & Rolls, 2009; Slavin, 2005; Slavin & Lloyd, 2012）。

事實上，**只販賣新鮮的魚、肉、農產品、乳製品，食品包裝又簡易的商店，仍**

然很難與這些昂貴的「天然食品」商店競爭，這就是農夫市場的本來風貌，他們的獲利水準當然遠遠不及昂貴的超市。全食超市反而跟隨大部分的食品產業，使用細緻和巧妙的包裝、行銷、語言、廣告，來操控民眾買更多。他們是如何做到，而我們又為什麼允許他們這麼做，則是下一章〈食品產業如何運用心理學來哄騙我們？〉的內容。

Chapter 5

食品產業如何運用心理學來哄騙我們？

How the Food Industry Uses Psychology to Trick Us (and Why We Let Them)

Chapter 5

食品產業如何運用心理學來哄騙我們？

我們又為什麼甘願被他們牽著鼻子走？

ow the Food Industry Uses Psychology to Trick Us (and Why We Let Them)

食品產業的計謀——可口性、多樣化、便利性

◉可口性——「不敢相信我把東西全部吃完了！」

◉多樣化——各種顏色的M&M's巧克力，會讓我們吃更多

◉便利性——買便利食品以解決時間的匱乏感

食品產業還有更多花招百出的心理遊戲

◉健康光環？不過是披著羊皮的狼

◉高度個人化——經前症候群、客製化飲料

◉營養混淆資訊——標示「天然」，一點也不天然

◉水合作用的謊言——飲料產業散播脫水恐懼

◉被利用的媽媽和小孩

魔鬼要我做什麼？又為什麼讓他們如願？

藉由健康光環否認和合理化——有「健康」的杯子蛋糕嗎？

高度個人化和自戀——利用過敏、不耐症、特殊飲食展現獨特性

食品大廠，其實只是代罪羔羊

Chapter 5

How the Food Industry Uses Psychology to Trick Us (and Why We Let Them)

食品產業如何運用心理學來哄騙我們？

——我們又為什麼甘願被他們牽著鼻子走？

關於廣告和行銷業者銷售產品的手法，已經有大量的探討文獻。從早期麥迪遜大道廣告狂人的故事，到現在對神經行銷學（neuromarketing）的研究，許多這類研究，將行銷研究人員和廣告人描繪成邪惡的操控者，但那只是故事的一半。

食品產業生產、行銷，並形塑具誘惑力和令人上癮的產品當然是事實，但是，**我們經由自我欺騙、允許自己被「哄騙」，以便得到想要的東西，我們其實也與他們共謀**。除了孩童這種顯著的例子以外，不管一個人的教育程度多低、營養知識多麼缺乏，仍然具有常識，沒有人被強迫食用垃圾食物，而且不需要有大學學歷甚至高中文憑，也能知道蘋果比甜甜圈還健康。

食品產業經常使用欺騙的操控手段，而我們的心理防衛卻又讓我們走上誘惑之路，本章便是要探討這兩者之間的緊張關係。

食品產業的計謀——可口性、多樣化、便利性

食品產業為了滿足股東，必須不斷說服民眾吃更多（Nestle, 2002）。為了達到這個目標，他們使用市場研究人員和實驗心理學家的成果，來研究人口階級與有效的品牌技巧（Gabriel & Lang, 2006, p.32），以及增加飲食的情境和環境暗示技巧（Logue, 2004; Wansink, 2006）。

在這裡，我只把焦點放在一小部分的技巧，也就是食品產業創造令人無法抗拒的便利食品，並使之更為多樣化，提供更多的選擇，製造大眾對營養科學的迷惑，並引起各階級、性別、年齡的人的慾望。

◉ 可口性——「不敢相信我把東西全部吃完了！」

「可口性」是指食物或液體所提供的愉悅或「快樂報酬」（hedonic reward），這是選擇食物最強大的預測指標（Aikman, Min, & Graham, 2006; Drichoutis, Lazaridis, & Nayga, 2006）。

直到一九八〇年代，大部分的食品研究人員研究可口性時，只將甜度當成唯一的檢測因素。之後，亞當．卓諾斯基開始研究甜度和脂肪的結合，如何讓快樂報酬增加。後來，更新的字眼「高度可口性」開始被用來指稱食品產業所製造的高糖、高脂

肪，而且通常是高鹽的食品（Moss, 2013），它們不可避免地讓我們吃下更多含有高脂肪、糖、鹽的食品（Kessler, 2009）。

與「高度可口性」相關的概念是「極樂點」（bliss point），這是實驗心理學家霍華德·莫斯科維茨（Howard Moskowitz）發展出來的概念。莫斯科維茨透過複雜的味道測試和數學模型，將食品的味道提升到極致，並且發現大多數人喜歡的味道，例如糖，有個門檻或是臨界點，超過這個點之後如果繼續增加該成分，將會減少食物的可口性（Moskowitz, 1981）。透過市場研究和模型技巧，莫斯科維茨可以決定糖、鹽、脂肪融合在一起時，達到理想的快樂報酬的準確點，他將這個神經點稱作「極樂點」。

現在，食品科學家利用極樂點這個相當精密的科學，將專業投入在創造令人難以抗拒的口味，以及洋芋片、冰淇淋、雞塊、能量飲料的口感。這當然是這麼多食品廣告會使用「**不敢相信我把東西全部吃完了！**」這種臺詞的原因。我們不敢相信自己把東西全吃完了，通常是因為我們的大腦記錄了一個看起來超乎想像的超大分量；另外，全部吃完通常也表示，**我們不曾主動停止進食，停止是因為食物吃完了，代表它還沒有讓我們有飽足感，或是它的味道太好，以致於我們不介意已經吃飽了**。

◉ 多樣化——各種顏色的M&M's巧克力，會讓我們吃更多

這些加工食品不只是味道真的好，也有很多選擇。還記得吧？現代消費文化的一大特色——選擇大幅增加，並被高度讚揚。選擇愈多，就有愈多的自由、愈多的快樂（Schwartz, 2004）。

過度飲食的主要情境因素之一就是選擇，當食物的選擇比較少時，由於「特定感覺的飽足」（sensory-specific satiety）[23]，會吃得比較少，也就是說，當我們持續暴露在相同的刺激下，感覺會變得麻木（Inman, 2001）。相反地，**當我們有較多的選擇時，就會吃得多，即使這些選擇只是視覺上，而不是實際味道不同**。

賓州州立大學芭芭拉．羅爾斯（Barbara Rolls）博士的團隊證明，假如提供三種不同口味的優格，與只提供一種口味相比，平均可能會多食用二三%（Rolls et al., 1981）。同樣地，布萊恩．汪辛克（Brian Wansink）和同僚發現，**當有多種顏色的**M&M's**巧克力可以選擇時，我們就會吃更多，即使所有的**M&M's**都是相同的口味**（Kahn & Wansink, 2004）。

不消說，過度加工的口味和產品的激增，提供驚人的多樣化選擇、顏色、口味，食品雜貨店庫存的品項平均超過四萬三千件（Food Marketing Institute, 2012）。換言之，**食品雜貨商、廣告業者、食品科學家提供如此大量的多樣性，就是為了降低**

---

[23] 特定感覺的飽足（sensory-specific satiety）：一直吃某些特定食物而降低滿足感，等吃到新的食物才會有胃口。

「特定感覺的飽足」，而讓消費增加。

另外，也有多樣化和選擇較少的文化。

幾年前我到古巴進行大學參訪，我們抵達後的第一個午餐是簡單的烤雞和甜菜根沙拉，我很喜歡，而且很久沒有吃過新鮮的甜菜根了。當我看見它們時，忍不住驚喜地大喊：「甜菜根！」我當下決定午餐只吃甜菜根沙拉，不吃別的。它們看起來如此美味，我不想錯過盡可能多吃的機會。到了晚餐，甜菜根又出現了，哇！連續兩餐！我覺得自己很幸運，又吃下很多甜菜根。但是，隔天早上又在早餐的餐桌上看見它們，還有第二天下午的午餐也是。

當然這是由於美國實施禁運，與古巴這個島嶼少有貿易；此外，古巴的土地肥沃和地處熱帶，出產豐富的水果和蔬菜，因此古巴人只吃當地季節性的農產品。如同以往所有人類曾經做過的，甜菜根在當季盛產時，你就會吃很多。

然而，整整兩個星期的行程，甜菜根不斷出現在早餐、午餐、晚餐，我確實吃了很多，雖然我知道「特定感覺的飽足」理論，但是我很快從經驗上學習到，**當你每一餐都吃相同食物的時候，因為多樣化減少，你幾乎不可能飲食過度。**

◉ 便利性——買便利食品以解決時間的匱乏感

另一個讓我們吃得較多的因素是時間匱乏感，隨著我們重新建構對自我的感覺，現代化和工業化也導致我們大幅改變對時間的概念。

人類學家西敏司（Sidney Mintz）在有關美國料理的論文指出，從傳統對料理的意義來說，**美國人不會、將來也不可能擁有自己的料理，主要原因是對時間的概念。**他認為，美國人不斷被告知（並且強烈相信）他們是如此忙碌，以致於時間很少或擠不出時間。結果造成各種嚇死人的節省時間產品和食物的總消費量增加。

西敏司如此寫道：

「由於一般人對時間先入為主的概念，大部分的便利食品都很成功，但是如果美國人更在意他們怎樣吃和所吃的東西，這類食品大部分就不會成功。」

自助餐、速食、過度加工的便利食品，反映且維持了沒有時間的迷思※。

事實上，前述的研究人員在《二十一世紀的居家生活》中的計畫發現，即使在一起用餐的時間極少，美國家庭的購買習慣，強烈反映出他們必須迫切地節省時間（Arnold, 2012）。**美國家庭囤積的食物往往需要第二臺冰箱來儲藏，而且通常是從好市多和山姆會員商店**（Sam's Club）**等大賣場買來的大包裝飲料、湯、零食、冰淇淋**。但這和一般家庭認為這些食物會節省時間的想法相反，他們準備晚餐的時間平均只減少五分鐘，在統計上並沒有太大的意義。從另一個適得其反的循環來看，家庭現在反而增加消費，也就是說，**以購買便利食品來解決消費主義所造成的問題——沒時間的感覺**。

同樣地，研究人員二〇〇八年調查在速食餐廳用餐的民眾，發現九二%的民眾在餐廳用餐是因為快速；五三%的人說自己太忙碌，沒有時間煮飯；四四%的人說不喜歡自己準備食物。相對地，六七%的受訪者強烈反對在速食店用餐是和朋友、家人交際的方式；七九%不同意餐廳提供的食物是營養的（Rydell et al., 2008）。

現在，一般美國人每天只花二十七分鐘在準備食物（Pollan, 2009, p.3）。哈佛大學經濟學家暨前美國總統歐巴馬健康顧問的大衛・卡特勒（David Cutler）發現，**當我們不是自己煮菜時，會吃得更多**。

研究如此顯示：

「美國人花在烹調的時間降低了約一半，但每日用餐的次數增加了；自一九七七年以來，我們每日進食約增加了二分之一餐。」（Pollan, 2009, p.7）

有趣的是，卡特勒和同僚調查好幾個文化的烹調模式，發現肥胖的比率與花在準備食物的時間成反比（Cutler, Glaeser, & Shapiro, 2003）。雖然在廚房花更多的時間可能會吃下更多卡路里，不過，**或許因為在家烹調不太可能做出會讓人吃太多的高度可口性或是多樣化的食物，家庭料理反而減緩了卡路里的攝取量**。

享受各式各樣美味和方便的食物沒有錯，對我們大多數的人來說，生命中若缺少它們，將是形式沉悶的苦行主義。事實上，就是可口性、多樣化、便利性，確保了我們祖先的生存——可口性表示安全、新鮮的能量來源；多樣化確保我們食用一系列必要的微量和主要營養素；便利性確保我們不會為了取得食物，消耗了比食物供給我們還要多的熱量。所以，在注意到可口性、多樣化、便利性讓我們容易過度飲食的同時，很重要的是，不要矯枉過正、遽下結論，認為食物和飲食的樂趣是有問題的。

※ 主要是指中產和上層階級的美國人。反之，對窮忙族而言，「時間匱乏」並不是一個迷思，也不是一個解釋，而是由於薪資停滯和生活成本增加而出現的現實（Mullainathan & Shafir, 2013）。

食品產業還有更多花招百出的心理遊戲

雖然高度可口性、多樣化、便利性，構成食品產業說服我們吃更多的基礎，但他們的軍火庫裡還有其他數不清且火力強大的技巧，我將它們概括稱為「心理遊戲」。

這些相當深思熟慮的手段，是經由精密且往往是祕密的研究實驗發展出來，目的是增加消費者的困惑、曲解科學、製造先前沒有人知道的需求，並且迎合我們想要與眾不同的幻想。

◉ 健康光環？不過是披著羊皮的狼

健康光環是一個相對性的營養訴求，像是「低脂」，它透過曲解合適分量的概念和降低消費者對罪惡感的預期，來提高我們的攝取量。例如，在SUBWAY這類的餐廳吃飯，代表相對於其他的速食店而言是一個健康的替代方案，結果消費者往往低估主食所包含的卡路里數，結果叫了卡路里更高的副餐、飲料、甜點（Chandon & Wansink, 2007）。

用比較心理學的說法，可以把健康光環想成啟動了一種無意識的合理化動作，我們利用一個「好的」行為來合理化一個「壞的」行為。相同的道理，研究發現，**當民眾認為走三英里**（約四．八公里）**路是一種運動，而不是交通方式時，他們稍後會吃得更多**（Werle, Wansink, & Payne, 2014）。想必是因為，**他們覺得在運動的純正行為之後，就有了正當的大吃理由**。

這樣的發現透露出，在做消費的道德決定時，背後有複雜的無意識力量，其中道德和愉悅總是互相拉扯。行銷人員和廣告業者吃定這一點，於是利用健康光環來推銷他們的產品，其中最怪異的例子就是無脂的小熊軟糖（Nickerson, 2013）。

此外，保健產業是運用健康光環最狡詐的例子。他們運用薄弱和假造的訴求，長期銷售表面上是健康的產品（Nestle, 2002）。近年來，這個產業發現，**可以用糖果**

的形式販賣維他命和保健食品，於是利用健康光環創造披著羊皮的狼。

從Viactiv巧克力口味鈣片補充品開始，迅速發展出一大堆含糖的軟糖維他命，這些產品通常是賣給小朋友。現在，健安喜（GNC）製造與Starburst水果軟糖高度相似的Omega-3補充品，還有數不清賣給大人的軟糖維他命和保健食品。這些產品宣稱的健康效益不只未經科學證明，相反地，很多產品包含的糖和人工甜味劑（artificial sweeteners），已經被證明有不良影響。第十章〈健康法規〉將探討保健食品產業如何規避漏洞而獲得法律許可。

我在第四章〈食品、金錢、消費文化〉提到許多昂貴的垃圾食品。**這些高價垃圾食品的銷售手法也是仰賴健康光環，它們不是在標籤上明顯聲稱產品是健康的，就是提到至少一個被認為流行的成分，例如巴西莓、綠茶、藜麥。**事實上，像全食超市這種販賣這類產品的商店，也利用它們的名稱和名聲，為店裡販售的產品冠上健康光環。

換句話說，「全食超市」這個名稱在所有販賣的商品冠上健康光環，引導消費者相信在那裡買的任何東西都是健康的，而且引發爭議。相反地，全食超市的烘焙食品最近被控訴廣告不實，香蕉鬆餅、巧克力脆片餅乾、蘋果派等宣稱是「全天然」，然而這些產品實際上包含合成的化學成分，例如酸性焦磷酸鈉和麥芽糊精（Garrison v.

Whole Foods Market Inc., 2013)。

然而，高檔食品的行銷商仍繼續運用健康光環販賣更多產品，並且索價更為高昂。例如，哈特曼集團公布的一份白皮書指出：

「高價位市場的消費者，同時帶動了高脂肪和高糖食品類別的成長，例如橄欖油和蜂蜜。這個明顯地矛盾，是食品文化中高價市場複雜轉變的一部分。未經加工的脂肪和糖類，被允許走後門。」

他們要說的是，被認為是「天然的」高脂肪、高糖分的產品，之所以在昂貴的健康市場銷售強勁，可能是消費者認為，這些產品比糖和玉米油等類似的脂肪和甜味劑更健康。雖然食用橄欖油和蜂蜜而不是糖和玉米油的理由很好，但重點是它們在新陳代謝上有相似的效果，卻被行銷業者冠上健康光環而被混淆了。

哈特曼集團接著建議：

「未來將根據慾望與玩樂創造飲食趨勢，而且由於高端市場前所未有的富裕，這是可能發生的事……為什麼不高價銷售給想花更多錢的人呢？」(Hartman Group, 2014)

我們在這裡看到，行銷人員如何利用健康光環和時髦的快樂主義慾望，來創造消費文化無止境的需求，而且為了販賣更多產品而忽視營養知識。

◉ 高度個人化——經前症候群、客製化飲料

針對特定族群行銷食品，例如女性、媽媽、小孩或是運動員，也會讓我們吃更多。LUNA營養棒和Activia優格就是兩個「女性食品」的例子。它們利用富有、苗條，而且大多數是白人女性做瑜伽的影像，暗示與其他優格或經過加工的營養棒相比，它們的產品具有特殊的健康效益。

其他產業也運用了類似技巧。例如，禮來（Eli Lilly）製藥公司在二〇〇一年，獲得美國食品藥物管理局（U.S. Food and Drug Administration, FDA）的許可，銷售一種緩解經前情緒低落症（Premenstrual Dysphoric Disorder）的藥物，取名為Serafem。但這種機能失調在科學家之間仍具高度爭議性，尚未被納入精神病學的診斷手冊裡。

Serafem的銷售廣告保證讓妳**「比原本的自己更像女人」**，廣告中的女人非常能幹，但脾氣有點不好，並且正在處理一些小麻煩，例如兩輛食品雜貨店的推車堵在一起，或是必須去參加一個重要的商務會議時鑰匙放錯地方。對大部分看了這支廣告並用藥的女性消費者而言，她們並不清楚Serafem其實只是粉紅色的百憂解（Prozac），Serafem不過是將其成分氟西汀（fluoxetine）改了顏色和名稱，重新上市。

對禮來公司來說，這個行銷方案鎖定的受眾是尚未開發的市場——**有錢和有私人保險的女性，她們並沒有憂鬱症，所以不太可能買百憂解，但是有一般的經前易怒**

和沮喪的煩惱（Koerner, 2002）。

食品製造商也一樣不斷尋求吸引特定族群的方法。例如，最近有份產業白皮書指出，超過六十歲的消費者人數到了二〇五〇年會倍增，於是軟性飲料製造商開始將年長者設想為新的銷售對象（Robinson, 2014）。飲料業現在正在開發更多有「抗老」特性的「功能性」飲料，設計成讓年紀大的人容易攜帶和倒出的包裝（Canadean, 2014）。

個人化行銷中另一個類似趨勢是大量客製化現象（Gilmore & Pine, 1997），或是我所稱的高度個人化（Hyperpersonalization）運動，廣告商會針對我們高度個人化的慾望和喜好做訴求。

我一開始是在星巴克咖啡店注意到這個趨勢。有一次我在等咖啡時，聽見咖啡師大聲喊叫一杯精心製作、等待被取用的飲料：

「大杯、零脂、低咖啡因、加鮮奶油的白摩卡咖啡，好嘍～」

我為點這杯飲料的人感到有些尷尬，我想她可能沒有預期到竟然會被大聲喊出來，讓每個人都聽見，我給了她會心和同情的微笑，安慰她我也明白點一杯過於複雜的飲料而感到羞愧。

這讓我想到一九九一年的電影《愛就是那麼奇妙》（*L.A. Story*）的一幕場景。電影裡，一群人在一家高檔餐廳享用早午餐時點咖啡，圍繞在餐桌邊的他們逐一點餐：

「我要一杯低咖啡因咖啡。」

「我要一杯低咖啡因濃縮咖啡。」

「我要一杯雙份低咖啡因卡布奇諾。」

「你們有低咖啡因的咖啡冰淇淋嗎？」

這幕的高潮是史提夫．馬丁（Steve Martin）的妙語：

「我要雙份半低咖啡因、牛奶和奶泡各半的卡布加檸檬。」

當時這一幕的笑點是，它嘲弄了要求苛刻的洛杉磯有錢居民，因為他們的品味和大部分的美國人大不相同。不過，我不確定現在的觀眾是不是仍然覺得好笑，因為今天的文化已經往這個方向發展，呈現不出對比。

星巴克在差不多同一時間，開始行銷這些高度個人化的飲料。蘋果公司也推出iMac和iPhone，這些名字傳達出的意義是，你不必妥協你的個人性，也不必屈就無聊和無色彩的操作系統或裝置。屬於你的友善與多彩裝置可以表達你的身分，是「我」的延伸。**iMac和iPhone問世不久之後，市場上突然湧現大量以「i」（我）、「me」（我），或是「my」（我的）命名的產品。**

相同的道理，今天在星巴克店裡，你會聽到櫃檯高喊一長串的高度個人化飲料。由於意識到高度個人化的銷售力量，英國星巴克的網站驕傲地宣稱，在任何一家門市都有八萬七千種飲料組合可以點選，如今它的廣告是「隨你所欲的飲料」。這種放縱的程度與自我的不斷提升，給了我們慾望就是實際需要的錯覺。更重要的是，**高度自由化提高了整體的消費，否則星巴克這類的公司不會投入大量的勞力和金錢來迎合這些喜好。**

◉ 營養混淆資訊——標示「天然」，一點也不天然

本書提到的最古老花招，大概就是食品產業散播的營養混淆資訊（Nutritional confusion）。營養混淆資訊不只來自食品產業，也來自受人信賴的營養機構，這些機構通常受到大型食品廠商強力的財務和政治影響（Nestle, 2001）。

食品產業經常創造並利用各種營養混淆資訊來增加銷售。我診所的許多病患都說，面對這麼多相互衝突的營養資訊，不知道該吃什麼。例如，我的一個病患最近告訴我以下的狀況。

她在咖啡店點早餐，一開始打算點香腸加蛋三明治，那是菜單上卡路里最低的餐點，而且看起來似乎有分量足夠的蛋白質讓她撐到午餐。然後，她又有了不同的想法，因為香腸的絞肉來源通常有問題，有食品安全的顧慮，於是決定改點火腿起司三明治，卡路里雖然稍微高一點，但是沒有絞肉。然而就在等候點餐的時候，她開始懷疑自己的選擇智慧，因為加工肉品使用的硝酸鹽可能有更高的致癌風險，於是她又決

定應該改成燕麥，但是燕麥又有非常高的碳水化合物和糖分。最後她投降了，點了丹麥麵包，因為它看起來最可口……。

我們在做營養的選擇時，都曾經面臨類似的障礙。這些困惑大部分是由食品產業本身所引起或製造出來的，這也是消費文化的問題，為了銷售目的，自家產品必須與其他產品有所區別。**不斷廣告就表示必須凸顯產品、混淆事實。廣告造成的困惑，還會產生更多的行銷機會，因為廠商可以藉此宣稱，他們的產品超越所有爭議，可以「解決」大眾的困惑。**

例如，在食品標籤上使用「天然」這個字眼，就是利用健康光環的現象，並且訴諸我們對身心健康的渴望（National Consumers League, 2012），這個字眼也是很大的商機。二〇〇九年，美國新推出的食品中，最常訴求的字眼就是「天然」（Lukovitz, 2009）；二〇一四年，天然食品每年構成四百億美元（約新臺幣一兆二千億元）的產業（Negowetti, 2014）。「天然」與「有機」這個詞不同，**「有機」受到高度的規範，並且有特定的法律定義；但是「天然」這個詞則大多沒有規範，食品製造商可以自由使用**（Food and Drug Law Institute, 2014）。

食品製造商利用「天然」這個詞製造營養混淆資訊和疲憊感。有了這個簡單的名詞，我們可以確定它對健康有益，所以不需要再閱讀產品標籤、計算卡路里，或是調查它的來源。例如，最近的《消費者報告》（*Consumer Reports*）調查發現，消費者誤信標示為天然的產品就沒有人工成分、殺蟲劑，或是基因改造成分，並且願意在這些食品上付更多錢（Olsen, 2014）。我將在第十章〈健康法規〉進一步討論食品產業強烈反抗規範食品標籤使用「天然」這個詞，他們的論調很主觀，而且無法定義。

這些讓人一頭霧水的手段是有用的。我最近拜訪一位朋友時觀察到一個現象。這位朋友是個有健康意識的腦神經心理學家，同時是兩個小孩的母親。她不經意提到，她不會購買任何有高果糖玉米糖漿（High-fructose corn syrup, HFCS）的食品給小孩，但她會買給他們Go-GURT管裝優格、巧克力脆片燕麥棒、Newtons水果夾心餅、水果軟糖卷，這些都是添加高糖分的產品。我問她，依她所見，高果糖玉米糖漿和糖有什麼不同，她竟然答道：

「喔，糖是天然的！」

我很驚訝她有這想法，但是可以理解為什麼。**製糖業長期以來使用我們認知糖的「天然性」，來抹黑人工甜味劑，甚至使用高單位的高果糖玉米糖漿，來鯨吞蠶食自己的市場占有率**。但是，餐桌用的白砂糖已經經過高度濃縮和精煉，與天然的差異很大；更重要的是，它具有與高果糖玉米糖漿相同的新陳代謝作用（Rippe & Angelopoulos, 2013）。然而，廣告商和市場研究人員誤導大眾認知，並利用它來行銷糖比較健康的概念。例如，百事可樂最近的一個新廣告就是在吹捧「純正糖分製造！」

蜂蜜和糖一樣，有類似的新陳代謝作用，粗糖（turbinado sugar）、楓糖漿、原蔗糖（sugar in the raw）、金砂糖（demerara sugar）[24]、糙米糖漿（brown rice syrup），以及其他數不清偽裝成天然或健康的糖類（Duffy & Anderson, 1998; White, 2008, 2009）也都一樣。事實上，因為食品藥物管理局的標示規定，允許不同糖類在包裝的成分標示上分開列出，促使食品製造商的配方使用了數種類似的甜味劑，**製造出糖並不是第一個成分的錯覺**。食品科學家目前一共創造出超過五十六種（Lustig, 2013）名稱不明顯地不同糖類，例如聚葡萄糖、濃縮果汁、糖蜜、麥芽糖，用來哄騙單純在成分標示頂端尋找「糖」這個字，以此評估產品有多健康的一般消費者。

食品產業不僅試著說服我們糖是天然的，甚至主張缺乏糖分會危及生命。

針對近期有關糖的不良效果的科學研究，可口可樂副總裁與科學暨監管部門執行官羅娜．艾普鮑姆（Rhona Applebaum）博士，試圖提出反擊。她在推特上引述《每日郵報》（*Daily Mail*）的一篇文章，警告零糖分飲食「可能會讓你致命」。艾普鮑姆博士並沒有提供原始文章的內文，在該文中，科學家評論只吃肉和脂肪的極端低量碳水化合物飲食會帶來危險。這些科學家特別指出，飲食中缺乏牛奶、堅果、水果中

24 金砂糖（demerara sugar）：粗糖的一種。

「天然」產生的糖，會危及生命，並不是指可口可樂產品裡面添加的糖。

我實在無法相信一個頂著「科學暨監管部門執行官」頭銜的人，會真心相信自己在推特上所發表的是經過科學證實的公共衛生資訊。這顯然是為了增加銷售，而製造恐慌和混淆，是一種危言聳聽的操控手法。

◉ 水合作用的謊言——飲料產業散播脫水恐懼

類似的手段也可以在我所謂的「水合作用謊言」（The hydration lie）中看到，我將在下一章〈糖與甜味〉進一步討論這種宣傳所引進的飲料文化。美國飲料協會（American Beverage Association）在它的網站上告訴我們：

「飲用液體是絕對必要的。」

「必須用它們來控制體溫、輸送氧氣和其他基本的營養素到細胞……我們在呼吸和排尿時不斷流失水分，因此需要補充這些液體來維持身體的水分和健康。」

（American Beverage Association, 2014）

產業創造「水合作用的謊言」與假的「水合作用科學」，不斷告訴我們必須隨時注意缺水現象，並總結「預先補水」（prehydrating）的效果。他們說，**我們應該要預先補水，但不是飲用自來水，而是瓶裝水、果汁、運動飲料、即飲的茶飲料、軟性飲料**，這些通常是裝在一次性塑膠瓶的含糖飲料，也就是需要花錢的飲料。

精明的消費者如果懷疑飲用汽水來預防缺水不是好主意，這個網站也向他們保證：

「碳酸軟性飲料的主要成分是水，一般軟性飲料是由九〇%的水所組成，零卡路里的無糖（diet）軟性飲料則含有九九%的水分。」

然而，真正的水合作用科學卻指出，並不需要預先補水（Noakes, 2012b），人類會口渴就是為了預防脫水，所以當你覺得口渴「之後」再喝水即可，以往人類歷史的進程都是如此。不僅如此，脫水的開始和影響，遠不及飲料產業形容得那麼嚴重。

事實上，有位科學家指出，你必須在沙漠裡迷路，缺水超過四十八小時以上，才會經歷嚴重影響健康的脫水狀態（Noakes, 2012b）。即使是像馬拉松這類長時間的比賽，也極少有運動員發生嚴重脫水的案例（Cohen, 2012）。不過，**運動飲料產業卻製造了數量驚人的含糖運動飲料，同時創造並散播脫水的恐懼**（Noakes, 2012a）。

查看網站上一個稱為二〇一四運動營養（Sports Nutrition 2014）的食品產業活動，它提到運動營養市場規模有三百億美元（約新臺幣九千億元），產品對象是「從業餘到專業人士，還有那些為了生活風格和其他原因購買的人」。這項計畫說明了運動營養市場看起來有「無限的機會」，而且這個活動保證解答以下的質問：

「除了運動人口以外，誰會購買運動營養產品？」

其中蘊含「無限的機會」是指，可以利用產品提供熱愛運動的夢想，順利將運動營養品銷售給運動人口以外的消費者，然而矛盾的是，這些產品根本就對體態和健康有害。在這裡，我們再次看見不間斷的消費循環——**我們因為過度消費而體重大增，然後被告知為了減重必須運動、購買特別的食品、喝特別的飲料，然而大部分的產品都是糖分，而且很花錢**。

這些運動飲料的遠親是椰子水和其他「天然水」，例如楓樹、樺木、大麥、仙人掌、朝薊水，這些飲料保證和傳統運動飲料具有相同的水合作用，並能補充電解質，但也靠著假設的天然性而帶來了健康光環的其他好處。如今，光是椰子水一年的全球銷售就達到四億美元（約新臺幣一百二十億元，Moss, 2014）。

而且，**尋找下一個熱賣的天然水比賽已經開始**——百事將賭注下在腰果果汁上，已經在印度買下大量的帶殼腰果（cashew apple）。他們對帶殼腰果突然產生興趣，讓農人感到困惑，因為腰果果實很快就會發酵，而且有單寧酸和刺激的味道，以往在取出堅果後就會被丟棄（Strom, 2014）。在這個特別的例子裡，投資新產品可能會帶來減少浪費食物的好處（或至少利用以往被丟棄的食物），但重點是，**企業經常藉著健康光環和一般大眾的營養混淆資訊，在預期熱賣商品的研究和開發上，投入了龐大的資源**。

另外，和運動飲料、天然水相比，紅牛（Red Bull）和巨星（Rockstar）這類能量飲料所提供的好處，稍微有些不同，它們保證讓你有警覺性，並提高你的專注力。現今，美國能量飲料每年的銷售為一百二十二億美元（約新臺幣三千六百六十億元），預期接下來的兩年會提升到一百三十五億美元（約新臺幣四千零五十億元；IEG, 2012），很多這類飲料的效果只比一杯咖啡多一點點，售價卻高出很多。

製造商的做法之所以能夠成功，是在配方裡添加了人工藥味，製造了安慰劑的效果，消費者會覺得好像得到了某種補藥或是治療。事實上，市場研究人員發現，對不知道紅牛是能量飲料的消費者進行測試，由於它奇怪的味道，他們的評價都是糟糕的。相反地，如果對消費者測試的能量飲料就是簡單的水果口味，而且沒有「藥味」，由於它的味道這麼好，受試者會不相信它具有補給能量的功效，給的評分就相當低（Khatchadourian, 2009）。**所有的水果口味和藥味，都是製造出來的，和任何真的藥物或水果一點關聯都沒有，這些味道是為了創造慾望，而在實驗室裡製造出來的化學假象。**消費者追求能量產品的慾望如此強烈，現在製造商還開發出能量牙膏（Starling, 2014）。

◉ 被利用的媽媽和小孩

食品產業長期以來犧牲好的營養和常識，並利用母親和小孩來增加銷售。

最令人擔憂和傷心的例子是嬰兒配方的廠商，**他們說服母親們，特別是教育程**

度低的人，放棄明顯更多優點的餵哺母乳，而選擇製造出來的配方。廠商也說服健康專業人士來推廣他們的產品，並且透過口耳相傳、告示板、圖畫書，將目標鎖定在不識字的女人，暗示配方奶粉比母乳更好（Nestle, 2002）。

這樣的策略一直持續到現在，食品大廠的廣告和行銷繼續鎖定在媽媽們，他們知道媽媽常是家人營養的守護者。例如，食品大廠孟山都（Monsanto）最近付給「媽咪部落客」每人一百五十美元（約新臺幣四千五百元），邀請她們參加「私人互動小組討論會」（Lappé, 2014），明顯企圖在社群媒體取得強大的影響力。**媽咪部落客的讀者群廣泛，對行銷商來說擁有龐大的潛力，因為部落客被認為是營養建議方面主觀且可信賴的來源**。當食品產業說服媽咪部落客發表對其產品有利的訊息時，資訊會觸及大量的讀者，可是所傳遞的訊息卻似乎不帶廣告意味。

除了迎合媽咪們，廠商直接向小孩行銷垃圾食品，也具有相當長的歷史。如果沒有小孩應該要吃特別食物的迷思，就不會有那麼多有趣好玩，又附贈玩具，或是切割成令兒童興奮的形狀等食物（Mustain, 2014）。

兒童單純，所以非常容易輕信消費者訊息。研究人員指出，許多孩童無法區分電視節目和付費廣告的不同（Carter, Patterson, Donovan, Ewing, & Roberts, 2011）。因此，廣告和節目之間的界線已經漸漸模糊，企業為了產品，在一般的電視節目、遊戲、電影花錢做置入性行銷，不著痕跡地結合廣告和娛樂故事，進一步混淆廣告的內容。

市場研究人員也刻意向兒童廣告產品，並製造「惱人因素」（nag factor），也就是讓孩童糾纏爸媽去買他們想要的東西（Linn, 2004）。**這類廣告在企業和兒童之間，創造了一種私人的溝通方式，智取不太可能收看卡通或兒童節目的父母。**這樣的廣告在大部分的國家都被限制或禁止，但是美國對於針對各種年齡的兒童所做的廣告，則沒有限制規定（American Academy of Pediatrics, 2006）。

當卡夫食品主管麥可．穆德（Michael Mudd）被問到，幾歲的兒童適合收看電視廣告時，他回應六歲是合適的年紀，因為孩童在這個年齡「比較成熟」，並且「比較有判斷力」（ABC News, 2003）。卡夫食品也開發了即食午餐盒（Lunchables）的熱賣產品。

卡夫食品執行長鮑伯．艾克特（Bob Eckert）表示：

「即食午餐盒非關午餐，而是小孩能夠在任何時間、任何地方，將他們想吃的東西組合在一起。」

為了進一步提倡小孩在營養上做決定的自主權，即食午餐盒早期的一個廣告如此宣稱：

「你一整天都要聽他們的話，但是即食午餐盒由你自己作主。」

你可以說我很守舊，但是在我的世界裡，六歲的小孩不該在沒有父母的監督或影響之下，擁有任何屬於他們自己的時間。

魔鬼要我做什麼？又為什麼讓他們如願？

我在第三章〈消費文化的心理效應〉提到的存在心理學家曾經直接指出，個人的責任和當責是身心健康的核心。他們認為，跟隨自由而來的是，我們必須對自己的行動和自我負全責的義務。

事實上，佛洛依德早期的驅力理論（drive theory）指出，行為是受到無意識的生理力量所驅動；然而，這些存在主義者反對這個說法，認為這是過度的決定論模式，完全降低了個人的責任。佛洛依德的無意識模式，則受到達爾文學說的強烈影響，這個理論反對壓抑的維多利亞文化，主張自我是體驗上帝的媒介，而不是被黑暗、性，以及侵略性的原始力量所控制的動物世界的一員。

考慮到這些模式出現當時的時代精神（zeitgeist），我們可以看見自我的現象學（phenomenological）的進化。從維多利亞時期以深刻宗教性的集體認同為特色的自我，轉變到較為世俗和心理學的佛洛依德式的自我，最後到了今天我們所經歷的高度個人化，但處處自我設限、傲慢，或「空虛的自我」。

毫無疑問，食品產業的確不擇手段，利用欺騙和廣告來販售產品，但是把過度飲食的罪過全部推在他們身上，則掩蓋了我們在這件事情上的共謀角色。這樣做或許可以赦免自己的良知做了錯誤決策的責任，但我們將自己定位為不幸的受害者，是一種去人性化（dehumanizing）的作用，最終將損害我們的自主性。

在營養騙局當中，了解居間串謀的複雜與無意識機制，是這場對抗的核心。本章的後半段將針對這一點來檢視，我們的心理防衛是怎樣引導我們走上受到誘惑的道路。

藉由健康光環否認和合理化——有「健康」的杯子蛋糕嗎？

健康光環不只是製造業清楚創造出來的營養主張，也是我們無意識賦予食物健康特質的一種想像方式，方便我們否認它們的不健康特質。為了減輕自己的罪惡，並合理化自我放縱的行為，這樣的否認和自我欺騙，讓我們得以賦予食物特質。換句話說，健康光環是認知的扭曲和心理防衛。

舉例來說，幾年前我和先生在度假時間，逛到一家麵包店尋找美食。我們詢問櫃檯後的年輕女店員有什麼推薦，她說肉桂卷和巧克力可頌是最受歡迎的產品。但是，如果我們想要找一些健康的東西，可能會想要蘿蔔杯子蛋糕，因為裡面有蘿蔔和葡萄乾。然而可悲的是，加了幾盎司的蘿蔔和葡萄乾，並不會讓一個由糖、麵粉、奶油、甜奶油乳酪做成的糖霜糕點，變成健康的東西。

這很像愛麗森用果汁在心理上「抵銷」速食的壞處，**我們很容易攝取一個健康的成分，並用它來告訴自己，它讓食物的其他部分都變健康了。**

類似的故事還有一個。有個朋友最近寄給我一封電子郵件，問我是否有好的杯子蛋糕食譜。在信裡，她這麼寫道：

「最好是健康的那種！」

我對於她的詢問感到困惑。特別讓我驚訝的是，竟然會有健康的杯子蛋糕這種想法存在。我寄給她我最喜愛的杯子蛋糕食譜，並且戲謔地說：

「比較健康的版本是省略奶油、糖、麵粉。」

如果你不會烘焙，這個笑話的意思是，省略奶油、糖、麵粉之後，只留下蛋、香草、小蘇打粉，這樣根本做不成杯子蛋糕。

在一九九〇年代，出現了「比較健康」的餅乾和杯子蛋糕，像斯耐克維爾（SnackWell's）公司就曾經嘗試過。然而我們從這個低脂實驗知道，因為民眾並不滿足於「健康版本」的點心，結果徒增了更多的糖，也提高了整體的消費。簡而言之，當**我們試著告訴自己，杯子蛋糕是健康的放縱時，我們只是為了要吃更多，並用否認的心態欺騙自己。**

高度個人化和自戀——利用過敏、不耐症、特殊飲食展現獨特性

心理學家奇克森特米海伊（Csikszentmihalyi）和洛克勃格—哈頓（Rochberg-Halton）認為，消費品能產生兩種力量：一個是區別（differentiation），就是物品可以區別擁有者，以強調擁有者與他人不同的個體性；另一個是相似性（similarity），消費品「象徵性地表示擁有者與社會情境的融合狀態」。

所有物通常被認為是延伸的自我的一部分，是一種藉由選擇並使用產品和品牌，以表達個體性和獨特性的形式（Belk, 1988）。事實上，尚・布希亞（Jean Baudrillard, 1970, p.45）等後現代主義者認為，建立差異或區別是消費選擇的「唯一」目標，這個現象被心理學家稱為「獨特性的需要」（need for uniqueness; Tian & McKenzie, 2001）。我將「獨特性的需要」這個概念稍做延伸，並把食物的喜好和特殊飲食涵蓋進來，例如渴望用食物表達認同的複雜性，這可能是許多「特殊產品」陳列在食品雜貨店架上的原因。

雖然素食主義（vegetarianism）或是嚴格素食主義（veganism）的飲食主張，清楚表達了重要的認同政治，但其他特殊的飲食主張，似乎是在努力爭取獨特感。舉例來說，只有極少數的人患有乳糜瀉或麩質不耐症，但現在占領了商店貨架的無麩質產品，卻意外大受歡迎。許多民眾完全改變了精製穀物的飲食，但多數人並不了解，無

麩質產品通常是用樹薯粉、米或是玉米等代替澱粉，它們的新陳代謝作用和麩質相類似（Gulli, 2013）。即使尚未有發表的實驗證明，支持一般大眾食用無麩質的健康主張（Gaesser & Angadi, 2012），但是消費者表示，購買無麩質產品的首要原因，就是認為它們比較健康（Marcason, 2011）。

相同的情況，**許多人以為的食物過敏和不耐症，可能單純是特殊性**（specialness）**和我意識**（me-ness）**的表現**，是讓我們把自己和別人區別開來的新方法。雖然過去三十年來，食物過敏的人數確實大量增加（或至少是檢測出症狀的能力進步；Sicherer, 2011），然而也有一些證據顯示，許多食物過敏是想像出來的症狀（Chang, Burke, & Glass, 2010）。

昂貴的食品商店最可能是這些特殊產品的供應者。這可能單純是因為店裡比較有錢的購物者，擁有購買這些產品的營養知識和財力，但是，我懷疑這些飲食偏好也反映出上層階級較為顯著的特權和權力感。然而更重要的是，**食品產業通常跟隨潮流，以營養訴求創造健康光環，利用過敏、不耐症、特殊飲食來銷售更多產品，甚至離譜到行銷無麩質水**（Sisson, 2013）。

食品大廠，其實只是代罪羔羊

滿足於佛洛依德所稱的快樂原則，要付出沉重代價。當我們沉溺在尋求愉悅的慾望時，留給自我和心理防衛戲碼的是一筆罪惡和羞恥的帳。

我們放縱於垃圾食品時，有誰比行銷商和廣告商是更好的怪罪對象呢？我們都知道他們是邪惡的。廣告商是我們最痛恨的反派角色，在我們從事自我欺騙的行為時，經歷了失望與自我厭惡，廣告商是替代和重新導向這些感覺的代罪羔羊。雖然將食品大廠和遊說產業想成是邪惡的操控者很容易，但是，**我們將這些業者建構或投射成扭曲和邪惡的形象，讓他們成為合適的具體目標，以便我們可以正當地將所有壞事歸咎於他們，這大概也是事實。**

如同我們看待香菸大廠一樣，事實上有很多產業巨擘、廣告商、行銷商刻意犧牲大眾健康來提升利益，但很重要的是，這些人當中，有些人也落入自己的魔術圈套。

文化評論家雷蒙．威廉斯（Raymond Williams）認為，廣告是利用魔術將沒有真正關聯的消費和人類慾望連結的一種企圖。

威廉斯寫道：

「不應假定魔術師不相信自己的魔術（以這個例子來說就是指廣告商），由於他們知道如何完成一些技巧，可能帶有一些專業上的嘲諷，但基本上，他們和社會上其他人一樣陷入困惑當中。魔術手勢就是對困惑的一種反應……，將很多物品轉換成性或性前的滿足來源，很顯然不只是廣告業者心中的一個過程，也是一個深刻而普遍的困惑，其中鎖住很多的能量。」（Williams, 2009, p.23）

換句話說，行銷和廣告所創造的無止境慾望是一種魔術，也是魔術師自己也會陷入的幻覺。

但更重要的是，消費者為這些魔術師建構形象的方法，通常是在他們身上投射陰險的特質，藉此設計一個可以責難的對象。然而，當我們將全部的責任歸咎於魔術師戲弄我們時，我們最終將因漠視自由意志而降低自己的品格，並感到無法控制自身行為，只能無奈地隨波漂流。心理學家稱這種歸因方式（attributional style）[25]為外控人格，也就是認為外部因素必須為我們的行為負責；而內控人格則是認為，我們可以控制影響我們的事件（Rotter, 1966）。

主要的問題一直都是誰該為過度飲食負責，因此規範食品行銷、稅賦、標示的辯論核心，應該是「營養控制人格」的問題。

雖然我認為，我們與食品產業是過度飲食的共謀，但現實狀況是，食品產業的火藥庫裡擁有力量強大的食品成分，而且串謀的所需要素很少，特別是糖，幾乎是所有高度可口食品和過度加工食品都有的成分，並且漸漸被許多科學家認為是成癮性的毒品（Avena, Rada, & Hoebel, 2008; Gearhardt, Roberts, & Ashe, 2013）。事實上，我們可以認定糖是過度飲食和消費文化的主要連結，有關這點，將在下一章〈糖與甜味〉加以討論。

25 歸因方式（attributional style）：個人為自己成功或失敗的行為找理由，往往有固定的傾向。

Chapter 6

糖與甜味
Sugar and Sweet

Chapter 6

糖與甜味

含糖飲料文化背後的經濟力量，
加速各種疾病與個人毀滅

Sugar and Sweet

糖類貿易——建立在剝削與利益之上

◉至今仍無改變的奴隸狀態

◉背後牽扯的巨大利益

糖的生物化學

◉自孩提時代，甜食便操縱著我們

◉甜食透過影視的詮釋，創造出幻想

世界飲食的甜化——主角「添加糖」

甜蜜的毒藥——癌症、阿茲海默症，以及各種慢性病

飲料文化

◉喝下糖類飲料，讓我們吃得更多

◉星巴克，從賣咖啡變成賣糖

人工甜味劑——美味而低卡路里的隱形殺手

◉可盡情食用而不用擔心後果？沒這麼好的事！

◉減重沒有別的方法

苦樂參半的真相——咖啡加糖

【案例】麗莎和萊莉——人生中，僅剩甜食是唯一安慰的肥胖者

Chapter 6

Sugar and Sweet

糖與甜味

——含糖飲料文化背後的經濟力量，加速各種疾病與個人毀滅

糖，被稱為邪惡、有毒、致命、純粹，而且神聖。

人類先天對於糖擁有生物性喜好，因此與其他食物相比，糖的產量長期以來在全球市場中成長曲線最明顯；而且隨著糖的消費和生產，過度飲食心理學與消費文化前所未有地明顯結合在一起（Mintz, 1985, p.xxi）。

由於它獨特的歷史，而且在全球食物中無所不在，我們可以用糖的故事來檢視消費文化、高度可口食品的發展、過度飲食的神經內分泌學、食物上癮的機制，以及規範失敗而造成全球工業食品的消費。

我們先回到第三章〈消費文化的心理效應〉的漏斗圖，再次用以下的「消費漏斗」來說明。這個漏斗表示消費資本主義的西方信條、對勞力和資源的剝削，以及對過度花費、過度飲食、個體層面的個人毀滅所施加的力量。

在下面兩個章節中，我們將看見糖類貿易龐大的經濟力量，如何導致糖的過度

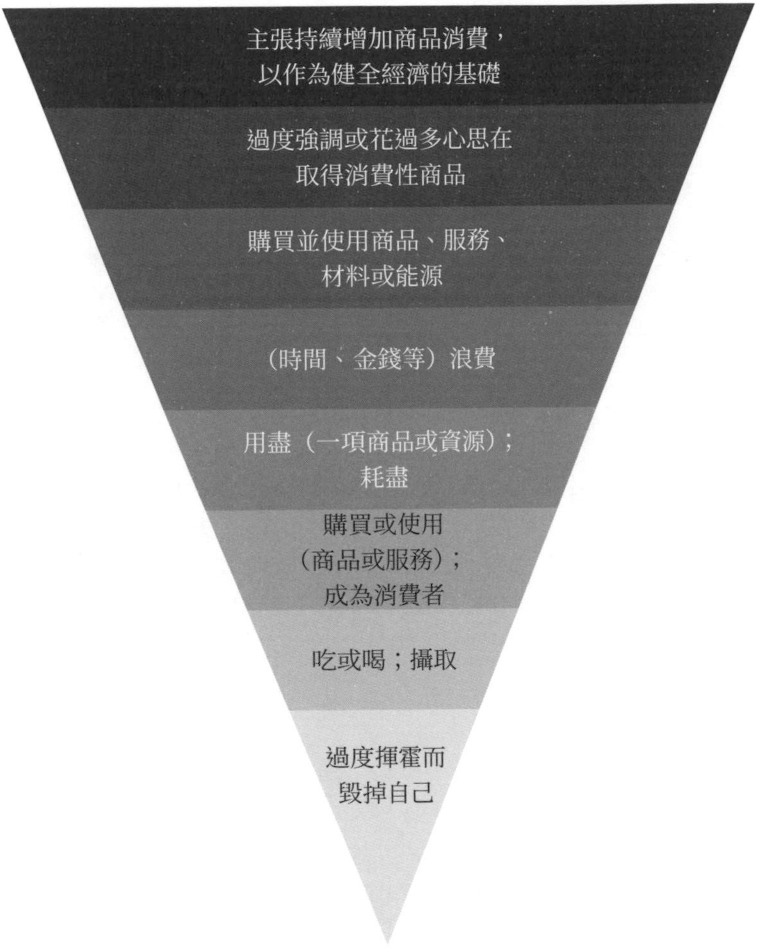
主張持續增加商品消費，
以作為健全經濟的基礎
過度強調或花過多心思在
取得消費性商品
購買並使用商品、服務、
材料或能源
（時間、金錢等）浪費
用盡（一項商品或資源）；
耗盡
購買或使用
（商品或服務）；
成為消費者
吃或喝；攝取
過度揮霍而
毀掉自己

圖2　消費漏斗

消費，並不斷生產更多的含糖飲料產品，最後是沮喪、肥胖、糖尿病、脂肪肝、癌症，甚至是阿茲海默症等形式的個人毀滅。

糖類貿易——建立在剝削與利益之上

今天，我們可以經常取得糖類，在人類歷史上是前所未有的事，當然也無從有過如此高度集中的消耗。

在歷史上，糖只能從水果或偶爾從蜂蜜取得。不只如此，早期人類取得的水果甜度，遠比不上現在精心種植的水果，因為現在的水果是為了取得高濃縮果糖而刻意繁殖出來的產品（Robinson, 2013）。未經改良的水果糖分不只低很多，也會吃進大量的纖維，讓胃吸收糖分的速度變慢。

但是今天，過度加工食品在精製化的過程中，大多數已經去掉纖維，因此這個作用大部分也失效了。即使是生甘蔗也是，假如你看過生甘蔗，它是高纖維的植物莖部，和我們今日在餐桌上看到的精製白糖一點都不像。

關於西方糖類貿易的分析，有非常多卓越的政治和歷史文獻，在這裡簡短說明一些對消費糖的心理學帶來的重要因素。

早期，阿拉伯人就在肥沃月灣（Fertile Crescent）栽種甘蔗。鼎盛時期之後，哥倫布在一四九三年第二次航海時，將甘蔗引進新世界。在聖多明哥島（Santo Domingo）栽種不久後，引進第一批被奴役的非洲人從事種植工作。一五一六年，精製化的糖被運送到歐洲。

一六五〇年起，糖開始從奢侈品變成歐洲人日常飲食的一部分，特別是英格蘭。而且持續成長到一九九〇年，它供應了英國人飲食將近五分之一的卡路里（Mintz, 1985）。要注意的是，英國在加勒比海的甘蔗種植就是仰賴奴隸的勞力；在本土的其他產業則是依靠自願性的勞力。因此，西方國家從一開始，就把甘蔗生產放在強制、以種族勞力為基礎的殖民體系底下。

如同人類學家西敏司所言：

「從甘蔗萃取出來的蔗糖，是滿足感的一種單一來源。這種滿足感顯然是普遍性的，或甚至是全球性的。而歐洲人對糖的喜好，是在歐洲權力、軍力、經濟措施開始改變世界的時候養成的。」

因此，就像糖的種植和貿易一向是由西方世界主導，歐洲人開始喜好甜味的時機，也是依靠勞力的剝削、優越性、征服、擴張，或者就如蓋布瑞爾與朗所說，消費主義是一種經濟意識型態，而撤銷管制和追求更高的生活水準，則驅動了跨國企業和全球資本主義的發展（Gabriel & Lang, 2006, p.9）。

◉ 至今仍無改變的奴隸狀態

根據許多學者和記者的描述，準奴隸狀態到今日並沒有實質的改變，受契約束縛的奴役依然存在於多明尼加共和國的甘蔗種植地（Camejo & Wilentz, 1990; Simmons, 2010; Stokes, 2012）。在這些耕地中，**九〇%的製糖工人是海地移民，只能住在骯髒簡陋的小屋，不得離開種植地，並被迫以誇張的價錢向公司的商店購買粗劣的糧食**（Martinez, 1995）。

根據維基解密（WikiLeaks, 2007）取得的美國外交越洋電報，每一噸砍下的甘蔗中，製糖公司一般支付的酬勞相當於三美元（約新臺幣九十元），強壯的工人一天可以砍兩公噸的甘蔗（六美元，約新臺幣一百八十元）。但是，許多年紀較大、沒有其他收入而持續在田裡勞苦工作的工人，經常一天砍不到一公噸，拿到的錢就低於法定最低薪資，多明尼加勞工法規規定，**甘蔗工人每天的最低薪資是二．五美元**（約新臺幣七十五元）。

同一份外交電報的報告接著指出：

> 這部門很多工人所生產的商品是出口到美國……這些工人主要是海地人或海地後裔，沒有證明文件的人和有工作許可的人都有，最常被通報的違規事件包括

違法僱用非多明尼加人；即使員工提出要求，仍拒絕給予書面工作合約；支付的薪水低於法定最低薪資；違法僱用童工；未獲法律授權的情況下扣抵薪水；拒絕給予他們合法享有的金錢福利；沒有繳交社會安全扣除額給相關政府單位；低估工人的生產量；歧視員工的種族和性別；阻止員工組成工會。

◉ 背後牽扯的巨大利益

古巴裔美國人凡胡爾（Fanjul）兄弟，是最大的一家製糖公司Flo-Sun的老闆。根據報導，這對兄弟檔以佛羅里達為基地，對共和黨和民主黨議員的捐款同等慷慨，並且與很多民選官員關係密切，包括可以直接與橢圓形辦公室（美國總統辦公室）通電話（Starr, 1998）。

《佛羅里達獨立報》（*Florida Independent*）報導指出，Flo-Sun在二〇一〇年光是遊說美國眾議院、參議院、農業部，就花了六十九萬五千美元（約新臺幣二千零八十五萬元）；自二〇〇五年以來，遊說聯邦政府總共花了三百六十五萬美元（約新臺幣一億九百五十萬元；Daily, 2011）。當美國的貿易和外交利益與凡胡爾不一致時，例如簽訂《中美洲自由貿易協定》（*Dominican Republic-Central America-United States Free Trade Agreement, CAFTA-DR*），據說他們為了保護自己的利益，而向多明尼加官員行賄（LaForgia & Playford, 2012）。

所有糖廠大亨也從事類似的遊說行動，《華盛頓郵報》（*Washington Post*）指出，製糖業於五年期間內，在聯邦的競選捐款和遊說上，花了四千九百萬美元（約新臺幣十四億七千萬元；Wallsten & Hamburger, 2013）。**遊說和募款不只保住蔗糖的生產補助和貿易保護，也反對立法規範包裝標示、針對兒童的行銷，以及含糖產品進入醫院和學校，藉此保護糖類製品的販賣和行銷不受法律約束。**

糖的生物化學

與其他任何味道相比，人類和其他許多動物對糖的偏愛更強烈也更普遍（Pfaffmann, 1977）。不只是因為味道好，研究也顯示，糖可以減緩沮喪、經前症候群，並減輕壓力（Gibson, 2006; Oliver, Wardle, & Gibson, 2000）。雖然對甜味的喜好因各種文化和諸多因素的介入而有差異，然而，**對甜味的正面快樂反應是全球性的，而且被認為是一種演化上的適應能力，對未斷奶的嬰兒或幼獸有益**（Liem & Mennella, 2002）。

甜味代表食品安全、可食用，也可避免吃到腐壞或有毒的食品，因為它們通常散發出惡臭和苦味（Bartoshuk, 1991; Bartoshuk, Duffy, & Miller, 1994）。人類對甜味有味覺，不只開始於出生之時（Jerome, 1977; Ramirez, 1990; Steiner, 1977），由於接觸到母親的飲食，通常在胎兒時期就產生了這種味覺（Maone, Mattes, Bernbaum, & Beauchamp,

1990; Mennella & Beauchamp, 1998）。甜味的感覺器官不只出現在舌頭，口腔全體、腸子、胰腺也有（Margolskee et al., 2007; Sclafani, 2007）。

糖對小孩來說具有減輕疼痛和止痛的效果（Pepino & Mennella, 2005; Stevens, Yamada, & Ohlsson, 2004），還有啟動內生性類鴉片系統（endogenous opioid system）的功能，這可能與它的成癮性特質有關（Segato, Castro-Souza, Segato, Morato, & Coimbra, 1997），我將在下一章〈高度可口食品、荷爾蒙，以及上癮〉進一步討論。

甘蔗和甜菜是兩種主要的製糖作物。其實，樹液、糖棕也可以拿來製造糖和糖漿，還有愈來愈多的穀類也可以，像是玉米或玉蜀黍（Popkin & Nielsen, 2003）。例如，**製糖業為了尋找更好又更便宜的生產方法，研發出高果糖玉米糖漿，這樣做還利用了美國對玉米的補助**。高果糖玉米糖漿由葡萄糖和果糖組成，比餐桌糖（table sugar）還要甜，製作成本也更便宜，所以用量少就能達到相同的甜度。

然而，近期的紀錄片例如《國王玉米》（*King Corn*），揭露了玉米生產令人不安的事實，許多消費者開始懷疑高果糖玉米糖漿的人工性，遺憾的是，卻讓餐桌糖在相比之下看起來更棒。

◉自孩提時代，甜食便操縱著我們

不只是與生俱來的生物性讓我們對糖產生偏好，大多數的人在孩提時代就對糖發展出很強的聯想。

在兒童時期，甜味總是與獎勵良好行為、慶祝生日、假日交纏在一起。我們可以從行為主義的觀點來思考這些聯想——古典制約和操作制約都會增強我們對甜味的喜愛。不論是古典制約或是巴夫洛夫（Pavlovian）[26]制約，都與兩個配對的刺激有關，例如巴夫洛夫的狗與鈴響、食物。這個研究發現，一旦一隻動物（狗）將兩個刺激（鈴響和食物）聯想在一起，就會出現學習而來的反應。對我們來說，**甜味在兒童時期就與「愛」「慶祝」產生關聯，因此學到將「快樂」「養育」與甜味連結在一起。**

另一方面，操作制約則可以藉由正向或負向的增強，而增加或減少某種行為的頻率。在甜食的例子中，食用甜食的快樂報酬會強化這個行為。另外，**許多父母、祖父母、學校老師也把甜食當作小孩行為良好的獎賞，於是又強化了把零食當作獎賞的行為。**

◉甜食透過影視的詮釋，創造出幻想

另一個解釋我們和甜味的關聯，是透過精神分析的方法，也就是說，我們可能將甜味看成啟動回歸快樂孩童時代的幻想。

例如，最近大受歡迎的杯子蛋糕，說明了這些鮮豔、異想天開的糕點在我們想像裡的力量。當然，杯子蛋糕的味道或成分，和一片普通蛋糕沒有什麼不同，但是與杯子蛋糕的感官、有趣的意象相比，一片蛋糕明顯變得很平淡。尤其是許多受歡迎的杯子蛋糕店和烹調書籍，特別使用復古的設計和意象，令人產生懷舊感，想起一九五〇年代的《貝蒂妙廚》（*Betty Crocker*）管家。

同樣地道理，製糖業以往利用我們對賢慧母親的幻想打廣告，主角是正在為熱騰騰的派餅或高聳的蛋糕裝飾花邊的媽媽。我們不需要「真的」曾經有過會做美味蛋糕的媽媽，才會勾起回到過去的懷舊感，**在電視和廣告裡看到理想化的母親和家庭形象，通常就能讓我們對不曾擁有過的經驗，創造出強大的懷舊幻想**（Coontz, 1992）。換句話說，他們創造出我們渴望曾經能夠擁有的經驗。

《巧克力冒險工廠》（*Charlie and the Chocolate Factory*）和改編電影《歡樂糖果屋》（*Willy Wonka and the Chocolate Factory*），可以說是詮釋糖勾引人回到過去和迷人力量的最佳故事。

---

[26] 巴夫洛夫（Pavlovian）：俄國生理學家、心理學家、醫師，其對狗進行的研究成為古典制約理論的基礎。

故事裡，小男孩查理・畢奇（Charlie Bucket）逃脫了沉悶、貧困的生活，來到威利・旺卡（Willy Wonka）鮮豔迷幻的幻想世界。這部電影將觀眾帶到幻想版本的孩童時期，安全離開大人窺探的眼睛，在那裡，每一餐都可以吃糖果，而且還有巧克力河流。

有趣的是，這部電影的假想是白人封建領主威利・旺卡創造的特別糕點，由歐帕・倫普斯（Oompa Loompas）製作。這些有色的矮小男人和女人，夜以繼日在工廠辛勤工作，為英國小孩製造糖果，它喚起了過去的殖民回憶和生產糖的現況。

世界飲食的甜化——主角「添加糖」

二次世界大戰後，由於人均收入增加，居住在都會區的人口比率也上升，全球的糖類消耗皆有成長，巴瑞・鮑勃金（Barry Popkin）稱之為「世界飲食的甜化」（sweetening of the world's diet; Popkin & Nielsen, 2003）。

目前，全球的甜味劑市場估計白糖約為一億九千萬公噸，糖的世界貿易每年價值超過二百四十億美元（約新臺幣七千二百億元），或是六千萬公噸（Credit Suisse Research Institute, 2013）。除了天然產生的糖以外，所有的卡路里碳水化合物甜味劑，都被定義為卡路里甜味劑（caloric sweeteners），目前在美國飲食中扮演很重的角色（Cavadini, Siega-Riz, & Popkin, 2000; Harnack, Stang, & Story, 1999; Nielsen, Siega-Riz, &

Popkin, 2002）——**美國所供應的食品裡，超過六十萬個品項，或八〇%的品項含有「添加糖」**（Lustig, 2013）。

美國心臟協會（American Heart Association）建議，每人每日食用的添加糖，不要超過可自由支配的卡路里（discretionary calories）[27]的一半以上（Johnson et al., 2009）。然而，大部分的美國人每日攝取了二至四倍之多，或是三百三十五卡（Harris, 2012）。美國國家健康與營養調查的數據顯示，**現在美國人平均總熱量的一六%是來自添加糖**。

美國農業部定義的添加糖，是指加工或準備食品時所添加的糖和糖漿。含高量添加糖的食物包括汽水、能量飲料、運動飲料、濃縮果汁、水果雞尾酒、穀類甜點、含糖果汁飲料、奶製品甜點、糖果（USDA, 2000）。添加糖種類包括白糖、紅糖、粗糖、玉米糖漿、固體玉米糖漿、高果糖糖漿、麥芽糖漿、楓糖漿、鬆餅糖漿、果糖甜味劑、液體果糖、蜂蜜、糖蜜、無水葡萄糖、結晶葡萄糖。**添加糖並不包括天然產生的糖**，像是牛奶的乳糖，或是水果的果糖，這些天然產生的糖並不會引起重大的健康問題。

[27] 可自由支配的卡路里（discretionary calories）：每天可以攝取但不至於增加體重的零食卡路里數量。

甜蜜的毒藥——癌症、阿茲海默症，以及各種慢性病

英國營養學家約翰・尤肯（John Yudkin）於一九七二年出版的《純淨、潔白且致命：糖如何扼殺我們，我們又該如何阻止》（*Pure, White, and Deadly: How Sugar Is Killing Us and What We Can Do to Stop It*）書中指出，糖對身體健康有危害。這是第一個提出糖是有毒的觀點的書籍，現在已成為糖的研究者膜拜的經典。

尤肯的著作在出版當時，被製糖業者指為極度不可信而不受重視，但是他的著作最近再度被發掘出來並受到證實，因為科學家對糖有了驚人的發現，而且與尤肯早期的主張一致——食用糖和許多慢性病有關，諸如心血管疾病（DiNicolantonio & Lucan, 2014）、肥胖、高血壓、中風（Lichtenstein et al., 2006），而且攝取大量的添加糖會降低吸收富含營養的食物（Institute of Medicine, 2005）。

糖除了在過重和肥胖產生的作用很清楚以外，現在也被認為和許多疾病有因果關係或是影響因素，包括癌症、多囊性卵巢症候群、阿茲海默症，還有造成新陳代謝症候群的機能失調，諸如第二型糖尿病、高血壓、脂質問題、心血管疾病和非酒精性脂肪肝（de la Monte & Wands, 2005; Lustig, 2010; Park et al., 2001; Stanhope & Havel, 2008, 2009, 2010; Steen et al., 2005）。流行病學研究也證明肥胖和癌症的關聯（Donohoe, Doyle,

& Reynolds, 2011; Renehan, Tyson, Egger, Heller, & Zwahlen, 2008; World Cancer Research Fund/American Institute for Cancer Research, 2007）。

但是，漸漸也有證據顯示，不只是肥胖，糖可能會造成某種型態的癌細胞成長，特別是那些有胰島素受體的細胞（Belfiore & Malaguarnera, 2011; Boyd, 2003; Frasca et al., 2008）。換句話說，**糖是會導致疾病的主要且獨立的危險因子，與過多的熱量、過重、肥胖無關**（Hu & Malik, 2010; Malik & Hu, 2012; Malik, Popkin, Bray, Després, & Hu, 2010a）。

不斷增加的證據，不只顯示出糖和癌症的關聯，糖也漸漸被指出和其他疾病有關。布朗大學（Brown University）研究員蘇珊．蒙特（Suzanne de la Monte）博士認為，阿茲海默症、非酒精性脂肪肝、多囊性卵巢症候群，以及與胰島素抗性類似情形的第二型糖尿病，起因可能是西方飲食的改變，也就是食用過度加工食品（de la Monte, Re, Longato, & Tong, 2012）。

蒙特把阿茲海默症稱為第三型糖尿病，並寫道：

「愈來愈多的證據支持，阿茲海默症基本上是一種新陳代謝疾病，具體而逐漸擾亂腦內葡萄糖的利用，以及對胰島素和類胰島素生長因子（ＩＧＦ）刺激的反應。」

不過，糖引起多囊性卵巢症候群和阿茲海默症的研究，尚屬初期和現行假說

（working hypothesis），可能會被排除在外。這個科學研究方法還需要多年的重複控制試驗，才能建立必要的強力證據，以取得因果相關的絕對主張。

其實不必多說，糖對人體健康的影響是驚人的，而且漸漸也被認知到這不只是個人的健康問題，也是造成大量財務損失的公眾健康危機。瑞士信貸（Credit Suisse）估計，**全世界的糖類消耗每年花掉全球健康醫療體系四千七百億美元**（約新臺幣十四兆一千億元），相當於整體健康醫療成本的一〇%，而且到二〇二〇年，可能會上升到七千億美元（約新臺幣二十一兆元；Credit Suisse Research Institute, 2013）。

這些事實好像還不夠糟，研究也漸漸指向糖的成癮性。神經科學家和動物行為主義者持續研究糖令人上癮的可能性，一些實驗室的研究發現，老鼠喜歡糖大於古柯鹼，甚至更甚於海洛因（Ahmed, 2012; Lenoir, Serre, Cantin, & Ahmed, 2007）。這個結果已經重複用人工甜味劑蔗糖素（三氯蔗糖；Splenda）測試過（Grimm, 2012）。這樣的發現表示，即使是食用分量很少的糖，也容易讓我們渴望吃更多。對糖和甜味劑的上癮行為反應，已經以老鼠模式完整建立，但是尚未進行人體研究（Benton, 2010）。我們將在下一章〈高度可口食品、荷爾蒙，以及上癮〉回到食物和上癮行為的主題。

飲料文化

世界飲食的甜化已經發生超過四十年。進展到今日，糖類增加的消耗大多數是在飲料裡面（Duffey et al., 2011; Duffey & Popkin, 2008; Malik et al., 2010b; Ng, Ni Mhurchu, Jebb, & Popkin, 2012），並帶來我所謂的「飲料文化」，促成飲料產業每年產值超過四百二十億美元（約新臺幣一兆二千六百億元，Beverage Digest, 2014）。

過去數十年所增加的卡路里甜味劑，含糖飲料就占了一半以上，該消耗量相當於各年齡層所需總熱量的一〇%至一五%（Bray, Nielsen, & Popkin, 2004; Nielsen & Popkin, 2004; Popkin, 2010; Popkin & Nielsen, 2003），**兒童的消耗量又特別高**。最近的評估顯示，含糖食品占二至五歲兒童飲食能量的一五．九%（六十公克／日），占六至十一歲兒童攝取能量的一八．六%（九十公克／日），大部分的糖是來自含能量的飲料（Bray, Nielsen, & Popkin, 2004; Nielsen & Popkin, 2004; Popkin, 2010; Popkin & Nielsen, 2003）。

◉ 喝下糖類飲料，讓我們吃得更多

消費含糖飲料令人如此擔憂的一個原因是，當糖類等碳水化合物以液體的形式食用時，可能會被動地造成卡路里攝取過量（Ebbeling, Willett, & Ludwig, 2012）。**與食用固體食物相比，含糖飲料產生的滿足感較低，我們會因此在接下來的膳食增加能量的攝取，過度補償飽足感的不足**（DiMeglio & Mattes, 2000; Harnack et al., 1999; Mattes,

1996; Mourao, Bressan, Campbell, & Mattes, 2007; Wang, Ludwig, Sonneville, & Gortmaker, 2009）。換句話說，飲用糖類飲料會讓我們吃得更多（Pan & Hu, 2011），並造成體重增加（Malik, Schulze, & Hu, 2006）※。

而且，含糖飲料經常含有的高果糖玉米糖漿和蔗糖，對健康有獨特的副作用，會改變新陳代謝，並提高肥胖、第二型糖尿病、心血管疾病的風險。

最近一篇有關研究含糖飲料的影響的評論裡，馬利克（Malik）和胡（Hu）寫道：

「連結攝取含糖飲料與體重增加的主流機制，是液態卡路里的低度飽足感和不完全補償，導致接下來的膳食增加能量攝取，造成總體能量攝取的增加。含糖飲料也經由對高膳食血糖負荷的作用，而產生獨立的新陳代謝影響，造成發炎、胰島素抗性、B細胞功能受損。除此之外，經常飲用含糖飲料，與高血壓、內臟脂肪組織的堆積，以及肝臟內生性脂質合成（hepatic de novo lipogenesis, DNL）造成的血脂異常有關。」（Malik & Hu, 2011, p.1161）

換句話說，果汁、能量飲料、運動飲料、加味牛奶、汽水消耗量驚人的增加，與美國和全球的肥胖以及其他許多健康問題的增加率有關聯（Bermudez & Gao, 2010; Malik et al., 2006）。

※ 少數對含糖飲料與肥胖之間的關係有異議的研究人員，被指出和飲料產業有關（Allison, 2007; Center for Science in the Public Interest, 2007; Harris & Patrick, 2011）。

◉ 星巴克，從賣咖啡變成賣糖

由於飲料文化的出現，糖成為能量飲料和咖啡飲品傳輸咖啡因的工具。當我環視我的教室，迎面而來的是一堆星巴克塑膠杯，裡面通常覆蓋了鮮奶油，裝著粉紅色和綠色奶泡的混合物。**與任何廠商相比，星巴克可能是最早破解密碼，用咖啡飲料的形式銷售糖。**

所謂「即飲茶和咖啡」的瓶裝飲料，現在在消費包裝食品裡占據領先地位，運動飲料和能量飲料居第二和第三（IRI, 2010）。星巴克的銷售，以往集中在早上民眾想喝咖啡的時段，因此他們必須實驗增加下午銷售的許多方法，最終發展出相當成功的招牌法布奇諾（Frappuccino；又稱星冰樂），因此，星巴克從賣咖啡變成賣糖（Koehn, 2001）。

人工甜味劑——美味而低卡路里的隱形殺手

「人工甜味劑」出現於一八〇〇年代晚期，但是直到食品科學的擴展與二次大戰後消費主義的出現，才變得普及。

和其他成長性的產業不同，每個人每日可以消耗的卡路里有限，食品產業無法利用消費文化無止境的慾望，於是找到人工甜味劑作為解決方案。**人工甜味劑保證可以無止境地消費而不用承擔後果**（de la Pena, 2010），很像是使用塑膠信用卡和數位轉帳所提供的簡易購物，卻不用負擔財務後果的假象。食用「不算數」的甜點，代表消費者最大的滿足，也就是無止境的慾望和持續的滿足。

暴食症患者也是，他們無止境地尋找食物，同時要避免或緩和過度飲食的不良效果。歷史學家卡洛琳·佩娜（Carolyn de la Pena）在《空虛的愉悅：從糖精到蔗糖素的人工甜味劑故事》（*Empty Pleasures: The Story of Artificial Sweeteners from Saccharin to Splenda*）一書中認為，**食用人工甜味劑形成一種可以被接受的暴食症——可盡情吃任何自己渴望的食物，卻沒有負面的後果**。這也是第四章〈食品、金錢、消費文化〉所討論的一貫放棄財務記帳和營養計算，而造成整個文化的會計危機的另一個例子。

製糖業當然視人工甜味劑產業為市場威脅，所以長期以來資助人工甜味劑對健康的負面影響研究，對其製造者提出訴訟，而且成立像是「蔗糖素的真相」（The Truth about SPLENDA）這樣的網站（de la Pena, 2010）。但食品科學家不受這股力量的影響，仍持續尋找人工甜味劑的聖杯，**美味的零卡路里甜味劑潛在利益如此龐大，食**

品和飲料製造商便重金投資開發新的可能性。

胡椒博士思樂寶集團（Dr. Pepper Snapple）研發部執行副董事長大衛・湯瑪斯（David Thomas），帶領一個七十人的研究團隊，包括科學家、工程師、經過認證的調香師。

湯瑪斯說：

「我們在甜味劑技術上的花費，比以往更多……我們有博士水準的成員，全神貫注在開發甜味劑技術。」（Robinson-Jacobs, 2014）

同時，他的競爭者百事可樂，也提高了全球研究發展的經費，包括從二〇一一年以來，甜味劑研究經費增加到六億六千五百萬美元（約新臺幣二百億元），提高了二七%。

◉可盡情食用而不用擔心後果？沒這麼好的事！

人工甜味劑又稱為高甜度甜味劑或低卡路里甜味劑，在美國的使用量慢慢增加（Sylvetsky, Welsh, Brown, & Vos, 2012），並且受到收入和教育水準較高的人士偏愛（Credit Suisse Research Institute, 2013）。然而，這些甜味劑提供給我們的愉悅，絕對不是沒有負面影響。

我們其實在和魔鬼打交道，老鼠和人體研究都顯示，這些甜味劑可能會提高攝

入其他來源的卡路里（Swithers, Baker, & Davidson, 2009; Swithers & Davidson, 2008），而且它們和糖類一樣，與糖尿病、新陳代謝症候群、心血管疾病有關（Swithers, 2013, 2014; Tellez et al., 2013）。研究人員也發現，食用人工甜味劑會引起葡萄糖不耐症和腸道微生物群的功能改變，這表示更容易受到新陳代謝異常和疾病的影響（Suez et al., 2014）。

在很多消費循環中，**人工甜味劑的使用讓我們看見另一個消費循環——試圖解決消費某一種東西的問題（糖），卻又帶領我們去消費另一種東西（人工甜味劑），就像在拆東牆補西牆**。如同我在整本書中所指出的，過度消費的解決方案絕對不該是消費另一種東西，這是行銷商和廣告商要你相信的假象，真正的方案應該是減少消費。

◉ 減重沒有別的方法

我診所裡的病人曾經問我，有沒有哪一件事，做了就可以減重？我總是毫不猶豫地回答：

「**戒掉精製糖！**」

這個建議總是因為不可能和沒意願，當場被直截了當地拒絕。過去幾年下來，我治療過的病人曾經做到這件事的人數為零。

有趣的是，我曾經成功幫助病人面對失去摯愛的人、處理嚴重的焦慮、走出自殺傾向的沮喪、離開一段虐待性的關係，但是，我卻從來沒有成功幫助一個人放棄添加糖或精製糖。

部分原因是，沒有人想要這麼做。對大多數美國人來說，放棄添加糖會是生活型態的巨大變化，需要大幅改變行為，或許等同於戒除菸、酒精或是咖啡因。**大部分的人想要減重和停止過度飲食，同時又能維持他們的消費文化和全球工業食品，也就是魚與熊掌都想兼得**。當然，有些人可以成功做到，但是對許多人來說，我們已經被糖的神經化學和新陳代謝作用挾持，成為人質，進而讓只吃部分過度加工食品和有效規範消費，變得更加困難。我將在下一章〈高度可口食品、荷爾蒙，以及上癮〉進一步解釋其原因。

在徹底放棄添加糖以後，第二個減重的最佳策略是戒掉甜的飲料（Chen et al., 2009）。大部分我所知道的營養學家和內分泌學家都說，他們治療診所病患時，**首要、經常，也是唯一會做的事，就是讓病人戒掉含糖和人工甜味劑的飲料**。

苦樂參半的真相——咖啡加糖

當我還是個小女孩時，爸爸送給我和姊姊兩隻老舊的搖搖馬，他將它們取名為咖啡和糖。

你們猜我會想要哪一隻呢？讓我告訴你，沒有一個六歲的小女孩會想要名字叫作咖啡的馬，因為大人的苦味飲料一點也不吸引人。我也可以向你保證，一九七〇年代在我們奧克拉荷馬農村的咖啡，和今天閱讀這本書的讀者所喝的咖啡，完全不一樣。我乞求、懇求，又勸誘姊姊和我交換馬，我甚至要她留下相同的馬，只是名字交換，但是徒勞無功。今天我當然會樂於想要有匹名字是咖啡的馬，而討厭名字叫作糖的馬。

咖啡和糖是這麼絕配的一對名字，因為我們已經習慣咖啡的苦味，而且通常習慣摻入更討喜的刺激物糖，與之配對（Baeyens, Eelen, Van den Bergh, & Crombez, 1990; Fanselow & Birk, 1982）。事實上，我們愈常喝加糖的苦味飲料，就愈是喜愛它（Zellner, Rozin, Aron, & Kulish, 1983），這是放棄糖的另一個挑戰之一。不只甜點和甜味嚐起來如此美妙，許多食物和飲料裡面加了糖，以抵銷掉對一些人來說不可口的苦味分子。

【案例】麗莎和萊莉——人生中，僅剩甜食是唯一安慰的肥胖者

我有兩個病患麗莎（Lisa）和萊莉（Riley），她們都超重至少六十磅（約二十七公斤）到八十磅（約三十六公斤），並且想努力減重。

巧合的是，兩人異口同聲地說，她們每天的開始，都是一杯星巴克的茶那堤，裡面含四十二公克的糖，總共二百五十卡路里（Starbucks UK, 2014）。我可以理解麗

莎和萊莉需要咖啡因來幫助她們清醒。然而，當我建議換成黑咖啡或無糖紅茶，這樣可以有咖啡因，但不會攝入糖和人工甜味劑時，兩個人都說無法喝不加糖的咖啡和純紅茶，因為對她們來說太苦。

她們描述對苦味的敏感，我懷疑她們可能是超級味覺者（supertaster）——一群對苯硫脲（phenylthiocarbamide, PTC）和丙硫氧嘧啶（6-n-propylthiouracil, PROP）兩種相關聯的分子感覺特別苦的人（Bartoshuk, 1991），在女人身上較常見。PTC和PROP會在咖啡因、啤酒、葡萄柚果汁，或是球芽甘藍等深綠色蔬菜自然產生。食用沒有添加甜味又特別苦的咖啡因，對超級味覺者是特別的挑戰。

我讓麗莎和萊莉進行一個簡單、便宜的超級味覺測試，將含PTC的紙片置放在兩人的舌頭上，結果證明她們確實是超級味覺者。最近的研究顯示，**擁有超級味覺，同時又非常喜歡甜食的人，新陳代謝症候群的發生率比較高**（Turner-McGrievy, Tate, Moore, & Popkin, 2013）。幾乎可以肯定的是，為了達到健康的體重、降低相關健康問題的風險，麗莎和萊莉必須放棄甜味。然而，甜食會帶給她們情感安慰，放棄甜味這件事顯然非常困難。

另外，這兩個年輕女性的另一個共同點是非常聰明、害羞，而且孤立。她們沒有很多社交關係，也沒有經驗過什麼感情關係。**由於對身體的自我意識，兩人都覺得**

體重阻礙她們擁有更多的社交關係或戀情的發展。然而，造成她們過重的行為（食用糖類），剛好也是她們擁有的少數快樂之一。

身為有同情心的心理醫生，我很難建議她們為了達到改善自信、健康、可能的交往關係等長程目的，而必須放棄茶、冰淇淋或是巧克力等日常快樂。**對一個沮喪、焦慮或孤立的人來說，沉溺於食物裡，是生活中少數滿足的時刻；但是這些食物最終會造成自我毀滅，讓她們陷入沮喪、孤立、焦慮當中。**

這聽起來很像是酒精中毒或藥物上癮，但是食物上癮尚未被認可為一種病症。雖然把食物視為成癮物質的運動，產生了許多引人注意的研究，但仍有激烈的爭辯。關於「食物上癮」的辯論將是下一章〈高度可口食品、荷爾蒙，以及上癮〉的主題。

Chapter 7

高度可口食品、荷爾蒙，以及上癮

Hyperpalatable Foods, Hormones, and Addiction

Chapter 7

高度可口食品、荷爾蒙，以及上癮

精製過程有如提煉古柯鹼和海洛因，
食品業者其實和毒販沒什麼兩樣？

Hyperpalatable Foods, Hormones, and Addiction

【案例】愛麗森——出現食物成癮現象？

調節食慾的荷爾蒙，遭到破壞

葡萄糖、胰島素、升糖指數

飢餓素和瘦素，失效了

◉無法回頭的肥胖

所有卡路里都一樣嗎？

獎勵的神經化學——慾望，並非渴求得到滿足，而是渴求更多慾望

食物與成癮——食物帶來的撫慰，無可取代

【案例】貝瑟妮——病態肥胖又為生育困擾的中年婦女

◉因病態肥胖而遭受恥辱——胖，就不是人嗎？

食物成癮與《精神疾病診斷與統計手冊》

◉成癮的重點是物質，還是行為？

Chapter 7

Hyperpalatable Foods, Hormones, and Addiction

高度可口食品、荷爾蒙，以及上癮？

——精製過程有如提煉古柯鹼和海洛因，食品業者其實和毒販沒什麼兩樣？

【案例】愛麗森——出現食物成癮現象？

有天早上，愛麗森步履蹣跚、淚眼汪汪地進到我的辦公室，一把癱坐在椅子上，問我是否有口香糖。她啜泣著說，自己一夜宿醉，真是悲慘。

前一天晚上，她和朋友聚會。本來一切開心又順利，她喝了幾杯紅酒，吃了一些清爽的開胃菜，對自己控制衝動和飲食的程度相當滿意。她必須開車回家，因此謹慎控制酒精攝取量，而且只吃下自己預先設定的分量。但是到家以後，她開了一瓶紅酒，坐在陽臺上，就這樣喝光了整瓶紅酒，同時抽了幾乎一整包的香菸。這時，她走到附近的速食餐廳，點了大杯汽水、雞塊、蛋捲，加上一份巧克力布朗尼。

隔天早上起來，她覺得自己身體浮腫、嗓子沙啞、脫水又疼痛。我們談話之際，我先讓她了解荷爾蒙出現一系列混亂時會有什麼狀況。這種衝動控制之所以失敗，是攝取酒精所引起，而宿醉則是酒精、香菸、糖以及高度可口食品的戒斷反應。

愛麗森經常在過度飲食之後，出現負面的認知、行為、生理現象，然而她還是持續過度飲食。就像對其他物質成癮一樣，她很清楚過度飲食對她的人生造成許多問題，帶給她很大的壓力，卻還是不斷回到造成問題的根源，去尋求安慰。

美國精神醫學學會將「物質依賴」（substance dependence）定義為，一個人即使產生和某物質相關的重大問題，但仍持續使用該物質的一系列認知、行為、生理症狀。這些問題包括：

◎該物質的攝取量與時間都超出自己原來的預期。

◎表現出持續的渴望，希望戒除或控制該物質攝取量，但是多次嘗試減少或戒除都失敗。

◎花費大量時間取得和使用該物質，再從它造成的影響中復原。

◎對該物質有強烈的渴望，彷彿被這種強烈的慾望或衝動所控制。這種狀況可能在任何時候發生，但更常發生在先前曾取得或使用該藥物的環境中。

◎儘管服用該物質的後果，會造成或加劇一些長期或反覆發生的社交與人際關係問題，依然繼續使用該物質。

◎明知道該物質非常可能造成或加劇一些長期或反覆發生的生理和心理問題，卻還是繼續使用。

◎ 對該物質的用量大量增加時，為了達到渴望的效果，表現出更高的容忍度；或是攝取量正常時，身體的反應大幅降低。

◎ 長期大量使用該物質的人，當該物質在血液或組織中的濃度降低時，會出現戒斷症狀。

雖然食物並不被視為成癮物質，但是考慮到下列情形：

愛麗森表現出持續的渴望，希望戒除或控制該物質攝取量，但是多次努力都失敗。她花了很多時間購買食物、去餐廳（取得該物質），稍後又因為過度飲食而感到身體與情緒上的不舒服（爾後又從它造成的影響中復原）。

愛麗森描述自己對食物有強烈的渴望，尤其是甜食和油炸物。縱然她將自己的感情不順遂、憂鬱沮喪、過重（以及長期或反覆發生的社交與人際關係問題）歸咎於過度飲食，卻沒有辦法改變飲食習慣。

最後，她說自己對於高度可口食品的攝取量與時俱增（容忍度增加），然而在過度飲食之後，又覺得糟透了（產生戒斷）。

愛麗森符合多項成癮的診斷條件，然而，食物成癮目前並未被列為醫學認定的行為失調症。

要進一步了解愛麗森怎麼會失控，而且對這些渴望與衝動如此無力，就要先對新陳代謝、神經化學、上癮的科學有基本的認識。

本章探討以下幾點：①調節食慾的荷爾蒙，它能控制飢餓和飽足；②調節快樂獎勵作用的神經傳導物質；③對食物上癮的新興科學研究，這些研究都與消費文化、全球工業飲食有關。

調節食慾的荷爾蒙，遭到破壞

神經內分泌學和消費文化的關聯雖不明顯，但兩者之間的關係再緊密不過了。過度飲食的神經化學症狀與荷爾蒙失調，正是食品科學、行銷、不斷強化的消費主義與全球工業飲食的直接結果。

說得更清楚一點，**目前主宰全球食物結構的就是過度處理的食物，而且這些食物不只熱量高，還含有強大的神經化學作用，會破壞身體中巧妙的自我調節機制。**

葡萄糖、胰島素、升糖指數

葡萄糖在身體裡的主要任務，就是提供能量。吃完飯後，血糖升高，肝臟細胞會連結過量的葡萄糖分子，變成長鍊的肝糖，這就是葡萄糖短期貯存的形式。之後，肝臟可依照身體的需求，再把肝糖還原成葡萄糖。達到身體立即的能量需求，而肝糖的貯存也滿了之後，身體就會將多餘的葡萄糖轉變為脂肪。胰臟會根據血糖增加而釋放胰島素到血液中，胰島素釋放的量則相當於攝取的葡萄糖量。

在歷史上，幾乎所有高葡萄糖或果糖的食物，都含有大量纖維，這樣才能減緩胃腸吸收糖的速度。然而時至今日，**工業食品和飲料，像是餅乾、果汁等，都經過處理而去除掉纖維，吃下它們會容易發胖**。因為身體無法一下子把這麼大量的果糖作為能量使用，只能把這些快速吸收的超額能量轉為脂肪貯存。

葡萄糖吸收的速度，也就是所謂的血糖反應，意指葡萄糖吸收的速度有多快、血糖上升到多高、回到正常值的速度為何。大衛・詹金斯博士（David Jenkins, 1981）所提出的升糖指數（glycemic index, GI），就是根據吃下食物後血糖值的上升程度，從零排到一百的食物排行量表。

甜食、高碳水化合物的速食、精製麵包，都會引起高升糖反應。這些食物會快速消化吸收，導致血糖急速上升，但血糖值又會在消化過後不久，快速降到基準點以下，使得飢餓感增加（Lennerz et al., 2013）。相對地，升糖指數低的食物，像是豆類、乳製品、肉類、堅果，消化吸收的速度慢，能讓血糖上升，並使胰島素分泌的速度緩和穩定。低升糖指數食物因此能使人維持飽足感，讓身體有更多時間處理葡萄糖，而葡萄糖便能當作能量燃燒掉，而不是變成脂肪貯存起來（Chiu et al., 2011）。

飢餓素和瘦素，失效了

除了胰島素，飢餓素（ghrelin）和瘦素（leptin）是另外兩種調節食慾的主要荷爾蒙，它們共同合作，創造出食慾和體重之間的體內平衡。

「飢餓素」有時被稱為飢餓荷爾蒙，是胃部製造出來提供短期作用的荷爾蒙。當胃是空的，飢餓素便會傳送促進食慾的信號到大腦下視丘（Dickson et al., 2011）。體內飢餓素最高的時候，是正要用餐之前，而用餐之後便快速降到最低。

「瘦素」於一九九四年發現，有時被稱為飽足荷爾蒙（Zhang et al., 1994），是一種由脂肪細胞或脂肪組織製造，以提供長期作用的荷爾蒙，作用是向大腦報告這個人體內累積的脂肪量。體內脂肪量增加，就會使瘦素增加，並傳送信號給大腦，讓大腦抑制飢餓感、增加能量消耗量，以恢復身體脂肪的體內平衡。

換句話說，體重增加會促進瘦素分泌，而瘦素「應該」要通知大腦降低食物攝取量，才能讓體重下降。然而在過重和肥胖的人身上，瘦素顯然沒有有效地把信號傳送給大腦，以降低卡路里攝取，調節增加的脂肪量。為什麼會這樣呢？

研究顯示，**過重與肥胖的人體內有大量瘦素，但是大腦無法讀取，因為他們已經產生瘦素抗性**（Caro, Sinha, Kolaczynski, Zhang, & Considine, 1996）。結果，他們不但體脂肪高，而且持續感到飢餓，這就是因為調整食慾和體重的自動調節系統壞掉了。

想像冬天時，你把家裡的自動恆溫器調到華氏七十度（攝氏二十一度），但是讀取周遭溫度的溫度計壞掉了，即使房子內部已經加熱到七十度，熱氣還是持續釋放，你就像住在一個烤箱裡，但是自動調節器仍覺得周遭冷得像凍土地帶。

◎無法回頭的肥胖

瘦素抗性是如何產生的？早期有一種說法是，肥胖的人可能有先天性或遺傳性的瘦素受體缺陷，無法正常調節食慾而導致肥胖。但是，根據實驗室的檢驗結果，只有非常少數的肥胖者有這種遺傳性缺陷（Considine, Considine, Williams, Hyde, & Caro, 1996; Farooqi & O'Rahilly, 2005）。**絕大部分的肥胖者，體內瘦素受體的質和量都是正常的**（Considine & Caro, 1997; Considine et al., 1996）。

較近期的研究指出，可能有一些和瘦素抗性有關的機制（Myers, Cowley, & Münzberg, 2008）。但該研究中與本書討論範圍有關的，則是發現了一些環境和行為上的因素，也就是過度飲食與高果糖、高碳水化合物飲食（Havel, Townsend, Chaump, & Teff, 1999; Kolaczynski, Ohannesian, Considine, Marco, & Caro, 1996; Wang et al., 2001）。換句話說，**瘦素抗性有部分是飲食的結果，尤其是高碳水化合物、高熱量的飲食，像是目前的西方飲食**。如果瘦素抗性是飲食造成的結果，那麼可以推測，調整飲食型態就能矯正瘦素抗性，進而把瘦素調回正常值。換言之，只要改掉高糖、高碳水化合物的飲食，應該就能讓體重下降、瘦素值下降、瘦素敏感性上升。

可惜，事情並沒有那麼簡單，雖然體重減輕確實是瘦素濃度降低所造成，但是體重減輕也會引起生理反應，身體會去守住肥胖的程度。意思就是，**攝取致胖食物會使神經系統在調節能量上，產生長期甚至可能是永久的改變，大腦因此開始激烈保護脂肪和肥胖**（Myers, Leibel, Seeley, & Schwartz, 2010）。

大腦開始保護脂肪，並防止體重減輕的這種適應趨勢，會使得高度可口食品更加危險。因為一旦瘦素增加，產生了瘦素抗性，就會導致無法回頭的肥胖了。這就是為什麼減重如此困難，而且難以維持，**因為大腦強烈抗拒回復到肥胖前的瘦素值和瘦素敏感性**。

所有卡路里都一樣嗎？

荷爾蒙調節食慾這方面的科學，釐清了營養學研究中的一項相關議題——所有卡路里是否都一樣？

營養學家和節食者長期以來都有一個基本觀念——為了維持體重，消耗的卡路里要和吃下去的一樣多。基本推論就是，過剩的卡路里導致體重增加，而減去卡路里就能讓體重減輕。

一直到最近，才有少數科學家質疑這個「進去的卡路里／消耗的卡路里」(calories in/calories out) 模型 (Taubes, 2007)，通常被稱為熱力模型 (thermodynamic model)。熱力學第一定律即能量的型態可能會改變，但是總量是恆定的。這種想法就是，若卡路里的攝取不足，會使得貯存的脂肪開始燃燒，或是體重減輕；相反地，若攝取的卡路里超量，就會導致脂肪貯存或體重增加。然而，對飢餓素和瘦素的研究卻顯示，**有些食物會促進新陳代謝，影響飽足程度和脂肪貯存量，「和卡路里的總量平衡完全無關」**。

說得更精確一點，吃高升糖和高碳水化合物的食物，會使能量被貯存為脂肪，而且因為飢餓素沒有被抑制，還是會感覺飢餓。另外，如果這個人開始例行性地過度飲食、體重增加、產生瘦素抗性，就會使大腦不再調節過量的脂肪，也不再調整食慾或能量消耗量。也就是說，熱量模型並非無效，而是用這種簡化的卡路里計算法，單純刪減一些卡路里，根本不足以涵蓋體內平衡這套複雜的系統。

我常用一個比喻來對患者解釋高升糖飲食的新陳代謝狀態。

假設他們的薪資總額是一千美元，但只能拿到六百美元，其他四百美元被扣住了。這些薪資中看不到的扣除額，就相當於吃下高升糖指數的食物後，肝臟如何處理糖並且貯存為脂肪的方式。六百美元代表可立即使用的能量，四百美元代表被貯存成脂肪的卡路里。適當吃低升糖指數的食物，可以讓人拿到所有的「薪水」或卡路里，而不會變成脂肪貯存起來，因為大腦的平衡機制受到了保護。換句話說，可以使用完整的一千美元，不會有扣除額※。

※ 有些研究人員質疑這個碳水化合物轉換為脂肪的模型，但不是爭論碳水化合物不會轉換為脂肪，而是會造成飲食脂肪的氧化，這才是增加脂肪貯存的原因（Hall, 2012; Hellerstein, 1999, 2001）。

獎勵的神經化學——慾望，並非渴求得到滿足，而是渴求更多慾望

愈來愈多科學家把食物當成一種潛在的成癮物質，並進行研究，因為它有兩種與成癮相關的機制——食物獎勵（強化和激勵作用）與快樂價值（可口性和愉悅感）。雖然「可口性」和「獎勵」這兩個詞通常被交互使用，但它們其實是不同的過程，經常一前一後地發生。

肯特．貝里基（Kent Berridge, 1995）將食物的激勵作用稱為「喜歡」，而食物的快樂價值則是「想要」。喜歡和想要之間的差異非常重要，因為有的時候，我們從非常渴望的行為或物質中得到的愉悅感，會逐漸減少。也就是說，**有時候我們會極度渴望得到某樣東西；但是真的得到之後，又發現好像沒有自以為的那麼喜歡，意思就是它無法提供預期中的獎勵**，這種狀況在藥物成癮中相當常見。簡單來說，我們可能會

想要某樣並不是真正喜歡的東西。

值得注意的是，喜歡和想要的神經系統感受，和第二章〈消費文化的崛起〉討論的消費主義是一種道德教條有共通性，也就是現代的慾望享樂主義——物質虛構的白日夢。

濫用某項東西時，「想要」經常凌駕於「喜歡」之上，在消費文化中，我們也經常見到這樣的情況。然而現實中，和消費者的想像完全相反，這些人會發現真正攝取該物質後，也無法得到渴望的滿足感，因而感到失望。

社會學家齊格蒙．鮑曼在描述渴望的力量比獎勵還強大時，這樣寫道：

「需要和滿足感之間的傳統關係將被改變——對滿足感的承諾與希望將會優於需要，而且永遠比現存的需要更大……」

這種消費渴望的道德機制，會和「喜歡」「想要」的神經系統機制一樣。因為消費文化最重視的是享樂的慾望，這樣才能讓非必要的商品和經驗變得有吸引力。換言之：「**慾望並不是渴求滿足，相反地，慾望是渴求慾望。**」（Taylor & Saarinen, 1994, p.11）

你現在看出這一切都有共通性了。**這些精心設計過、會刺激極樂點的食物，幾**

乎都是會逐漸破壞瘦素的食物。它們最終一定會導致過度飲食，原因不只是很好吃，還因為它們不會讓我們產生飽足感。隨著時間過去，引起的瘦素抗性會讓大腦覺得在挨餓，所以要繼續吃東西。

換個方式來說，全球消費資本主義飲食造成瘦素抗性的普及、過度飲食、過重、肥胖這些後果——**吃高糖、高脂、高鹽的食物，一定會讓我們吃下更多高糖、高脂、高鹽的食物，而且忍受不斷增加的慾望**。我們再一次看見這種消費文化的漏斗效應——**鼓勵人不斷消費商品，然後導致過度攝取食品和飲料，最終因超量的花費與進食而毀了自己**。

食物與成癮——食物帶來的撫慰，無可取代

在流行文化虛華浮誇的影響下，可以看出食物也可能有成癮性。

舉例來說，過度飲食者匿名組織（Overeaters Anonymous）的十二步驟計畫（twelve-step program），長期以來都在推廣食物可能有成癮性的觀念，並使用戒酒無名會的治療方式來治療「食物上癮」。但是從科學角度而言，對於食物成癮性的決定性證據，一直到最近才出現（Avena et al., 2008; Blumenthal & Gold, 2010; Corwin & Grigson, 2009; Volkow, Wang, Fowler, & Telang, 2008）。過去，一直找不到決定性證據的理由很單純——**食物不像古柯鹼、尼古丁或酒精，我們需要食物才能存活**。

不論是以老鼠還是人類為對象的研究，根據攝取高度可口食品後神經系統的反應，現在許多研究人員認為，在全球工業飲食中被過度處理的食物，其實非常類似被濫用的藥物，和我們一直以來攝取的自然能量來源已經大為不同（Gearhardt, Davis, Kuschner, & Brownell, 2011a）。說得更清楚一點就是，**這些加工食物已經被轉變成類似成癮藥物的型態，含有令人情緒振奮的成分，而且會快速吸收到血液中**。

邁可・摩斯曾做過令人不安的比較，描述街頭成癮藥物的提煉與製造方式：

> 在加工食品中，鹽、糖、脂肪這些成分最誘人，也最令人不安。因為企業為了加強它們的效果，尋求方法改變這些物質的實體形狀和結構。雀巢公司的科學家最近就在設法改變脂肪微粒的分布與形狀，以調整脂肪的吸收率，這在業界的說法就是改善食物的「口感」。居全球領導位置的鹽供應商嘉吉（Cargill），其內部科學家也在調整鹽的實體形狀，把鹽磨成精製粉末，就能更快速且強烈刺激味蕾，改善公司所說的「味覺衝擊」。糖也被改變成各種型態，原始的糖、果糖中最甜的成分，被提煉成容易上癮的物質，強化食物的誘人程度。科學家也研發出各種強化劑，把糖的原始甜度增強三百倍。

不必說也知道，調整化學成分正是製造藥物的標準程序。

例如自然界中的古柯葉（coca leaf，古柯鹼的最初來源），只是一種溫和的興奮劑（Hanna & Hornick, 1977），但若提煉精製為古柯鹼或快克（crack），提供快樂獎勵的強度就會呈指數成長，讓人更容易成癮（Varebey & Gold, 1988）。同樣地，植物大麻從前只是提供人些許興奮感，現在提煉成高濃度的迷幻藥，通常以濃縮油，甚至是「小零嘴」的形式呈現（ElSohly et al., 2000; Wang, Simone, & Palmer, 2014b）。

高度精製的食物，例如糖，有更高的成癮風險。更進一步支持這種說法的是根據對老鼠的研究。研究人員發現，**甜液體提供的獎勵價值，超過注射古柯鹼**（Ahmed, 2008），在某些案例中，甚至超過海洛因（Lenoir, Cantin, Serre, & Ahmed, 2008）。

除了成癮藥物與高度可口食品之間，精製與製造過程相似之外，高度可口食品對大腦的影響，也是神經科學界逐漸興起的探討主題。

和其他被濫用的藥物一樣，高脂肪、高糖飲食會改變大腦中處理類鴉片（opiate）[28]與多巴胺的路徑，不論是老鼠或人類實驗都一樣（Hajnal, Smith, & Norgren, 2004; Kleiner et al., 2004; Mason & Higley, 2012）。例如，飢餓素荷爾蒙就會調節大腦裡膽鹼與多巴胺路徑中的獎勵受器，以及和大腦腹側被蓋區（ventral tegmental area）的相互作

28 鴉片（opiate）：具有嗎啡作用的化學物質，可達到鎮定、鎮痛的作用。

用，這裡是與性慾、成癮有關的區域（Dickson et al., 2011; Le Moal & Simon, 1991）。拿淬松（Naltrexone）是一種用來治療酒精依賴的藥物，透過阻斷類鴉片受器、降低獎勵來達到效果。這種藥物能讓狂食者減少攝取高糖、高脂食物，就像有酒精依賴的患者服用就能減少酒精攝取量一樣，這種現象也不讓人意外（Drewnowski, Krahn, Demitrack, Nairn, & Gosnell, 1995）。

還有一些證據顯示，對食物成癮的人和其他物質成癮者都有類似的人格特質，他們會利用食物來調節情緒。也就是說，衝動性和對食物的攝取成癮有關，而且，當**激烈的情緒來襲，行為愈魯莽草率的人，就符合愈多食物上癮的症狀**（Murphy, Stojek, & MacKillop, 2014）。

其他的研究也顯示，許多自我判斷食物上癮的人，會利用食物來調整自己，逃避負面的情緒（Ifland et al., 2009），而最常用來調節情緒的就是高脂肪的甜食（Canetti, Bachar, & Berry, 2002; Cooper, Frone, Russell, & Mudar, 1995）。此外，**愈來愈喜歡用碳水化合物處理情緒低落的情形，也和其他濫用藥物者渴望藥物、使用藥物調節情緒的情形一樣**（Corsica & Spring, 2008）。

在處理過度飲食者的問題時，有個常見的臨床困境——**對於用食物撫慰自己的人，如果要幫助他們減少這種行為，必須有其他的安慰方法來取代食物**。以我自己的經驗看來，這件事非常困難。

【案例】貝瑟妮——病態肥胖又為生育困擾的中年婦女

我有個患者叫貝瑟妮（Bethany），最近因為生育問題來找我幫忙。

身為一個四十二歲而從未有過認真交往關係的女子，貝瑟妮決定要自己生養一個孩子。她到生育診所，採用匿名者捐的精子，嘗試人工受精八次，卻都沒有成功。接著，她又改用比較昂貴，而且是侵入性的體外人工受精（試管嬰兒）。然而，經過四次試管嬰兒療程失敗，所有過程花了六萬美元（新臺幣一百八十萬元）後，她決定尋求心理方面的協助，看看是否應該繼續使用下一種人工受孕方式，也就是使用捐贈卵子的體外人工受精。

貝瑟妮第一次到我的辦公室時，我就對她那病態的肥胖程度感到非常驚訝。我處理過許多有生育困擾的女性個案，而極端的過重絕對會大幅降低受孕的機會。尤其女性過了三十五歲，生育能力會顯著下降，因此對這個年齡層的女性而言，做各種可能的努力去增加受孕機會是相當重要的。除此之外，在進行試管嬰兒療程時，個案必須全身麻醉，才能把受精卵放回體內。許多醫生不願意為病態肥胖的患者進行需要全身麻醉的非急需手術，因為這樣會增加併發症的風險。在貝瑟妮的狀況裡，她其實已經為了體外人工受精手術減了七十磅（約三十二公斤），但最近又復胖，現在體重剛好超過三百磅（約一百三十六公斤）。

貝瑟妮一到辦公室就馬上表示，她需要營養與飲食方面的協助。於是我開始了解她的飲食習慣，也討論一些剛開始可以採用的步驟——先從用不同的角度「想」食物開始。我在面對想要改變飲食習慣的患者時，通常不會先給予具體的行為建議，而是和他們聊聊他們與食物的關係，以及對食物的「想法」。

我發現貝瑟妮喜歡烹調，但不喜歡只準備一人份。她也告訴我，**她每隔幾個小時就必須吃東西，否則會被極不舒服且強烈的飢餓感吞噬**。早餐吃了奶油起司貝果以後，整個早上她通常還會再吃一到兩條營養棒。中午一到，則是吃自己帶到公司，還算健康的午餐。她說必須在五點以前吃晚餐，否則會再度被快要餓死的感覺吞沒。到了晚餐，她知道應該要自己煮些東西，或買些健康的熟食，但她又非常喜歡外帶食物。她最愛住家附近一家餐廳的煎餃，通常會買那裡的煎餃和辣味炸雞翅。一天結束之前，她通常還會再吃一品脫（約四百七十三毫升）的冰淇淋，有時外加一包洋芋片或其他點心。

我提出一些比較簡單的行為改變讓貝瑟妮參考，但是感覺得出她在抗拒。我們說好她要從記錄飲食開始，上網或手寫都可以，一開始記錄就好，不需要做任何改變，只是要養成記錄的習慣。

當她隔週來到我的辦公室時，一開始就很不好意思地說，只有前一天晚上做了紀錄。我有種感覺，我好像是老師或指導員，在檢查她有沒有做功課，而且我也覺得她沒有對我完全坦白。**這些反移情作用（counter-transference）[29]的感覺讓我警覺到，我們在食物這主題上是彼此敵對，而不是治療同盟的關係，這樣根本難以產生任何有意義的改變。**

◉因病態肥胖而遭受恥辱──胖，就不是人嗎？

我再仔細思考貝瑟妮的情況，考慮到她的孤獨、從未有過交往關係的挫敗、真的很可能不會有小孩的感覺。除了這些感覺，**病態肥胖的經驗更是極度孤獨，如同許多肥胖者形容他們遭遇的恥辱，就是每天累積起來的各種小羞辱。**

我先前有個病態肥胖的患者，就用「肥痲風病人」這個詞來表達社會上其他人對待她的方式。我試著想像貝瑟妮的生活經驗時，就被一種強烈的失落、寂寞、絕望感給淹沒。**當食物是她人生中唯一能期待的東西時，她怎麼可能放棄每晚的油炸食物呢？當貝瑟妮還能想像為人母的喜悅時，便有動力放棄安慰她的食物。但隨著懷孕的可能性變小，除了食物，她已經沒有其他情感上、存在上或神經系統方面的撫慰，食物就是她的全部。**

---

29 反移情作用（counter-transference）：又稱情感反轉移，治療師經歷到自己把願望、感覺投射到個案身上。

矛盾的是，貝瑟妮的體重很可能讓她得不到許多想要的東西，例如交往關係、寶寶、更豐富的社交生活、更好的工作，但她就是無法放棄唯一的撫慰。**要改變她的飲食習慣所需要的信心實在是太大了，大到當她想像自己的生活沒有高度可口食品的陪伴時，就變得淒冷荒涼、毫無希望。**

我在思考貝瑟妮難解的情況時，不禁對食品產業感到異常憤怒——貝瑟妮正是受害者，如同許多死於肺癌的人是菸草產業的受害者、藥物成癮的人是毒品交易和製造者的受害者一樣。雖然看不出她有明顯地上癮症狀，但很清楚的是，她用食物安撫自己的行為，破壞了心理與社交方面的健全。**她因為肥胖而失去正常生活、被社會排斥，就像嗑藥的人被貶低到好像不存在、不是人類一樣。**

食物成癮與《DSM（精神疾病診斷與統計手冊）》

食物成癮的決定性證據，一直到非常近期才出現，因此美國精神醫學學會從未把食物成癮視為物質濫用（substance disorder）。不過，現在已經有許多食物研究人員在提倡這樣的概念。

目前許多對食物的研究都顯示，食物也有成癮的效果。舉例來說，被餵食高度可口食品的老鼠，會出現戒斷、容忍，以及儘管有負面後果仍持續食用的行為特徵（Vanderschuren & Everitt, 2004）。而符合許多食物成癮症狀的人，愈常感覺到與食物相關的渴望，吃下高度可口食品時，也會顯現出更強烈的神經刺激反應（Gearhardt, Corbin, & Brownell, 2009; Gearhardt et al., 2011d）。

其他研究則指出，ＢＭＩ和使用禁藥之間有逆相關性（Bluml et al., 2012）。肥胖的人，發生物質濫用的風險比較小（Blendy et al., 2005）、尼古丁使用率較低（Blendy et al., 2005），也較不易濫用大麻（Warren, Frost-Pineda, & Gold, 2005），這表示，**過度飲食者使用其他藥物的可能性比較小，因為食物本身就有藥物的作用**。

那麼，有愈來愈多所謂的「成癮轉移」（addiction transfer）現象（Blum et al., 2011），也不足為奇了。**戒酒或戒除藥物，通常會在過程中造成體重增加，因為食物可能成為新的藥物選擇**（Gold, Frost-Pineda, & Jacobs, 2003）。相對地，有些接受減重手術的患者，有物質濫用風險增加的狀況，這種患者數目不多，但很值得注意（Conason et al., 2013）。這裡的所有研究都認為，食物或某些特定食物，就和其他被濫用的物質一樣會成癮。

雖然食物成癮並沒有出現在《精神疾病診斷與統計手冊》（*The Diagnostic and Statistical Manual of Mental Disorders, DSM*）的物質使用部分中，但手冊中另一個餵食與飲食失調的部分，有這樣的敘述：

「本章描述的部分行為失調個案與飲食相關的症狀，其症狀和確認為物質濫用失調的個案相同，例如強烈渴望和衝動使用的模式。這種相同性顯示這兩組行為失調的個案有同樣地神經系統反應，包括調節自我控制與獎勵的部分。然而，對於飲食與物質濫用失調行為的發展與持續現象，兩者之間共同且顯著的要素，相關認識依然相當不足。」（*DSM-5*, p.329）

這段文字暗示了下一版的手冊，可能終於會將食物視為上癮物質。許多科學家根據不斷增加的研究，明確呼籲美國精神醫學學會應該這樣做（Volkow, Wang, Tomasi, & Baler, 2013）。

研究人員艾許里・吉哈德（Ashley Gearhardt）與同事統整了高度可口食品和成癮藥物之間的共同點（Gearhardt et al., 2011a），主張要正視食物成癮問題。他們聲稱，高度可口食品就像其他成癮物質一樣，有以下特徵：

1. 刺激多巴胺與類鴉片神經迴路
2. 觸發人為提高的獎勵值
3. 快速吸收至血液中
4. 改變神經生物系統
5. 造成補償機制，使容忍度提升
6. 摻入添加物來加強獎勵作用

7. 引起受提示而觸發的渴望
8. 儘管有負面後果仍然攝取
9. 儘管想要戒除仍然攝取
10. 影響弱勢族群到不成比率的程度
11. 造成昂貴的社會醫療成本
12. 胚胎接觸該物質會導致長期改變

把食物成癮歸類為正式的醫學診斷，有其公共政策方面的重大意義。菸草、酒精以及其他藥物，全都被《DSM》認定為物質濫用，而且為公共衛生議題，受相關法規管制。**如果高度可口食品也被視為一種危險的上癮物質，那麼立法者就能有更堅實的立場來標注與管制這些食物，並加以課稅。**

◉ 成癮的重點是物質，還是行為？

然而，最近有其他研究人員認為「食物成癮」（food addiction）是個不當用詞，建議使用「進食成癮」（eating addiction），後者的科學結構較能讓人信服（Hebebrand et al., 2014）。他們認為「食物成癮」一詞，是在歸咎食品產業製造出會成癮的食物，並且標注特定食物，暗示這些食物中含有會上癮的成分，但其實在人類實驗中尚未得到證實。他們提出「進食成癮」是比較正確的詞彙，因為它把重點擺在行為而非物質，其他所謂的行為成癮包括賭博，也被《DSM》承認（American Psychiatric Association, 2013）。

這種關於進食成癮和食物成癮的爭論，感覺只是微妙的語意差異，但若考慮到對賭場（即針對賭博成癮行為）、菸草（即針對尼古丁物質成癮）立法後造成的差異，就能看出背後意義其實很重大。接下來，就看未來的更多研究證實何者內容比較正確而令人信服。

消費與市場文化就像宗教。我們現在可以看出，全球工業飲食和這些精製加工過的食品，已經創造出一個消費主義的雪球，也就是我們需要更多才能得到滿足。然而，我們卻看不見這些食物造成的神經內分泌影響。不知道它們如何破壞飽足感、造成脂肪囤積，就等於忽視了「個人的食物消費」和「鼓吹更多消費的文化」兩者之間的根本關聯。

新興的食物成癮科學顯示，**高度可口食品的精製過程，非常類似提煉高濃度、快速吸收的藥物，像是古柯鹼和海洛因，這表示這類食品的製造商可能和其他毒販沒什麼不同，都是在製造令人難以抗拒的危險物質，危及公共衛生。**因此，將食物成癮或進食成癮正式歸類為醫學認證的一種成癮類型，是最重要的行動，如此才能喚起對這類物質的注意，並立法管制。

然而，要改變《DSM》將會是一個很複雜的環節，因為大型製藥公司的影響力十分龐大。事實上，食品產業和製藥產業是消費文化中兩個最強大的夥伴，這一點我們在最後幾章會探討。

Chapter 8

狂食症、《DSM》、消費文化

Binge Eating Disorder, the DSM, and Consumer Culture

Chapter 8

狂食症、《DSM》、消費文化

只要吞下神奇小藥丸，
生活中一切不如意都會好轉？

Binge Eating Disorder, the DSM, and Consumer Culture

Chapter 8

Binge Eating Disorder, the DSM, and Consumer Culture

狂食症、《DSM》、消費文化？

——只要吞下神奇小藥丸，生活中一切不如意都會好轉？

《DSM》手冊目前是第五版，過去六十年來，一直是心理健康領域的標準參考文本。此手冊由美國精神醫學學會出版，內容記載了所有的心理疾病，為美國的心理學家、護理師、社會工作者，以及幾乎所有心理健康與醫學專業人員使用，其他許多國家也會使用。另外也使用這本手冊的地方還包括，大學變態心理學課程的基礎教材、研究所心理學和精神病學學程的訓練、臨床治療判斷參考、健康保險定價參考。

除了廣泛的臨床用途外，手冊中的標準也被極為大量的美國政府機構和法律機構採用，像是國家心理衛生研究院（National Institute of Mental Health）、《美國身心障礙法》（*Americans with Disabilities Act*）、美國退伍軍人事務部（United States Department of Veterans Affairs）、監獄系統、教育機構等。簡而言之，《DSM》描述與分類各種心理疾病的方式，對於許多健康狀況和行為，包括過度飲食、過重、肥胖、上癮等，在立法管理、研究、治療方面，都有非常深遠的影響。

飲食失調症與《DSM》

前一版診斷手冊通常被稱為《DSM－IV》，在使用將近二十年之後，期盼已久的《DSM－5》，終於在各種爭議聲中於二〇一三年出版。

在先前的《DSM－IV》中，美國精神醫學學會確認了兩種重要的飲食失調：神經性厭食症（Anorexia Nervosa）與神經性暴食症（Bulimia Nervosa）。

神經性厭食症的特徵是體重極度過輕（健康體重的八五%或者更少），還有兩個診斷上的次型態：「限制型」（restricting type）和「狂食／清除型」（bingeing/purging）。限制型是患者有嚴苛的食物或卡路里限制；而狂食／清除型則是患者會在極端的過度飲食之後，採取補償行為，例如催吐、使用瀉藥，或過量運動，如此反覆發生。神經性暴食症的特徵是體重無過輕的患者經常狂食，再進行補償行為※。

換句話說，如果只有狂食，沒有催吐或補償行為，就無法診斷為飲食失調。然而，**愈來愈多文獻記載有狂食而沒有清除行為的案例**。在科學研究中不斷增加這種沒有清除的狂食案例，可能是過度飲食的人口增加所引起。因此《DSM－5》專案組擔負了這個責任，要決定狂食而沒有清除行為的人，是否和那些被診斷為厭食症或暴食症的人一樣或類似，都算是一種「失調症」。

※關於神經性厭食症和神經性暴食症這兩種診斷，有個常見的誤解——以為只有暴食症有狂食與清除的行為，然而事實上，這兩種失調症都有狂食與清除的行為，診斷的關鍵區隔在於體重，而非行為。

◉《DSM》的新診斷——狂食症

《DSM－5》專案組研究文獻後，認定這些沒有清除行為的狂食案例有足夠的證據構成第三種診斷類型，因此，「狂食症」於二〇一三年正式編入手冊。

目前，《DSM》定義狂食症的敘述如下（American Psychiatric Association, 2013）：

A. 反覆發作的狂食。一次狂食發作要符合以下兩項特徵：

1. 在某一段時間裡（例如，在任何兩小時的時間區段內），吃下的食物量明顯多於大部分的人在相似情況下、差不多的時間內所吃的量。
2. 在發作時，對進食有失控的感覺（例如，沒辦法停止吃東西，或是無法控制要吃什麼、吃多少）。

B. 以下敘述，若符合三者（或以上），即為狂食：

1. 進食速度比正常快很多。

2. 吃到飽得很不舒服。
3. 生理上並不覺得餓，卻還是吃下大量食物。
4. 獨自進食，因為對自己吃下的量感到尷尬。
5. 吃完之後，對自己感到厭惡、沮喪，或充滿罪惡感。

C. 對於狂食症狀有顯著的痛苦情緒。

D. 狂食症狀的平均發作次數，至少一週一次，持續三個月以上。

一個很明顯地問題是，狂食症到底是不是單純的食物成癮或進食成癮呢？如果是，難道不該有更合適的分類，將它歸類為物質濫用或行為成癮，就像前一章〈高度可口食品、荷爾蒙，以及上癮〉討論過的那樣？

早期的研究主張，雖然有許多相似性，但狂食症是一種獨特的症狀（Gearhardt, White, & Potenza, 2011c），會反覆過度飲食；而食物成癮或進食成癮則是慢性過度攝取。此外，就像其他飲食失調症，狂食症可能是來自與飲食相關的認知扭曲和體型關切；但成癮的行為失調未必如此，主要還是來自生理上的依賴。這些診斷的有效性和分類的問題，隨著時間必定會解決，但更重要的問題，也是本書的目的：

1. 狂食症和消費文化之間的關係是什麼？
2. 這種新的診斷可能造成意想不到的後果是什麼？

醫學化正常

美國精神醫學學會自認是「描述」精神病理學的科學單位，除了這麼做以外，也透過呈現個案身上表現的症狀，來「產生」精神病理學。**任何新的診斷一確認收編，該文化族群中的新症狀總量就會增加**。就某種角度來說，就是透過一種受到承認的方法描述痛苦與不適，而形成更多的確診案例。換句話說，**將狂食症加入《DSM》，可能會因為陳述了一種文化上公認的症狀，而造成更多的狂食者**。

先前的《DSM－IV》專案組領導者艾倫．法蘭西斯，現在是《DSM－5》的直率評論者，曾在他的書《救救正常人：失控的精神醫學》（*Saving Normal: An Insider's Revolt Against Out-of-Control Psychiatric Diagnosis, DSM-5, Big Pharma, and the Medicalization of Ordinary Life*, 2013）中寫道：

> 我自己就符合狂食症的標準，而且幾乎是有記憶以來就一直如此。那是從

我十幾歲時開始，我會偷偷摸摸去翻我媽那裝得過滿的食物儲藏櫃和冰箱，整晚一個人狂吞下史詩般壯觀的食物。大學時，我的體重在一百七十七磅左右（約八十公斤），但是每週課程結束後，就會開始兩天的狂食，導致星期一胖到一百九十一磅（約八十七公斤），然後又得挨餓、脫水，在星期六之前瘦回到一百七十七磅。我一直都是自助餐或吃到飽餐廳的噩夢；沒有像怪獸般狂食的日子絕對不會超過一個星期；我能夠維持只超重二十五磅（約十二公斤）的唯一方法，就是不吃早餐和午餐、一天運動好幾個小時。所以說，到底我只是個飲食習慣很糟糕又難以自我控制的普通貪吃鬼，還是《DSM－5》中的狂食症心理疾病患者呢？（Frances, 2013）

法蘭西斯認為，**狂食症是個低門檻的診斷——並不需要極端的行為就能符合狂食症的診斷標準，因此一旦篩選，就會有太多人符合。**這點出編撰這類診斷手冊時的固有問題，即修訂時所面對的挑戰——不論要增加還是刪除某種疾病，都必須根據新的科學資訊。

◉偶爾的放縱狂吃，到底是不是狂食症者？

我的一位患者，到二〇一三年五月以前，從未被診斷出有任何失調症狀。她有些自稱為「身體狀況」的症狀，但並未達到任何飲食失調的標準。

從她口述的紀錄中，她每週會去一次麵包店，然後大吃二到三個肉桂卷，吃完又會有罪惡感而且後悔。她說每次這樣大吃一次之後，接下來一、兩天調整一下飲食攝取量並不難，所以長期來看，她從來沒有發胖。

當然，我不能說這是一種健康的行為，但這樣就是精神障礙嗎？她的身形苗條，但是和診斷神經性厭食症要求的「低於標準體重一五%」還差得很遠，而且也沒有任何《DSM》中描述的病態補償行為。**這樣放縱的飲食讓她有點苦惱，但並不干擾她的日常活動，而且她會靠自我節制修補大吃的後果，所以也沒有發胖。**

從我的觀點來看，這種行為最大的問題是她攝取大量的糖，不過大量吃糖目前並不是什麼精神疾病。她在二〇一三年五月十七日晚上就寢時，還沒有任何精神疾病，然而當她在五月十八日一早醒來時，就已經被歸類為狂食症了。

◉ 亞斯伯格症的編入與刪去

當然，幾乎每次《DSM》加入新的診斷，或是每次拓展疾病範圍時，都會「捕捉」到符合診斷的人。

舉例來說，許多年前，有一群兒童帶有類似自閉症的症狀，但又不完全符合精神病理學中自閉症的條件。《DSM》專案組應對的方法，就是創造出「亞斯伯格症」（Asperger's Disorder）。突然之間，許多先前不符合任何疾病診斷的兒童，都有了亞斯伯格症。對亞斯伯格症的認定，讓許多研究人員著手測試治療與介入方法，並提供學校特殊教育的輔助資源，也為許多有這個困擾的人提出治療方法。

但是，亞斯伯格症出現在手冊的幾年之後，就因為太多人被診斷出有此疾病，導致過度用藥、過度治療、過度要求學校提供特殊服務給這類孩童（Mayes, Calhoun, & Crites, 2001; Rosenberg, Daniels, Law, Law, & Kaufmann, 2009）。**這種疾病變得太過流行，使得「aspy」（彷彿有亞斯伯格症的人）一詞，變成時尚的形容詞，描述內向、害羞、不擅社交等人格特質，根本已經無關神經發育上的障礙了。**

為了因應大量出現的過度診斷，《DSM－5》專案組刪去亞斯伯格症，重新訂定「自閉症譜系障礙」（Autism Spectrum Disorder, ASD），嚴格限制判斷範圍。這種修訂和修正的做法，是所有分類系統發展過程中不可或缺的動作——就算是太陽系裡星球的分類和描述，也都和三十年前不一樣。

不過，監獄、學校、醫療保險公司都根據《DSM》的診斷而設定標準、提供服務，而當他們把龐大的法律和社會責任，建立在一套不完美的分類系統上時，還是會產生一些問題。**《DSM》基本上就是沒有精密的心理測量學數據，所以不該有這麼大的權威性，去影響如此多教育、法律、政治、醫學上的決定。**

◉過度氾濫的診斷和過度醫療

這些過多或遺漏的診斷所造成的問題，就是統計學家所謂的第一類與第二類誤差（Type I and Type II errors）。在統計學的專業術語中，第一類誤差是指，對一個真實的虛無假設（null hypothesis）[30] 不正確地反對，這稱為偽陽性（false positive）。相反地，第二類誤差是指，對一個不真實的虛無假設無法反對，這稱為偽陰性（false negative）。

這在診斷方面的意義是，當《DSM》增加或擴充了診斷內容，就像先前亞斯伯格症的例子，它必然會創造出偽陽性的診斷；而當它刪去某個診斷，或是限制診斷條件時，就會導致第二類誤差，也就是偽陰性——那些原本應該有某種疾病的人，突然之間又不符合條件了。

這樣的診斷錯誤一直存在，就算分類不完善，也不能因此揚棄不用，總不能把嬰兒連同洗澡水一起倒掉。不論什麼分類系統，都不可能毫無錯誤，而《DSM》的編撰人員得背負這個一點也不令人羨慕的任務，盡量平衡上述兩種誤差。然而，在近代的消費主義影響下，許多人對於偽陽性這一類的誤差存有偏見，因為這類誤差會產生不合適的診斷與不必要的治療，進而增加消費與利益（Frances, 2013; Moynihan & Cassels, 2005; Welch, Schwartz, & Woloshin, 2011）。

這些過多和遺漏的診斷，不只在精神病學方面造成問題，也已經成為美國醫療系統中非常嚴重且證據充足的問題（Brownlee, 2007; Welch et al., 2011）。

在健康照護機構的發展模式中，以往都是由以營利為目的的企業成立一個機構，機構裡的醫師必須競爭市占率或病人，而且如果賣出更多產品，包括檢驗、造影、藥物、治療，就能得到更高的利益。不只如此，醫師必須經常靠昂貴的儀器來回收投資成本，這樣又會導致更多不必要的診斷和治療。

這種對利益的追求，就是美國健康照護機構的基礎，但這會助長第一類誤差，或稱為偽陽性診斷。相對地，第二類誤差，就是所謂觀察式等待（watchful waiting）和保守治療，會降低花費和消耗量，因此會限制所有和消費者花錢有關的經濟活動。換言之，**一個健全的經濟體系中的消費文化行為，就構築在持續增加的消費上**，這不**只導致過度飲食，過度氾濫的診斷和過度醫療，也都成了消費經濟中的一部分**。

回到狂食症，雖然慢性長期的狂食是很不健康的行為，但事實上，**偶爾的狂食是幾乎所有種族的人都有的特徵**。在大部分的人類歷史中，有食物可以吃就盡量狂

30 虛無假設（null hypothesis）：又稱零假設，是統計上對參數的假設，要根據特定標準來檢驗虛無假設的正確性。

吃，像是一種演化過程中的適應能力，在許多文化儀式中都還保留這種行為。

如果只根據症狀，就把這種行為定義為失調，未免有點冒險，畢竟有時候這只是人類的某種適應行為而已，儘管《DSM》中有許多診斷就是如此。這種現象就是艾倫・法蘭西斯所謂的「醫學化正常」（medicalizing normal）。他認為《DSM》有許多醫學化正常的例子，包括AD／HD（注意力不足／過動症）、社交恐懼症、憂鬱症等。

◉ 憂鬱症與喪親之痛、狂食症與偶爾狂吃

最近就有一個例子，在判斷重度憂鬱症（Major Depressive Disorder, MDD）的條件中，《DSM》刪去了「排除喪親之痛」。

在前一個版本中，如果一個人在過去兩個月內失去了摯愛，就不會被診斷為重度憂鬱症，因為在這段時間內，所有憂鬱的症狀都只是正常的悲傷行為。可是，在《DSM—5》中標準改變了——**那些因喪失摯愛而痛苦難過的人，再也不會被排除在診斷標準外，也不會被當成是正常的悲傷行為，《DSM—5》鼓勵醫師開藥給這些宣洩悲痛的人，因此提高了藥物和治療的消耗量。**

既然我們提到分辨憂鬱症和喪親之痛的差別，或許也該分辨有極端狂食症狀的

人，和只是偶爾狂吃或只是過度飲食的人，兩者之間的差異。

沒錯，許多狂食症患者會因治療而好轉，但那些會被誤診為狂食症，也就是新出現的偽陽性患者呢？這些人剛好位在一系列行為的邊緣，但他們的行為還算溫和，就像我剛才提到那位大吃肉桂卷的患者。然而，**這些偽陽性患者在製藥產業的行銷範圍中，是最脆弱的一群人**，為什麼？

因為狂食和過度飲食之間的界線太模糊；因為社會推崇瘦的人；因為只要服用藥物就能解決複雜又困難的行為問題，實在太吸引人。

◉ 溫和狂食、勃起障礙、禿頭、注意力不集中，全都成為藥廠鎖定的對象

溫和的狂食就是最理想的症狀，可以使用「生活方式藥物」（Lifestyle drugs）來治療。所謂生活方式藥物，是指治療一些不會痛苦和不危及生命的症狀，像是勃起功能障礙、禿頭，或注意力不集中，這些都是製藥公司強力銷售的藥物，通常透過直接對顧客（direct-to consumer, DTC）的方式推銷。

一九九七年，美國政府允許製藥公司透過電視廣告和雜誌廣告，直接對消費者推銷產品。當時，全球只有兩個國家允許這種行為，美國就是其中之一（Ventola, 2011）。在那之前，想要了解藥物資訊，唯一的方法就是找醫師。

「請詢問醫師……」

現在，這種聲明出現在所有治療憂鬱症、社交恐懼症、成人ADD（注意力缺失症）、勃起障礙的藥物廣告上。雖然有證據顯示，許多這種藥物的效果根本就和安慰劑差不多，甚至不及安慰劑，但製藥產業還是持續強力廣告，顯現出他們對利益的慾望超過對人類健康的關心，也不關心服用不必要與過量藥物造成的影響。

◉ 廣告利用我們對死亡、老化、孤獨的恐懼

我們已經知道，食品和營養補充品產業如何利用對富裕與健康的嚮往，製造出與長壽、年輕、好身材有關的商品。就和營養棒、運動飲料、營養補充品一樣，許多生活方式藥物提供了成為超級有錢人的承諾，在那種承諾中，就會有無限的選擇、青春、自由、生產力，可以任人恣意揮霍。

比如說，許多之前開給AD／HD和猝睡症患者的處方藥，現在卻大量用在仿單標示外（off-label）[31]，被一些想要再提高產值的高表現人士（high functioning individuals）當作「神經功能強化劑」（neuroenhancers）使用（Repantis, Schlattmann, Laisney, & Heuser, 2010）。雖然製藥公司並沒有正式以這種名義行銷藥物，但顯然從中獲得極大利益。其他像是治療禿頭、陰道乾燥、勃起障礙或補充荷爾蒙等藥物，則號稱能讓我們獲得生命力、美麗、男性雄風等。**針對這些症狀的廣告，就是在利用我們對死亡、老化、孤獨等最深沉的恐懼感**。這些藥物不只提供成為「更好的自己」的可

能性，更影響我們的潛意識，讓我們以為可以預先防堵孤單、老化、死亡。

生活方式藥物市場的出現，一直是製藥公司高階主管的夢想，這是他們把市場從病人擴展到健康人士的一種手段。事實上，默克集團（Merck）的前執行長亨利．賈德森（Henry Gadsen）就曾告訴《財富》（*Fortune*）雜誌，希望默克能更像口香糖製造商箭牌（Wrigley; Moynihan & Cassels, 2005, p.ix）。為了達到這個目標，製藥產業幾十年來一直在進行建立品牌知名度的活動，不只販賣治療疾病的藥物，也販賣矯正行為失調的藥物。

◉百憂解、樂復得、克憂果，其實和安慰劑差不多？

抗憂鬱的SSRIs系列藥物（特異性血清素回收抑制劑〔serotonin specific reuptake inhibitors〕或選擇性血清素回收抑制劑〔selective serotonin reuptake inhibitors〕），就是最常被開出來的生活方式藥物，用來治療一些精神疾病相關症狀，像是焦慮症、飲食失調症、成癮、亞臨床[32]憂鬱症，甚至連更年期都有。這些最初都是經過許可，用來開

31 仿單標示外（off-label）：藥品包裝內的使用說明書，叫作藥品仿單。仿單內容是經過衛生主管機關的評估與確認後，刊載有關藥品之療效與安全性資料。藥品仿單標示外使用，則是未完全遵照藥品仿單之指示說明內容（適應症、劑量、患者群等）的用途。

32 亞臨床：已經有該疾病的早期症狀，只是程度尚未符合所有疾病條件。

給憂鬱症患者使用的藥物，包括百憂解（Prozac）、樂復得（Zoloft）、克憂果（Paxil）。

在有效的科學研究中顯示，這些藥物有非常分歧的結果，臨床試驗也無法看出顯著的療效，不論在輕度、中度、重度憂鬱症患者身上，作用都和安慰劑差不多（Kirsch, 2010）。

其實，對於憂鬱症患者，最廣為接受的化學物質失衡理論，也就是腦中血清素分泌不足，這個理論從未被明確證實。對數十篇已發表和未發表的臨床試驗進行統合分析（meta-analysis）後，結果顯示SSRIs和相關藥物，其實不過是被美化的安慰劑而已；但它們銷量很好。

◉ 狂食症者，成為醫療瞄準的獵物

加入低門檻的新疾病診斷，像是狂食症，一下子就讓數百萬人成為處方藥的潛在使用者。

在先前的研究中估計，美國人口中約有三%的人，一生當中某些時段都曾符合狂食症的條件；另外七%則是達到此診斷的最低限度，意指其狂食情況並未符合該診斷的所有條件（Hudson, Hiripi, Pope, & Kessler, 2007）。**這等於是有三千萬符合狂食症的條件或最低限度的人，現在正成為可能的醫療方式所瞄準的獵物，尤其是患者並不需**

要符合某個疾病的所有診斷條件，即可開藥，因此醫師經常開出不符合仿單標示的藥物，也會開藥給只符合最低限度的人（Stafford, 2008）。

要注意的是，許多這種被普遍開出的藥物，像是百憂解、治療ＡＤ／ＨＤ的利他能（Ritalin）、Adderall[33]，都可能造成非常嚴重的副作用，包括體重起伏、精神錯亂、自殺傾向、成癮。目前已經有大量人口面臨這些副作用的風險，包括數百萬名正在使用這類興奮劑治療的兒童，當中約有一萬名還只是幼童（Visser st al., 2014）。

疾病製造與消費文化——
「你憂鬱嗎？你寂寞嗎？你牙齒痛嗎？你得吃這種藥！」

在消費主義的文化中，疾病診斷本身就是一種強大的貨幣，只要診斷存在，就能製造出新的消費需求，讓需求量增加。也就是說，《ＤＳＭ》中的診斷增加或範圍擴大，加上伴隨而來的過度治療，其實是另一種增加總體消費的手段，只是它以醫療、書籍、藥品、飲食的形式出現。

製造疾病，就是扭曲變形地在製造慾望，因為誰會想要疾病呢？但是製藥產業的行銷、廣告，以及「察覺疾病」的舉動，通常就是在製造疾病，讓民眾相信自己有

---

33 Adderall：治療ＡＤ／ＨＤ用藥，臺灣無進口，主要成分為兩種異構的苯丙胺，苯丙胺即俗稱的安非他命。

某些疾病，所以需要藥物治療，藥廠再藉此獲取龐大利益。**增加或拓展任何新的診斷，都等於是為更多藥方開啟大門，連帶增加製藥業者的利益，因此美國精神醫學學會也難辭其咎，或至少非故意地助長了製藥產業的製造疾病行為。**

當然，精神病學和精神病藥物學界有一套很棒的解決方法，可治療症狀從中度到嚴重的精神疾病患者。但是從一九九七年起，這個趨勢就改變了，為了要賣出更多藥品和治療方法，開始連症狀輕微的患者也必須治療。

目前，五個成人中就有一個在服用至少一種的精神病藥物，像是抗憂鬱劑、抗精神病或抗焦慮藥物（Wang, 2011）。而且從二〇〇一年到二〇一〇年，服用精神病藥物的成人增加了二二%（Medco, 2011）。這種現象的主因是法規鬆散，容許藥廠透過廣告直接向消費者推銷，而且這類廣告通常都沒有提到具體的疾病症狀，只宣稱能得到無憂無慮的生活，搭配在沙灘上奔跑、在蒲公英花叢間跳躍，或者是一邊準備晚餐一邊哼歌的畫面。換句話說，它們建構了一種美好的生活，暗示只要我們有廣告中的行為失調並得到治療，就能擁有如此美好的人生。

喜劇演員克里斯・洛克（Chris Rock, 2005）在他的脫口秀節目中，就曾經犀利地評論這種狀況：

> 每天晚上，你們都會在電視上看到古怪的藥品廣告，試圖要你上某些合法的

當。他們只是不斷唸一些症狀，一直唸到說中你有的症狀，就像這樣：你難過嗎？你寂寞嗎？你有香港腳嗎？你熱嗎？你冷嗎？你有什麼？你想要這種藥嗎？你得吃這種藥！他們甚至不會告訴你那種藥的作用是什麼，你只看到一個女士騎著馬，或一個男人躺在浴缸裡。反正他們就是繼續唸症狀：你憂鬱嗎？你寂寞嗎？你牙齒痛嗎？搞什麼東西！我前幾天看到一則廣告說：「你晚上會去睡覺，然後早上醒來嗎？」喔天哪，他們說中了！我就是這樣！我病了，我需要那種藥！

狂食，是文化精神病理學的結晶

《DSM》通常被視為精神病學的聖經，而且就和基督教的聖經一樣，信徒會將內容訊息傳得又遠又廣，渾然不覺這些內容是文化和歷史的人造物。

就和所有人造物一樣，《DSM》只在當地、當代是有效的，但並不是全球或有史以來都通用。《DSM》是一本很重要但仍有缺陷的手冊，它未曾透過嚴謹的精神病學與心理學的實驗驗證，因此無法獲得科學界的普遍信任。為了提高它的可信度，《DSM》的製作團隊新加入生物醫學的解釋，將大腦和心靈皆視為有機體，使其更容易被科學和醫學社群所接受。

相對地，現象學家思考的是「心身合體」（lived body，又稱為活經驗之體）或我們的主觀經驗，以及行為是自己和文化的一種表現。這並不是說《DSM》裡提到心理方面的痛苦是無效或不真實的，也不是說這些診斷可能沒有生物學方面的基礎；只是很單純地說，這些疾病的現象和表現，是隨著時間、地點、文化而形成的。然而，《DSM》把狂食歸類為一種精神疾病，則會強化一個觀念，認為過度飲食是個人的失敗，因為這是這個人的大腦出問題或意志力瓦解的結果。於是，眾人對過度飲食的看法，便把焦點完全擺在個人的身上，卻脫離了周遭文化和經濟力量的脈絡。

◉狂食症，其實是消費文化下，我們表達痛苦的極端方式

操縱和控制人的身體，尤其是女性的身體，在歷史上和各種文化中經常可見，像是裹小腳和穿束衣的行為。

一九八〇年代，蘇珊．波爾多就曾表示，神經性厭食症這種行為失調是我們文化中精神病理學的結晶。

波爾多寫道：

「厭食症與其說是個人行為的極端表現，其實更是這個時代中，我們為了表現各式各樣複雜難解的痛苦而出現的一種誇張症狀。如同厭食症在患者的心理經濟中起了多種作用，文化中的各種潮流和趨勢也匯集成厭食症，厭食症可以完美又精準地表達出這種文化。」(Bordo, 1986, p.226)

根據同樣地邏輯，我們可以把狂食症視為一種新的文化精神病理學結晶，它能經由個人行為失調，表達出過度飲食和過度消費的文化問題。只要一個文化中有極端的價值觀或行為，該文化中就會有些人「保有」或表現出這些極端行為，看起來彷彿是個人的疾病，但其實也是我們所有人的代理人。

這種具有代理性質的疾病，有時被稱為「文化依存症候群」(culture bound syndrome）或「痛苦的慣用語」(idiom of distress)，即一種描述不舒服的隱喻，並伴隨著一系列的特定行為、症狀、語言。

例如，**在南亞，Dhat**[34]**就是一種文化依存症候群，起因是對失去精液的恐懼**。這是一種「行為失調」，據推測可能是在表達對性行為表現的焦慮，或對性衝動和手淫的羞恥。**在日本，也有所謂的「對人恐懼症」**，這是一種源自社交焦慮的恐懼症，患者害怕自己的體味或不良的衛生習慣會冒犯到他人，可能也反映出日本社會非常注重紀律和衛生。

所有文化都有許多這種類型的症狀，成為當地人民表達痛苦的一種方式，就像一種內化的「菜單」，**我們會無意識選擇一些症狀，作為表達生活艱苦的方式**。比如

---

34 Dhat：字面意思為永恆本質症候群。在梵語中指構成身體的萬能物質。在某些文化中，精液就是生命的精華。一九六〇年，印度醫生創造出Dhat syndrome這個病名，症狀為疲勞、焦慮、食慾不振、內疚、性功能障礙，原因是對失去精液的恐懼。

說，「真人芭比」就是使用化妝和整形方式改變自己的外貌，看起來像芭比娃娃一樣不自然的女性（LaFerla, 2013）。**真人芭比其實是讚美纖細、美麗的白人女子的文化，並對於利用整形手術改變外貌的接受度，兩相結合的具體結晶。**真人芭比等於是複雜文化現象的化身，如果只從個人的層面來看，這些女性可能會被診斷為身體畸形恐懼症（Body Dysmorphic Disorder）。由此可以看出，《DSM》既是一本參考手冊，也是一個特定地方與時間的人造物。

◉ 問題都是自己，食品產業和立法者都沒有責任嗎？

將《DSM》中的失調症視為文化依存症候群，並不是否定精神疾病導因於生理和神經系統方面的問題，而是要重新審視成因的來源可能有文化方面的因素，並不只是個人自身的問題。換句話說，一種失調症狀可能確實是神經化學或神經解剖病理學的問題，卻被文化病理學激發或加重了。**通常我們很難看出個人病症背後的文化病理學，因為我們就生活在這個盲點中，看不出一個人的症狀其實就是整個文化現象的代理症狀。**

美國人特別容易出現這種文化代理症狀，原因有三個：

1. 心理學的歷史一直過於強調研究個人，總是忽略種族、階級、性別、地區、文化認同。

2. 西方人的自我非常個體化，以致於認為在一個由集體構成、互相連結的生態系統中，自己可以完全與歷史無關、處處自我設限，還能夠自給自足。

3. 由於主流的生物／化學不平衡模型，讓我們容易只針對個人和大腦作為診斷和治療的單元。

這一切加起來，造成我們從內在去體驗文化的病態，而不會想到疾病其實是某些外在因素的表現。

以狂食症為例，它背後的文化病理是過度消費，更精確地說，就是吃下過多有害的食品，或單純是吃得多到身體負荷不了。然而，《DSM》卻創造出一種假象，**讓人以為過度飲食是個人的疾病。精神病學和心理學用強有力的訊息強化這種假象，迫使人責怪自己吃太多東西，並且從個人層面去尋找解決方式，例如調整飲食、服藥、手術。**

然而，**以這些方式治療過度飲食，只是讓食品產業和立法者躲過責任，因為以精神病學的疾病型態去解釋，他們就不必負任何責任。**這和菸草產業的做法差不多，利潤龐大的食品產業把責任和控制點全部丟給個人，產生的結果又被利潤龐大的精神病學和製藥產業進一步穩穩鞏固。

關於這種現象，艾倫．法蘭西斯曾寫道：

狂食症是精神病學界對不斷增加的肥胖人口所提出的解釋（已經快速取代吸菸，成為我們最致命的公共衛生威脅）。遺憾的是，精神病學界對此並沒有解決方案，不論是狂食或肥胖都無解。但更重要的是，狂食症讓我們忽略了真正能解決肥胖問題蔓延的事——我們需要在公共政策上做出重大改變。整個社會變得過度肥胖，不是因為這個新發明的精神疾病正在擴散，而是因為便宜、好吃、方便、高熱量又極度不健康的速食、點心、汽水……無所不在，而且不斷誘惑我們。造成肥胖不斷蔓延的不是精神疾病，治療假的精神疾病當然也矯正不了這種現象。將愚蠢的公共政策底下的受害者標記為精神疾病，一點用處也沒有，還不如改變政策……替這些偽精神疾病命名沒有用，製造出狂食症只是把注意力導向錯誤的嫌疑犯。真正生病的不是個人，而是公共政策（Frances, 2013, p.183）。

以個人層面來看，要治療過度飲食，不能只是調整飲食或服用藥物，還必須摒棄或重新思考日常飲食和消費文化。我可以從專業的角度向你們保證，這是個非常艱鉅的任務，就連那些非常想改變而來找我諮詢的患者，當我請他們重新思考所有的食物選擇、嚴格評估自己和消費文化的關係時，面對如此劇烈的改變，他們一樣會退縮。

囤積癖——另一種消費疾病？

另一種新加入《DSM—5》的疾病是囤積癖，特徵是無論物品的真正價值如何，長期以來都很難丟棄物品。

當一個人有強烈的囤積需求，而且要他丟棄物品就會非常痛苦，產生囤積物品的現象。這種人通常會累積大量物品，到了擠滿生活空間、妨礙實際生活的地步，而且有許多物品根本沒有使用（American Psychiatric Association, 2013）。

雖然狂食症和囤積癖並未被分在同一類，也沒有人認為兩者的病因有關，但它們其實都代表著消費過量，因此，同時加入《DSM》手冊，也就不讓人意外了。兩種行為失調都是瘋狂取得，把消費食物或囤積生活用品當作一種刺激或安撫自己的方法。簡單說，它們都是在繁榮富裕的社會中過度消費物質的文化現象。

這一點通常不是心理學討論的主流話題，不過我們的所有物，或用考古學家的說法是，「物質文化」（material culture）會影響我們的健康。對物質的慾望、對物質的執念、在意和囤積物質所造成的負擔、丟棄物質的困難度，都對我們的心理有極大影響。

記得之前加州大學洛杉磯分校的研究人員，在研究當代的美國家庭時發現大量的物品，像是玩具、衣服、食物等通常雜亂散布在生活空間裡，讓居家的壓迫感到達極限。這個研究對象並沒有囤積癖，也沒有該疾病的症狀，像是極端的行為功能失調等，可是他們和自己的居家環境，都因為購買和取得太多東西，而承受負面的後果（Arnold, 2012）。

類似的例子還有讓人非常震撼的攝影民族誌（photo-ethnography）作品《物質世界：全球的家庭照》（*Material World: A Global Family Portrait*）。這個作品是由十六位攝影師，造訪三十個國家，拍照記錄一般家庭中擁有哪些物品。他們會把房屋裡所有的家具物品都擺到屋外，一家人站在家門外，和這些東西一起拍照。

你大概可以想像，在不同的文化中，所有家庭用品的質和量有極大的差異。在這些照片中可以明顯看出，**許多開發中國家的家庭，他們的家庭用品相當少**，通常只有簡單的食物處理器具，像缽和杵；相對之下，其他家庭，**尤其是在北美和西歐的家庭，都被多到難以置信的家庭用品包圍**。這些家庭多半會擺出昂貴的收藏品，像是豆豆娃娃（Beanie Babies）[35]等，**彷彿文化和物質主義是表達我們身分的方式**。

◉ 購物暴食症？

我以前有位患者，她經常上街買一大堆衣服，帶回家裡開心試穿，但最後總是再拿回去退。她認為這種行為是控制花費的聰明策略——可以得到買新東西的快感，又不會傷到自己的荷包。想要滿足衝動又不會有任何明顯地負面結果，這的確是個有效的伎倆。

可是我非常驚訝，因為這是一種「購物暴食症」(shopping bulimia)，就是一種狂暴的行為，意圖製造消費與飽足感，之後緊接著清除或抵銷的行動，企圖抹除過度消費的後果。不過，這又不像暴食症的補償行為，因為把沒有使用過的商品退回店裡，不會造成生理上的傷害。而且許多商店還放寬退貨規定，因為他們的市場研究發現，這樣反而能增加銷量。

這種購物和退貨的行為，類似神經性暴食症中的暴食和抵銷，而另一種近代社會現象「瘋狂大採購」(shopping hauls)，則類似狂食症。

就像開箱影片，瘋狂大採購影片拍的是瘋狂購買一堆便宜衣物的過程，通常是年輕女性拍攝，然後發布到網路上。點閱這種影片，就可以看到一個人在展示服裝、鞋子、包包時散發出的狂躁喜悅，那就是獲得的滿足感。

瘋狂購物和狂食不一樣的地方是，狂食通常是祕密進行，而且會緊跟著羞恥與罪惡感；瘋狂購物卻是當事人自認為很值得驕傲的事，還會公開在網路上。這兩種行為「發作」時非常相似，都是過度消費的行徑，通常是便宜又有潛在危險的物質，而

35 豆豆娃娃（Beanie Babies）：使用豆狀PVC材料作為填充物的絨毛玩具。

且數量遠超過品質。

為什麼人會大量消費物質產品呢？早期的理論家提出了幾種解釋：

1. 獲取是一種緩和焦慮的方式。
2. 獲取代表對安全感的渴望，想要藉由擁有比他人更多，進而滿足對地位的渴望。
3. 當一個人堅持自我主張的傾向變弱時，就會產生獲取東西的傾向。
4. 對某樣物品的慾望，很少是單純想要該物品，而是在該物品、想要該物品的人，以及別人身上起的作用，這三者構成象徵性理想狀態（Pearce, 1936）。

狂食症和囤積癖可能就是卡勒（Jeffrey Kottler）所謂的「渴望獲得失調症」（disorders of acquisitive desire，1999）：

「如同物質濫用與飲食失調，渴望獲得的問題是一種多面向的聚合體，融合各種認知、行為、社會因素，再結合其他症狀，像是焦慮、憂鬱、衝動。」

渴望獲得並不是《DSM》裡的某一種疾病，而是一種隱性的結構，涉及獲得、占有，或囤積物品的強烈慾望。

要注意的是，囤積癖和狂食症有非常不同的病源、過程、治療方法、結果。我提到兩者的相似之處，是在文化與經濟方面助長這兩者的因素，以及慾望和獲取的潛在動力。

我們可以想像成是霍亂和傷寒的比較，這是兩種完全不同的疾病，但是必須在特定的氣候條件下，才會開始滋長和傳染。狂食和囤積也是這樣，必須在物質充裕加上消費主義的經濟與文化條件下，這些失調症才會出現，但是它們都以個人層面的方式呈現，有不同的神經基質、認知處理過程、荷爾蒙運作機制。

透過狂食症的編撰，我們看出消費循環中包含了多股力量，請參考「圖3」。首先，食品公司研發並銷售高度可口食品，還將其製作得讓人難以抗拒。民眾吃下過量的食物，導致過重、肥胖，並造成心理上的痛苦。美國精神醫學學會再將此行為編寫為一種疾病，收錄到蘊藏大量利益的《DSM》手冊中，讓製藥公司有了新的市場。接著，痛苦沮喪的民眾為了矯正過度消費食物，便轉而消費藥品和療法，但通常沒有幫助，因為他們身邊還是有大量的高度可口食品。換句話說，**這個疾病和療法一樣是過度消費，只是呈現的樣貌不同而已。這讓我們困在周而復始的循環中，卻從未提及潛藏著的文化和經濟疾病。**

特別值得注意的是，造成這類消費循環的兩種產業，就是食品產業和製藥產業，兩者都是由FDA管制。我們將在之後的章節看到，FDA的政策決定是消費文化的核心，能調節消費主義中道德教條和社會意識型態的緊張關係，因為個人的選擇和自由，往往與維護身心健康相牴觸。

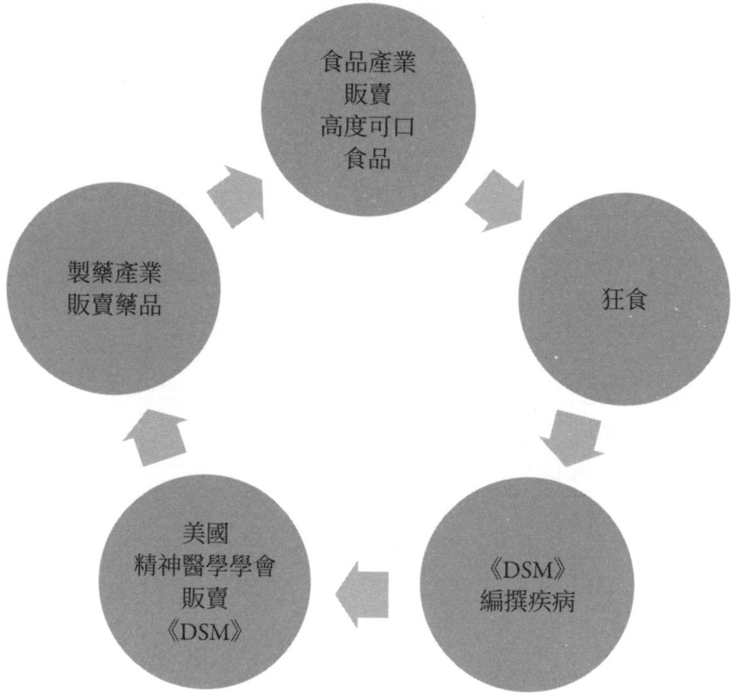

圖3　消費主義的嵌入式循環

Chapter 9

消費文化中的親密夥伴

The Bedfellows of Consumer Culture: Big Food and Big Pharma

Chapter 9

消費文化中的親密夥伴

大型食品和製藥公司，聯手將我們推向過度飲食的深淵

The Bedfellows of Consumer Culture: Big Food and Big Pharma

Chapter 9

The Bedfellows of Consumer Culture: Big Food and Big Pharma

消費文化中的親密夥伴

——大型食品和製藥公司，聯手將我們推向過度飲食的深淵

同為消費文化中最龐大的全球產業，大型食品公司和製藥公司經營類似的活動，並運用相同的伎倆製造消費者需求。

在許多案例都能發現，西方製藥產業中的藥丸，和全球工業膳食所生產的有品牌、過度精製的食品，有極為驚人的相似之處。**製藥和食品這兩種產業，不只在行銷產品與產生需求方面運用許多類似的技巧，也都樂於維持互相供應對方需求的共生關係。**

舉例來說，**許多藥物是用來治療過度飲食、過重、肥胖，但使用這些藥物實際上會延續過度飲食的問題，因為它們讓人相信，只要吃藥就可以取消或抵銷過度飲食的後果。**雖然西方的藥物確實是創新和科學的偉大成就，但是醫藥「產業」和醫藥「科學」完全是兩碼子事，**製藥公司對股東有必須持續提高獲利的責任，就像食品公司一樣。**

拓展食品和藥品市場

要檢視食品和製藥產業在消費文化與製造慾望中如出一轍的角色地位，從拓展市占率角度切入，是個很好的起點。

為了不斷增加獲利，這兩種產業必須持續開發新產品、接觸新市場。正如我們先前看到，食品公司使用難以抗拒的高度可口成分，不斷研發新產品、口味、包裝，以持續攻占市場；而製藥公司也同樣透過研發新藥物，持續推出新產品，同時為已經存在的藥品繼續拓展市場。

跟風藥品——新藥的藥效，並不會比較好

說起來可能會讓許多美國人驚訝的是，**製藥公司並不需要證明新藥比已經存在的藥品更有效，新藥的藥效實際上比市面上的藥還差**。根據《凱法弗—哈里斯藥品修正案》（*Kefauver-Harris Drug Amendment*, 1962），製藥公司只要證明新藥不是毫無效果就可以了。結果，製藥公司能夠製造各種仿效藥，也被稱為跟風（Me-too）藥品，去和對手在市面上最具特色的藥品競爭。

換句話說，葛蘭素史克（GlaxoSmithKline）藥廠可以販售克憂果，和禮來最知名的藥品百憂解競爭，這就與百事可樂可以推出新飲料和可口可樂競爭，或塔可鐘可以

推出新的套餐和麥當勞競爭一樣。事實上，從一九九八年到二〇〇二年間，經FDA許可的新藥中，有七七%都是這種跟風藥品，被FDA分類為「治療同樣症狀，但效果並未比現存藥品優異」(Angell, 2005)。

除了新藥許可的效能標準相對較低以外，藥廠需要提出藥物試驗，以證明這些藥物有些許作用。但令人詫異的是，**竟然只需要兩篇成功的試驗報告，其餘不管多少次試驗都看不出效果也沒關係**(Khan, Leventhal, Khan, & Brown, 2002; Kirsch, Moore, Scoboria, & Nicholls, 2002; Kirsch & Sapirstein, 1998)。

換言之，FDA審核新藥時，不會檢閱整體的研究，只會看藥廠挑出的幾篇報告而已。藥廠透過重複進行的臨床試驗，通常會用上一些惡劣的作弊方法，像是安慰劑篩選(placebo washout)[36]和資料抑制(data suppression)[37]，得出藥廠想要的結果(Kirsch, 2010)，如此一來，藥廠就可以輕易挑出兩篇研究報告，展示出似乎有效的表象。例如，**百憂解在許多實驗當中，表現都沒有比安慰劑好**，但它仍是最常被開出的抗憂鬱劑之一，**為葛蘭素史克帶來大量利潤的克憂果，不過就是模仿沒那麼有效的百憂解而已**。

◉ 藥廠的陰謀

有些經濟學家注意到，跟風藥品進入市場後產生的競爭可以拉低藥品價格

（Hollis, 2004）。確實如此，但是，**這種仿效藥通常會夾帶著侵略性非常強的「製造疾病行銷活動」，說服民眾去「詢問醫師」，買不必要的藥，最終導致開銷和健康照護成本增加，但對藥品的市場效率完全沒有傷害。**

還有一些例子是，**製藥公司會推出高價的跟風藥品，以此和自家專利年限快到期的藥品競爭。**例如英國製藥公司阿斯特捷利康（AstraZeneca），就在其明星藥品Prilosec[38] 專利年限快到期時，推出新藥物耐適恩（Nexium），以搶占自己的市場。耐適恩沒有比Prilosec有效，甚至也沒有比即將上市的低價位學名藥（generic）[39] 版本更好，但因為對藥物效能的規定鬆散，它還是能夠獲准上市。

這些跟風藥品能夠成功，仰賴的就是一個大到可以容納許多類似藥品競爭的市場。這些藥品通常都是針對慢性病症狀，像是高膽固醇、高血壓，而這些症狀都與過度飲食、過重、肥胖脫不了關係。**這些慢性病症狀製造出龐大且穩定的市場需求，因為患者必須持續每天服用藥物數年，甚至數十年。**

---

36 安慰劑篩選（placebo washout）：在進行真正的試驗之前，先讓所有受試者服用安慰劑一段時間，之後把服用安慰劑後症狀改善的人剔除，剩下的受試者才進行真正的藥物試驗。

37 資料抑制（data suppression）：蒐集所有的受試者試驗結果後，把不符理想結果的資料排除，不寫進研究報告中。

38 Prilosec：治療胃潰瘍、胃酸過多。臺灣無進口。

39 學名藥（generic）：非專利藥，指原廠藥的專利過期後，其他藥廠以同樣成分與製程生產已核准之藥品，與原廠藥有相同之有效成分、劑型、劑量、療效。

值得注意的是，食品和飲料產業也很類似。在飲料產業中，業者透過製造慾望而創造出一個龐大的市場，讓許多類似的產品互相競爭長期的品牌忠誠度。然而，彼此競爭的食品和飲料口味確實不一樣，跟風藥品的療效卻不太可能有任何差異。因為藥品幾乎都是一樣的，通常只是化學物質的鏡像，即所謂的左右同分異構物[40]（isomers; Glasgow, 2001）。消費者選擇某種藥品可能只是因為喜歡名字、顏色，甚至藥品的廣告。幾乎沒有效能突破上的勝利，都只是銷售話術上的勝利而已。

偽裝的基金會和草根團體，製造假象，欺瞞民眾

食品和製藥產業還有另一個增加市占率的方法——**成立誤導大眾的基金會和偽裝的草根團體，藉此欺騙民眾**。這類組織被設計來製造一種假象，好像有個非營利組織在推廣公共衛生與健康，但其實只是一家偽造的公司。

例如一九九八年，ＦＤＡ核准了克憂果可以開給社交焦慮症（Social Anxiety Disorder, SAD）患者，而製造商葛蘭素史克面臨的銷售困境，就是知道這種失調症的人很少。根據美國作家布蘭登．科納（Brendan Koerner, 2002）的描述，ＦＤＡ通過社交焦慮症患者服用克憂果後沒多久，突然冒出了好幾個「草根」組織，包括「社交恐懼症聯盟」（Social Anxiety Disorder Coalition）與「遠離恐懼」（Freedom From Fear）。這個疾病關懷聯盟並未提到克憂果或葛蘭素史克，卻祭出了各種海報、廣播、電視廣

告，裡面就是一些普通民眾，配上一句口號「想像對人過敏的感覺」。這個行銷活動就是葛蘭素史克聘請公關公司精心設計的傑作，目的是要讓民眾認識社交恐懼症。

從那之後，開始有無數的「疾病關懷聯盟」以同樣地模式出現，這都是一些仿冒草根團體而成立的組織，而且成員都是一些病症很模糊，通常只符合最低門檻的人。不論是打電話過去，或是造訪該團體的網站，他們一定是建議民眾去找醫生開專門的藥物。這種不直接廣告藥品，而是宣傳疾病的行銷方法，對製藥廠而言效率驚人，因為不需要耗費大量勞力和成本研發新藥，只要鎖定已經存在的藥品，尋找新的市場，引導民眾去使用就可以了。

同樣地手法，食品產業也成立許多基金會和委員會，表面上看起來是致力於公共衛生議題的非營利團體。比如國際食品資訊委員會（The International Food Information Council）就有英文與西班牙文網站，上頭寫著：

「宗旨為有效傳遞具備科學根據的健康、營養、食安資訊，促進民眾身心健康。」

該委員會是由許多食品與飲料公司贊助，如嘉吉、胡椒博士、思樂寶、卡夫、

40 同分異構物（isomers）：組成的原子都一樣，但因組成方式，即鍵結排列方式不同，而形成不同的物質。

孟山都等，委員會網站還會貼出完全錯誤的內容，像是「糖尿病的成因依然是個謎」。

另外，可口可樂也成立身心健康飲料機構（Beverage Institute for Health & Wellness, BIHW），其網站上指稱：

「持續致力於利用科學證據，提升對飲料與飲料成分的知識與了解，並且發揮提倡健康生活方式的作用，促進全民身心健康。」

這個網站也發布許多有陷阱的內容，像是「研究顯示，在某些狀況下，攝取糖能夠提升認知功能表現」。他們披著可靠科學的外衣，在該頁面底下列出四篇學術參考文獻，但是當中沒有一篇研究內容和人類認知功能或認知功能表現有任何的關係。換句話說，一般消費者根本無從判斷這些陳述的可信度，因為他們花了大把心力在製造假象，做出看似有科學根據的非營利消費者教育資源。

新興藥品市場——便宜、不健康的產品，就銷往開發中國家

對食品和製藥產業而言，目前最新的金礦就是全球新興市場，在中國和印度這些地區，新中產階級的胃口一直以來都被有限的慾望壓抑。

第一個對這些新興市場動手的是速食產業。

一九九〇年代，在密集的全球化商業活動發展下，速食餐廳迅速展店。現在，

食品製造業仍繼續把這些擴展中的市場當作汽水、薯片，以及其他精製食物的目的地。例如二〇一四年第一季，可口可樂財報顯示全球銷售增加，其中中國成長了一二%，印度成長六%（Warner-Cohen, 2014）。百事可樂在已開發國家市場中，現在已經轉為銷售較健康的零食，但他們也大量投資中國和印度市場，在當地銷售汽水和傳統的零食（Forbes, 2013）。

也就是說，當這些食品和飲料在已開發國家造成重大的公共衛生問題後，這些地區的消費需求就變成比較健康的產品，希望力挽肥胖與相關疾病的狂瀾。**食品業者則迎合已開發國家的需求，製造出新的「健康選擇」，然後把比較便宜的不健康產品出口到開發中國家。**

不令人意外的是，許多被食品產業看中的地區，也被認為是所謂的「新興藥品市場」（pharmerging market）。最初是製藥顧問公司寰宇藥品資料管理（IMS Health）創造出這個詞，他們指出，有七個國家的藥品市場成長速度為全球平均的二倍——中國、巴西、俄羅斯、印度、墨西哥、土耳其、南韓。原本預估它們在二〇〇九年會占銷售成長的二〇%，結果七個國家都遠超過這個數字，占了總成長的二九%（Campbell & Chui, 2010）。

寰宇藥品資料管理公司建議藥廠瞄準新興藥品市場：

「選擇合適的投資組合，把握大幅成長的機會與當地的消費需求。」

「考慮新興藥品市場中的疾病概況、治療範例、診斷率……非常獨特，沒有一個國家可以被視為單獨的市場……適應性和客製化程度就是關鍵。」（Campbell & Chui, 2010, p.7）

寰宇藥品資料管理公司的另一篇報告，**形容新興藥品市場為「原始森林」，各製藥廠「準備撲上去狼吞虎嚥」**（Hill & Chui, 2009）。雖然把藥品引進新的市場，可以改善當地的公共衛生、減輕患者痛苦，但是看看這篇報告所使用的文字背後的意涵，**淨是生吞活剝、惡意摧殘，絲毫不具有任何人道主義的語氣**。

◉ 身心失調相關疾病，如傳染病般蔓延全球

為了要讓這些藥品在世界各地都能獲利，也得把疾病出口到國外，才能製造對藥品的需求。在《跟我們一樣瘋：美國精神疾病的全球化》（*Crazy Like Us: The Globalization of the American Psyche*）一書中，作者伊森・華特斯（Ethan Watters）提到，**心理健康失調的疾病正以「傳染病般的速度」擴張到各個文化中，並取代了當地才有的疾病**。

舉個例子，他提到日本文化對憂鬱症的認識，近年來已經有了根本上的改變，很像速食改變了他們的飲食結構。這種精神疾病的「美國化」，只是製造疾病行為的一種新型態而已，因為一個文化對精神疾病的認識和表現，是經由媒體公布和推廣才

改變的。總而言之，這裡的所有伎倆，都讓食品與製藥公司得以透過詐欺行徑和錯誤資訊擴大客戶群，而在多數情況下，一般消費者根本無力抵抗。

利益衝突——廠商收買研究者

食品和製藥產業在提升利益方面，還有一個類似的手段，就是透過製造利益衝突來增加銷售額，並掩蓋對其產品不利的科學證據。

製造利益衝突的做法最常見於，**支付醫生和營養學研究人員可觀的演講費用，或是去找傳遞營養與醫藥資訊給民眾的專業組織，讓他們和企業聯盟建立夥伴關係**。還有一種常見的手段就是，**企業贊助科學機構的研究經費**，導致有同儕審查制度的科學期刊中，出現了大量關於過重或肥胖的研究，而這些都是由速食或飲料產業大廠間接投資的研究。想當然耳，營養方面的研究中，也有大量文章支持藥品的效用，這些也是藥廠贊助的研究。

有企業贊助的研究人員，現在通常覺得有義務揭發這個現象，這確實是一大進步，因為過去這樣的關係基本上是祕密。但是就算自己揭發，仍然無法解決利益衝突的問題，也無法讓看到研究的讀者更有能力評估這些文字的可信度。

不只如此，這些披露通常只會出現在期刊文章的注腳，或是以極小的字級印刷，而不會出現在研究摘要中，然而，非專業人士或沒有訂購該專業期刊的讀者所能看到的部分，經常只有研究摘要而已。更重要的是，任何印刷出來的內容，尤其是出現在學術期刊裡的文章，就算已經以極小字級印刷，聲明這份報告的結果可能被企業合作關係影響，但就是有辦法成為真理。

另一個問題是，研究人員並不會每次都坦白承認這種利益衝突。比如我之前看到，一群營養研究人員發表一篇研究報告，投稿到學術期刊上，內容是有關含糖飲料和肥胖之間的關係，但沒有聲明與企業的關係，之後當地的報紙揭露其中一位作者手中握有麥當勞的股份（Allison, 2007）。於是該期刊便刊登一份勘誤聲明，揭露這樣的利益衝突，但是當讀者下載這篇研究報告時，依然不會看到這份聲明。

唯一能找到這則聲明的地方，只有瀏覽該期刊的最新消息，然後去找「勘誤」區的內容，才會記載已出版期刊內的錯誤或疏漏。也就是說，除非你一條不漏地查看每一則最新消息，包括勘誤區的內容，否則根本不會看到這則聲明；如果你只是透過PubMed或其他的科學資料庫連結到這篇文章，就不可能看到。但是，不像紙本期刊，電子期刊很容易更正文章的內容，因此未來的讀者也能看到正確的資訊，許多期刊就是這樣做。

即使專業機構會要求會員必須揭露財務上的利益衝突，但這些資訊依然不易被社會大眾取得。例如美國營養學會（American Society for Nutrition, ASN）的背後就有許多食品產業的關係（Nestle, 2001），他們要求董事會成員填寫並繳交正式證明，承認背後有哪些利益關係。但是，當我寫信去該學會要求查看這份證明時，他們卻拒絕提供，管理與行銷協調部（Governance and Marketing Coordinator）這麼告訴我：

「蒐集利益衝突的證明只供內部使用，通常不會公開給社會大眾。」（V. Bloom, personal communication, August 27, 2014）

由於他們是私人機構，無法使用《資訊自由法》（*Freedom of Information Act*）來強迫他們公布資訊，因為這僅用於揭露政府機構的貪汙與利益衝突。

◉利慾薰心的製藥廠

製藥產業也被指控背後有大量的利益掛勾行為，大大破壞了他們的客觀與誠信。法律學者馬克．羅德溫（Marc Rodwin）提到，**我們以為藥廠應該在研發能改善大眾健康的產品，但事實正好相反，他們往往在研發危害大眾健康卻是高獲利而低價值的產品，並且長期忽略那些效果較好但獲利較差的產品。**

最近在研發抗生素的過程中，就面臨這樣的市場問題。二〇〇三年到二〇〇七年間，只有五種新的抗生素通過ＦＤＡ審核，而且過去四十年內，只有四種類型的抗生素正式問世（Cooper & Shlaes, 2011）。目前市面上的抗生素愈來愈無法對付抗藥性強的超級細菌，已經造成令人氣餒的全球健康危機（Pollack, 2010）。**雖然大眾的健康仰賴有效的抗生素，製藥廠卻沒有投資研發新抗生素的動機，因為抗生素的獲利太低**，意思就是抗生素是廉價藥品，而且民眾最多只會服用幾天。

由於市場沒有辦法解決這個問題，美國與其他國家政府只能從財務面下手，像減稅、臨床試驗補助、專利年限等，鼓勵藥廠研發大眾真正需要的抗生素。同時，**製藥公司則透過提供醫師財務誘因，以推廣能獲利但通常是非必要的藥品**，並且鼓勵醫師開不適當或仿單標示外的藥品，藉此增加營收（Rodwin, 2012）。

另一個相關問題是，大量的醫藥與營養方面的研究，已經從學術單位轉移到企業單位的辦公室裡，而這些企業就是在賣自己正在研究的產品。而且，這些私下進行祕密研究的企業，不像大學裡的科學家，至少在理論上來說，科學家有責任報告不利的研究成果和利益衝突關係，然而私人企業沒有相同的責任。這樣的利益衝突，再加上扭曲與商品化的科學資訊，已經逐漸破壞真正的科學。

最單純的科學研究，是一件很美好的事。依據道德原則進行的安慰劑對照、雙盲試驗（double-blind trials）[41] 所得出的證據和結果，對真相和公共衛生都有極大的價值。但很遺憾的是，食品和藥品的商品化科學，已經破壞了正直、不願接受企業贊助和資金的最優秀科學家所做出的研究成果。

過度飲食與新市場

最後，過度飲食會以兩種方式形成新的市場：

1. 過度飲食者有嚴重的健康問題，因此也成為昂貴的醫療產業的消費族群。
2. 幾乎每一個與過度飲食奮鬥的人，都是以下產業的潛在消費族群：節食、減重飲食、個人運動教練、營養師、廣告減重產品、書籍、運動影片、健身房會員。

食品產業本身就是過重與肥胖的最大受益者，因為強調可以減重和促進健康的新食品有非常龐大的市場。像Skinny Cow、Fiber One、WhoKnew、Glutino、PopChips、Skinnygirl Cocktails全部都是非常賺錢的品牌，因應的是消費者迫切想要逃避過度飲食的惡果。

許多食品公司現在也成立子公司，以發展減重事業。例如，**雀巢公司就從珍**

41 雙盲試驗（double-blind trials）：施測者和受測者都不知道真正的實驗目的與測試內容下所進行的試驗。例如發放藥品的醫護人員和拿到藥品的患者，雙方都不知道自己拿到的是藥品還是安慰劑。目的是要避免主觀印象影響測試結果。

妮・奎格（Jenny Craig）[42] **的減重計畫中獲得龐大利益**。因為許多減重的飲食方式，尤其是時尚飲食（fad diet）[43]，一開始會脫水而使得體重快速下降，可以營造出一種效率很好的假象，讓人有積極的動力去追求其他的時尚飲食或產品。其實最簡單的減重飲食，就是少吃一點，卻在這過程中被遺忘了。可能是「因為」它很明顯，又是免費的，在消費主義的文化中，便被視為無法令人滿足的「產品」，在這樣的文化中，**高價的產品總是比低價的基本常識更能滿足心理需求**。

【案例】愛麗森——深信便宜沒好貨，以為價格就能反映價值

愛麗森對所有免費的飲食或減重計畫不感興趣；事實上，**計畫愈昂貴、愈花招百出，她就愈相信該方法會有效**。她總是堅信，花錢就能幫助她降低食量，卻看不出當中的矛盾。她不知不覺成了「市場宗教」的信眾，深信價格可以充分反映出物品的價值（Dobell, 1995），因此她花的錢愈多，一定愈有效。

同樣地邏輯，她最近決定花五千美元（約新臺幣十五萬元）加入一個叫「就吃個午餐」（It's Just Lunch）約會服務，卻不選擇其他比較便宜或免費的約會網站。她相信高價位就表示這是專屬服務，但根本無法證實這一點，因為無法看到或評估裡面所有的男性會員。就像高級的減重中心和水療機構保證在奢華設備下就能快速看到成果，「就吃個午餐」充分利用富裕消費者對獨特性的需求和專屬感的渴望，卻未必真

正提供卓越的產品。

演變到最後，**許多減重和約會公司其實是利用了這群人對美麗、體重、慾望、寂寞的恐懼，販售對社會階級的幻想**。這種從藥品、飲食、特殊食物、心理學家、營養師身上尋求解決方法的行為，**最根本的問題在於，他們相信消費可以解決消費造成的問題**。當然，還是有一些非常有能力的專家、有效的服務、寫得很棒的書，可以幫助人解決過度飲食的問題。但問題在於，**在這個發狂的市場中，許多資格不足的從業人員提供無效的服務，也一樣在市場上販售**，一般人很難在這麼多選擇中做出明智的判斷。

透過食品與藥品自我治療——廠商大獲全勝！

食品和製藥產業的相似之處不只是在製造方面，就連消費方面也很類似。安慰劑和健康光環，都能短暫地讓我們感覺好一點，但最終都會危害身體與心理健康。

舉例來說，吃Activia牌的優格會讓我們覺得自己正在吃健康的東西，卻沒意識到裡面添加了大量的糖；服用百憂解治療亞臨床憂鬱症，可能會有安慰劑的效果，能暫時讓心情變好，但也可能會接著引起惱人的副作用，並阻礙應該要自己改善的自覺。

42 珍妮．奎格（Jenny Craig）：先前為美國連鎖瘦身中心，後來被雀巢買下。

43 時尚飲食（fad diet）：強調不須努力運動就可以瘦身的各種流行性減重法。

服用這類化學物質可能會產生一些幻想、渴望、扭曲的知覺，以為自己正在做很健康的事，但從科學觀點看來正好相反。

使用藥品和食品牽涉到願望實現、慾望、個人認同的複雜情緒，也牽涉到我們是誰，我們又想要成為什麼樣的人。**如果我們把服用更多食物或藥品，當成一種防禦機制，去處理疏離、不安、沒有歸屬的感覺，那麼食品和藥品就會變成自我治療的方法。**也就是說，用消費文化中的大量物質去表達這些存在的痛苦，又用造成這種疾病的病原體去治療疾病。當一個人當下對自我的感覺是空虛的，就會採用這種冒充的解決方法，因為我們把內在的痛苦視為個人的問題。

另外，精神病學界又揭露體內的生物學和神經科學機制，把失調和痛苦呈現在個人體內或大腦內，讓患者更以為是自己的錯。但矛盾的是，焦躁不安經常是消費文化造成的後果，消費文化不斷製造需求和慾望，但那些生產出來提供慰藉的物質，卻從未真正發揮效果。

食品產業和製藥產業之間的關係，也就是其中一種形式的消費，被用來治療另一種消費造成的痛苦，卻不採用更直接的解決辦法——降低整體消費量。這是把消費主義當成「道德意識型態」，而不是把消費主義當成「倡議主張」所大獲全勝的另一個例子。

在這個勝利的背後，有許多勢力龐大的產業，包括食品、製藥、菸草產業，全都為了股東利益，合謀摧毀大眾的健康。過度飲食、過重、肥胖導致的健康照護成本增加，每天都在製造更多病人，也就是製藥產業的顧客一直在增加，糖尿病、高血壓、冠狀動脈性心臟病、代謝症候群的藥品需求也不斷增加。

對於過度飲食，這種所謂的「順勢」的解決方案，會產生新的利益；但是，「逆勢」的解決方案，像是對含糖飲料課稅和改善食品成分標示，是要降低過度消費，預防公共衛生問題持續蔓延（Dorfman & Wallack, 2007）。換句話說，**順勢的解決方案把痛苦和行為改變都集中在個人身上，但這樣會增加總消費量；然而，逆勢的解決方案把疾病放在消費文化中，這樣可以減少總消費量。這兩種解決方法之間的對立，就是政府立法時辯論的核心，也是我們最後必須面對的議題。**

Chapter 10

健康法規

The Regulation of Well-Being: FDA and the Nanny State

Chapter 10

健康法規

FDA與保母國家之間的拉鋸戰

The Regulation of Well-Being: FDA and the Nanny State

過度飲食心理學：當人生只剩下吃是唯一慰藉

The Psychology of Overeating:

Food and the Culture of Consumerism

Chapter 10

The Regulation of Well-Being: FDA and the Nanny State

健康法規

——FDA與保母國家之間的拉鋸戰

【案例】愛麗森——「既然能在市面上流通，那怎麼可能不合法？」

愛麗森買了各種形式的營養補充品，包括藥丸、飲料、營養棒、軟糖、飲料粉、濃縮液等。她提到這些產品時，說它們可以提升新陳代謝、燃燒脂肪、增加肌肉量、抑制食慾、增加體能、改善膚質，甚至還可以增加費洛蒙（雖然科學家從未證實人類身上有費洛蒙〔Wysocki & Preti, 2004〕）。

過去幾年來，許多人跟著產業潮流購買這類產品，使得這類「保健產品」銷量大幅成長（Brower, 1998）。銷量成長的部分原因是營養補充品的法規寬鬆，比起醫療用途的藥品，製造商更容易讓這些產品上市；而且它的標示和健康聲明也不受嚴格規範食物的法律影響。

似乎是這類產品愈貴，愛麗森就愈會去買，大概是因為標價強化了安慰劑的效果。愛麗森並不是特別精明的消費者，也沒有責任要去調查這類產品的標示和健康聲明；但也不能說她真的是個倒楣的受害者，因為她可能很享受這些產品的騙局——幻想可以透過魔法改變一切。這些產品編織著美麗的謊言，但謊言就是謊言。**雖然愛麗森可能是整個騙局中的共犯，但我內心公正的感覺告訴我，她被強大的對手設計與剝削了。**

當我告訴她，寬鬆的法規允許這些江湖術士的藥品流到市面時，她並不相信我。她就是不相信，即使這些東西的效果未被證實，也可能在市場上販售。她不斷用同一個問題反駁我的陳述：

「那怎麼可能合法？」

同樣地情形，當我在課堂上展示醫療藥品的效能資料時，大學生也不相信我，他們也是問我：

「那怎麼可能合法？」

FDA——增加法規，就會變成保母國家或社會主義嗎？

決定哪些食品和藥品合法，以及可以提出哪些聲明，最重要的核心單位是FDA與一些保護消費者利益的單位。

FDA一直以來享有不錯的聲譽，被認為是強悍又嚴格的保護機構，過去半個世紀以來的無數次調查結果也顯示，美國人認為它是最受歡迎且最值得尊敬的單位，給了它七〇到八〇%的支持率，遠高於其他美國政府單位的信心調查（Carpenter,

2014, p.12)。

然而，先別理會民眾普遍對FDA的信任，它對營養和公共衛生的規定其實是有爭議的，這些作為經常被形容為不受歡迎的家長式政府干涉或保母國家政治。反對法律規範的人經常大聲呼籲，增加法規就會變成保母國家或社會主義。在他們那種完全不可能的想像中，我們最後可能會像瑞典一樣。

《食物政治》(*Food Politics*) 第十版的序言中，作者瑪麗安・奈索列出了該書第一版受到的激烈批評，包括封她為美國的「首席保母」，並指責她抹去個人對營養選用的責任。

亞馬遜網站上的讀者評論中，有人留言：

「奈索忘記了一樣不算小的東西，叫作『意志力』！」

「這個國家的首席食物保母寫了一本書，把肥胖、糖尿病、心臟病，全部歸罪於食品業者、行銷專員，甚至連學校也不放過。看起來好像除了那個長著肥肉的人以外，每個人都得對他的肥肉負責。」

最後還有這樣的批判：

「每個沒有能力為自己著想的人，都會真心感謝……食物政治。(難道作者) 沒聽過個人責任、運動、適當飲食嗎？」(Nestle, 2002)

這些憤慨的言論，反映出自由意志對抗保母國家的強烈政治情緒。讓我們再次回想起本書提過的各種消費主義形式之間的緊張關係（Gabriel & Lang, 2006）。在此回顧一下那些消費主義的定義：

1. **消費主義是一種道德教條：**

消費者的選擇和取得過程，其實是為了傳達個人自由、快樂，以及已開發國家的力量。

2. **消費主義是一種政治意識型態：**

和保母國家的家長作風相反，現代國家對跨國公司加以保護；消費主義意識型態讚揚消費者擁有酷炫、時尚的商品，因為這代表了選擇和自由。

3. **消費主義是為了全球發展的經濟意識型態：**

相較於共產主義所主張的簡樸，消費主義被視為自由貿易的驅動程式；培養新的消費者被視為經濟發展的關鍵。

4. 消費主義是一種社會意識型態：

建立階級差別，以物質商品來決定持有者的社會地位和聲望。

5. 消費主義是一種社會運動：

消費者權益是倡議透過法規保護消費者價值和消費品質的特色。

這些消費主義之間的緊張關係，也就是政治意識型態的消費主義和社會運動的消費主義之間的對立，一直是相關法案攻防辯論的中心。可以這樣說，許多美國最重大的公共問題，在某種程度上都和法規監管的失敗有關——大規模槍殺事件、菸草、肥胖、糖尿病、次級房貸，以及普遍的學生貸款違約，只是其中的一小部分而已。

三大監管機構簡介——FDA、USDA、FTC

美國政府的食品法規複雜又規模龐大，遠超出我作為臨床心理學家的研究範圍，但個人健康部分絕對是在我的領域之內。許多聯邦立法監管機構都有保障人民福祉的責任，但我主要把重點放在討論與評估FDA上，因為在監管食品標示方面，它的責任最大；在藥品方面，它更是唯一的監管機關。

本章討論的核心問題，也是我多年來一直嘗試回答自己的問題——FDA在監

管食品和藥品方面，到底是英雄還是壞人？有些人認為，ＦＤＡ是個鬆散甚至腐敗的機構（Burros, 2007; Evans, Smith, & Willen, 2005; Klein, 2005），但它可能只是代罪羔羊而已，因為它只擁有國會賦予的有限權力，而且還受到司法部門合法性評估的牽制。

ＦＤＡ的成立法源是一九〇六年的《純食品與藥品法》（*Pure Food and Drug Act*），這項法令禁止州與州之間交易不符合規格和標示錯誤的食品與藥品。前總統老羅斯福（Theodore Roosevelt）於一九〇六年簽署這條法令時，目的是希望「資本主義文明化」。老羅斯福雖然是美國企業和創新的熱情擁護者，但他也很擔心在市場上觀察到的殘酷與自利手段（Hilts, 2004）。一開始，於一九三〇年由化學家和檢驗人員所組成，並站在消費者的立場去干預產業界的行為，這也是我們現在認識的ＦＤＡ。

現在，ＦＤＡ隸屬於美國衛生及公共服務部（Department of Health and Human Services），並被賦予愈來愈多的權力。根據一九三八年的《聯邦食品藥品化妝品法案》（*Federal Food, Drug, and Cosmetic Act, FDCA*）、一九九〇年的《加強營養標示法案》（*Nutrition Labeling Enforcement Act, NLEA*）、《公共衛生安全和生物恐怖主義準備與因應法案》（*Public Health Security and Bioterrorism Preparedness and Response Act, BTA*）、《食品安全現代化法案》（*Food Safety Modernization Act, FSMA*），以及其他的法律條款，ＦＤＡ

針對食品、營養補充品、飲料進行監管。

目前，FDA的管轄範圍已經擴大為監管九萬五千家企業的產品，或約美國經濟四分之一產值的生意，估計產品價值一年超過一兆美元（約新臺幣三十兆元；Hilts, 2004, p.xiv）。

和FDA一樣，USDA也監管食品安全，不過它的管轄範圍只有肉品、家禽、蛋類製品，約是食物總供應量的二〇%，而其他八〇%就落在FDA的管轄範圍中。

USDA還有其他幾個任務，有些甚至彼此互相衝突。例如，它的營養政策與推廣中心（Center for Nutrition Policy and Promotion）是發展與推廣有科學研究根據、確實符合消費者營養需求的飲食指南，藉此改善美國人民的健康與福利；不過，它的農業行銷服務部（Agricultural Marketing Service）卻致力於加強與拓展美國農產品的市場（Schlosser, 2004）。

監管食品安全的是FDA與USDA，而食品標示與廣告則是聯邦貿易委員會（Federal Trade Commission, FTC）、FDA、USDA共同監管。

從一九五四年起，FTC和FDA就在合作備忘錄[44]下共同合作，FTC原則上的主要責任是食品廣告，而ＦＤＡ的主要責任是食品標示。根據一九九〇年的《營養與標示教育法案》（*Nutrition and Labeling Education Act, NLEA*），ＦＤＡ也有責任監管食品包裝上的營養成分、將營養成分的標示方式標準化，還要求食品和營養補充品的產品標籤上，必須記載更詳細的營養資訊，所以現在大部分的食品包裝都有營養成分標籤。

「圖4」是ＦＴＣ、ＦＤＡ、ＵＳＤＡ各自的監管範圍，要注意的是，這並不是各單位詳細的職權說明表，只是列舉出與本書相關的職權，是一份簡化的監管職權範圍表。

營養補充品與藥品——企業利益凌駕於消費者保障之上

在ＦＤＡ發展的過程中，美國國會不斷擴張ＦＤＡ的職權和管轄範圍。不過，最近的局勢有了改變，國會開始刪減和限制ＦＤＡ的權限，最明顯地就是監管營養補充品的權力。

從一九三八到一九九〇年，ＦＤＡ一直有監管營養補充品的權限；但從一九九〇年起，ＦＤＡ愈來愈常對營養補充品製造商發出警告，或是要求召回產品。由於

---

44 合作備忘錄：雙方合作前簽訂的契約，通常只有原則性的宣示作用，內容包括願意共同監理、資訊交換、資訊保密等等。

監管的力道變強，營養補充品廠商便開始反彈，對國會進行強大的遊說行動，結果通過一九九四年的《營養補充食品健康與教育法案》（*Dietary Supplement Health and Education Act of 1994, DSHEA*）。**國會竟然允許企業利益凌駕於消費者的保障**，宣稱「營養補充品產業是美國經濟體系中不可或缺的一部分」（Dietary Supplement Health and Education Act, 1994），剝奪了FDA監管這些產品的大部分權力。

現在，根據該法案，這類營養補充品上市前，不再需要證明產品的安全性和效用，也不必先經過FDA過濾（Barrett, 2007; Cohen, 2000; Kaczka, 1999）。這種做法，完全違背之前對營養補充品的審查管理原則，也違背有史以來對藥品的監管原則——上市前必須先經過FDA核准。也就是竟然變成，在上市前營養補充品業者由自己負責安全管理。因此，**目前的營養補充品在上市之前，不只不必先證明安全性，而且，FDA只能等到「上市後」，證明該產品不安全、已經對消費者造成傷害，才能限制該產品的銷售**（Barrett, 2007）。

DSHEA的通過代表了監管權限的重大改變，這項新法把證明產品安全的法律和科學責任，從業者身上轉移到監管單位上，也就是讓政治意識型態的消費主義，凌駕於社會運動的消費主義。最後就形成一個鼓勵隨意消費未經證實，而且經常是含糖的營養補充品市場，這些營養補充品通常以飲料、營養棒、粉末、軟糖、藥丸的形式呈現。這個不必要且有潛在危險的市場，還加入處方藥的市場，處方藥市場本身就充

機構	FDA	USDA	FTC
肉品、家禽、蛋製品的食品標示與檢驗（美國食品供應量的20%）		×	
提高農業利益		×	
教導民眾營養觀念		×	
制定食物金字塔／我的餐盤		×	
新鮮蔬果、乳製品、烘焙食品、海鮮的食品標示與檢驗（美國食品供應量的80%）	×		
提供消費者關於食品「正確、有科學根據的資訊」，保護公共衛生	×		
加強與拓展美國農產品市場		×	
監管大部分食品標籤上的內容與營養標示	×		
制定並監管強制性的營養成分標示	×		
監督並報告兒童食品的廣告			×
調查食品標示錯誤的舉報	×		

圖4　FDA、USDA、FTC的監管範圍
（「×」代表不在其監管範圍內）

機構	FDA	USDA	FTC
評估藥品的安全性（上市前）	×		
評估營養補充品的安全性（上市前）			
評估藥品的效能（上市前）	×		
評估營養補充品的效能（上市前）			
監督不安全食品的召回	×	×	
監督不安全營養補充品的召回	×		
監督食品級營養補充品與減重產品的廣告內容			×
對新廣告技術與媒體（例如口碑行銷）進行監督，並發展有效的加強管理策略			×
監管菸草的標示與銷售（非電子菸）			×
審核與評估食品的「營養功效」（上市前）	×		

滿著不必要且有潛在危險的仿效藥和生活方式藥品。這些市場不僅藐視民眾的健康安全，甚至讓民眾更相信不斷吃東西和吃藥就可以解決問題，而進一步鼓勵過度消費。

看守雞舍的狐狸——FDA從對人民負責，變成對藥廠負責

另一個重大的利益衝突是，一九九二年通過的《處方藥使用者費用法》(*Prescription Drug User Fee Act, PDUFA*)，FDA現在也有部分資金來自製藥公司（FDA, 2005）。為了加快冗長的藥品審核過程，在藥廠申請新藥審核時，國會允許FDA向藥廠收取大量的申請費用。平心而論，機關單位向使用者索取費用，以支付申請過程中必要的花費和資源，這種狀況其實很常見。例如大專院校都會收取申請費，國務院辦理護照申請手續時也會收取費用。對於資金吃緊的單位，向使用者或申請人收取處理費，都算是合理的運作方式。然而，在FDA的狀況中，已經不是監管單位收取申請費去支付審查費這麼單純了。簡單來說，**除了FDA，美國沒有其他任何一個政府單位的運作經費，竟然大部分是來自它應該監督的企業**（Senak, 2005）。

PDUFA通過後，現在FDA不只極大部分資金都來自藥廠，而且新法規定的時間表也變得很緊繃，導致原本藥品安全部門（Office of Drug Safety）的許多員工被重新指派工作，投入審核新藥的過程（Avorn, 2007）。

本身是醫師，同時也是PDUFA的評論家傑瑞·艾馮（Jerry Avorn）就曾經提

過：

「有一位FDA的科學家老是被人批評，說他對藥品的資料太過挑剔了。於是他的上司提醒他，要記得機構的客戶是這些藥廠。『這也太奇怪了，』那位科學家回答：『我以為我們的客戶是美國的人民呢！』」(Avorn, 2007)

PDUFA讓FDA從覺得要對人民負責，變成要對藥廠負責，也因此造成兩種後果，一是逐漸減少對現存藥品的安全管制，二是任由財務上的利益衝突影響審核過程。

健康與營養標示——為什麼FDA就是不定義「天然」一詞呢？

第六章〈糖與甜味〉曾經提過，食品產業有無數用來增加銷售的伎倆。產品銷量和包裝上的視覺誘惑與營養觀念關係密切，所以食品產業投入大量的時間與金錢在設計這些包裝，創造出更能打動人心的巧妙敘述。由於食物標示與FDA監管有關，現在我們要再次討論這個議題。

在FDA的網站上，它保證會「做你的後盾」，不會讓食品包裝上的標示有任何錯誤或誤導的情形，並進一步宣稱：

「該機構監督各種食品，確保標示內容屬實、不會誤導人。」(FDA, 2014)

但是，一般消費者可能並不清楚，從法律觀點來看，食品包裝上的健康和營養標示有許多不同種類，每一種都有一套不同的規定和認證標準。有些營養標示需經過ＦＤＡ嚴格審核，使用前還需要得到批准，但有些標示則不需要授權與核准。另外，ＦＤＡ並沒有明確規範，為了預防錯誤或誤導的資訊，需要提出什麼程度的科學證據（Negowetti, 2014）。後來的研究顯示，消費者根本無法分辨各種標示，因此願意根據不正確的健康標示去購買產品，這種現象就不令人意外了（Silverglade & Heller, 2010）。

先前提過，食品包裝上的營養標示，經常會因為創造了健康光環而導致消費者過度飲食。現實中就有一個相當矛盾的情況——**隨著食品標示內容大幅增加，美國人的肥胖率也跟著增加**，這很可能就是因為消費者想要減重，而尋找較健康的食物（Urala & Lahteenmaki, 2007）。**就是這種會隨著標示多寡而增減的慾望，讓這類營養標示蘊藏了大量的獲利潛力**。

其中一個很讓人困惑的例子，就是標示為「天然」的產品。正如之前探討過，「天然」這個詞毫無規範，食品業者可以隨心所欲用它表達任何意思（Food and Drug Law Institute, 2014）。消費者研究顯示，**消費者誤以為標示「天然」的產品，就是沒有人工添加物、殺蟲劑，或是基因改良的成分，因此願意花更多錢買這些食品**（Batte, Hooker, Haab, & Beaverson, 2007; Thompson, 1998）。

許多政府單位，包括政府責任署（Government Accountability Office）和ＦＴＣ都曾經提出，在當前ＦＤＡ的準則下，消費者其實很難評估健康標示；許多法律專業人士也呼籲ＦＤＡ，應該根據這些困惑重新檢視其對健康標示的準則（Government Accountability Office, 2011）。儘管如此，ＦＤＡ卻只是一再重述「有資源限制與其他機關優先事項」，遲遲沒有提出對「天然」的定義（FDA, 1993），並且辯稱這是一個主觀的形容詞，無法明確定義（FDA, 2012）。

要定義「天然」一詞的確很困難，但法律的標準特徵不就是定義與執行困難的概念嗎？如果不先定義這些難以理解的概念，整個社會要怎麼運作呢？例如，我們要如何區分未成年人與成年人、重罪與輕罪、謀殺還是誤殺？所有的法律和規範都是在處理這些難以定義的詞彙，那麼「天然」一詞為什麼就不一樣呢？

目前的「天然」一詞不只誤導消費者，不對這個詞彙加以規範，也會傷害到那些努力研發與銷售真正天然產品的公司。反倒是那些冒用「天然」一詞的廠商，根本沒有投入必要的努力和創新，它們不以誠實的方法達到消費者的需求，而是用惡毒的手段在市場上競爭並獲勝。在這裡我們進一步看到，**對食品進行規範的議題，不只是保護消費者還是自由市場這麼單純，因為在這個例子中，對「天然」一詞加以規範，不只可以保護消費者，也能夠嘉惠那些研發與販售真正天然食品的公司。**

營養成分標籤——USDA、ASN就是反對公布添加糖成分

自從營養成分標籤問世二十年以來，FDA在二〇一四年提出第一次的重大修訂版本。其中一項提議的修改是，添加糖必須標示於新的成分標籤上。添加糖和高濃縮果糖太不健康，於成分標籤中列出這些糖製品，以和天然的糖做出區分是很重要的，但目前卻沒有落實※。

USDA曾經一度在它們的營養資料實驗室（Nutrient Data Laboratory）網站中公布食品中的添加糖成分，卻於二〇一二年放棄，原因是：

「商業性、成分多樣的食品配方經常改變。」

「必須由食品公司提供或呈報，許多公司並不願意公開相關的獨家資訊。」

(USDA, 2014)

添加糖是在製作和提煉的過程中加入的，如果要求業者強制列出，該數值會透露出食品的可口性被調整到什麼程度。換句話說，對很多食品而言，添加糖數值就是一種「高度可口商數」。因此，列出添加糖的分量不只讓我們看到營養資訊，還提供我們哲學和心理學上的資訊，可作為消費文化中製造慾望的指標。添加糖的分量愈多，該產品就愈可能成為消費文化中的幻想，也愈能綁架人體中精密的神經機制。

但是，添加糖的提議始終備受爭議，科學團體和一般大眾都有相當多的看法。憂思科學家聯盟（The Union of Concerned Scientists）擬出一份聲明，支持列出添加糖成分，經二百八十位科學家、醫師、公共衛生官員，以及許多業界領先的食品學者簽名連署（Union of Concerned Scientists, 2014）。

相對地，ASN卻反對這項提議，其宗旨聲明如下：

「促進卓越的營養學研究與實踐，力求改善全球的公共衛生與臨床實踐；提供可靠的營養資訊給有需要者，倡導營養研究與其應用，以發展並履行與營養有關的政策和做法。」（American Society for Nutrition, 2014a）

引述ASN寫給FDA的信件（2014b），ASN反對刊登添加糖提議的理由如下：

◎沒有分析的方法可以區分天然的糖和添加到食品、飲料中的糖……因此製造商若要正確呈報最終成品中添加糖的量，可能會有困難。

◎把添加糖標示在成分標籤中，可能會混淆消費者，讓他們形成一種觀念，以為天然的糖比較有益，因為是「天然」的，就沒有添加糖類似的健康問題。

◎沒有任何支持性的證據顯示，把添加糖加入食品標示中，可以讓美國民眾減少卡路里攝取量，包括從添加糖、總糖量或總能量中攝取的卡路里。因此也無法達到降低慢性疾病的風險和體重管理的目的。

◎大量的消費者測試顯示，消費者對於某些詞彙的理解，像是總糖量、添加糖、糖，以及消費者如何解讀這些資訊，這些應該優先處理，而不是先決定更改食品標籤，再來教育民眾。而且應該進行消費者測試，看看刊登添加糖是否真能讓飲食更健康，這一點非常重要，也應該進行這樣的測試。

※本書內容完成後，FDA全面改變營養成分標籤的規定，包括需列出添加糖。

◉破綻百出的ASN論點

讓我們逐一檢視這些論點。

第一，「製造商若要正確呈報最終成品中添加糖的量，可能會有困難」，實在很荒謬。

食品製造廠商既然能夠進行極為精良的實驗測試，得知消費者喜歡糖、鹽、脂肪，一定也可精準知道每個產品裡到底放了多少糖。如果他們不知道產品裡有多少糖，怎麼知道要購買多少糖呢?這些食品在高科技的實驗室和工廠中生產出來，所有的物質都經過謹慎計算，可以校準到毫克。就連每個家庭中的掌廚者，只要簡單用量杯測量一下，都可以告訴你在食物裡加了多少糖。

第二，「把添加糖標示在成分標籤中，可能會混淆消費者」，關於這個主張，有一個注腳說明是引用自《美國實驗生物學會期刊》（*Journal of the Federation of American Societies for Experimental Biology, FASEB*）中的補篇（Bertino, Liska, Spence, Sanders, & Egan, 2014）。但我無法連結到那篇研究的全文，所以聯絡上FASEB，並詢問原因。結果他們告訴我，那則期刊補篇只不過是二〇一四年實驗生物年會（2014 Experimental Biology Conference）相關文獻中的摘要集，更重要的是，那些摘要根本沒經過同儕審查。

於是，我直接查出該年會的行程表，那段引文是來自一段海報論文時段（poster session）[45]的內容。第一作者是某個叫維若妮卡．依岡（Veronica Egan）的人，隸屬於密西根波特吉市的Via Vi有限公司。這家Via Vi有限公司沒有網站，在領英（LinkedIn）上搜尋維若妮卡．依岡，顯示她是家樂氏公司（Kellogg Company）的市場研究人員，該海報中的其他四位作者也是。那段摘要陳述作者進行一份一千名消費者的網路調查，但是完全沒有關於研究方法、如何選擇樣本、問了什麼問題等資訊。不論進行什麼研究調查，描述研究方法是科學研究的嚴格要求，因為其他研究人員可以從研究方法的細節中，評估或複製這個研究，以補充其他證據。

換言之，作為一個承諾要「促進卓越的營養學研究」的機構，ASN在寫給FDA的信件中，竟然引述一張海報論文時段中，沒有經過同儕審查，而且還是由五位家樂氏員工寫出來的內容，來支持他們的論點。

第三點提到，「沒有任何支持性的證據顯示，把添加糖加入食品標示中，可以讓美國民眾減少卡路里攝取量」，這一點也不全然正確。

首先，在稱為模擬研究的研究刺激中，本來就很難正確預測真實世界中的人會有什麼反應。不過，我們確實知道，把卡路里數值這類營養資訊揭露並刊載出來，的確會影響一些消費者（Block & Roberto, 2014; Gregory, Rahkovsky, & Anekwe, 2014; Wei & Miao, 2013）。

另外，雖然這類資訊可能不會立即降低民眾的卡路里攝取量，但隨著時間過去，再搭配其他推廣公共衛生的方法，就能夠改變民眾的行為。再說，就算列出添加糖的量無法改變民眾的行為，但基於民眾有權利知道他們的食物裡面到底有什麼成分，那麼公布事實不是正確的事嗎？在貸款披露方面顯然有類似的道德和法律基礎，為什麼食品標籤就沒有呢？

◉ 主視覺的花俏設計與側標的成分標示，混淆消費者

在更換營養成分標籤方面，還有另外一個很大的挑戰，如同更換包裝上的其他內容和標誌。

最近有一篇文章在探討更詳盡的食品標示。前FDA委員大衛．凱斯勒提出，食品產業一直以來都視產品包裝的正面為推銷重點，所以規定的標籤只會放在包裝側面或背面（2014）。不只食品業者把包裝正面視為產品推銷重點，還會設計專屬的視覺主題和標誌，像是愛心、星星、打勾符號，加強內容物的健康感覺，這通常會誤導消費者。凱斯勒認為，沒有任何好的理由或法律根據，讓人一定要接受這種慣例。

二〇一一年，美國國家醫學研究院（Institute of Medicine, IOM）發表一篇關於產品正面標示的報告，呼籲FDA只讓四個項目擺在包裝正面——卡路里、飽和／反式脂肪、鈉、糖。他們進一步建議，應該規畫一套點數系統，把那些暗示產品健康程度的打勾符號、星星等，全都包含進去。研究顯示，產品正面的標示會影響健康方面的決定。最近有一篇研究也指出，**產品包裝正面有代表添加糖的視覺呈現，就會抑制消費者對甜食的偏好，產生對添加甜味劑產品的負面觀感**（Adams, Hart, Gilmer, Lloyd-Richardson, & Burton, 2014）。

在藥品標籤上也有類似的直接關係。研究顯示，藥品包裝會讓消費者混淆該產品的益處、風險、效用（Schwartz & Woloshin, 2011; Schwartz, Woloshin, & Welch, 2009; Woloshin & Schwartz, 2011）。

二〇一四年，IOM和FDA共同舉辦一場研討會，探討如何傳達藥品的益處與風險。當中的兩名成員，史蒂芬．沃隆許（Steven Woloshin）醫師和莉莎．舒華茲（Lisa Schwartz）醫師，向來提倡藥品包裝盒要說明該藥品與安慰劑的不同之處。但是到今天為止，**食品產業和製藥產業在守住設計產品包裝和標示上，還是占了大幅優勢，因此仍能藉此銷售產品，並且避免揭露產品成分、添加劑、風險、效用。**

二〇一三年，FDA承諾：

「將會盡快對產業提出產品包裝正面營養標示的建議方針，並且計畫與食品產業合作，設計並推行一套可幫助消費者選擇正確飲食的嶄新產品包裝正面標籤。」(FDA, 2013)

雖然這的確是朝著正確方向邁出一步，但「合作」方案顯示，FDA的全權已經回不到最初了。我們將會在下一節討論，這種允許業者自我管理的合作方案，只是毫無效果的空想而已。

◉ 只要是包裝食品，就不可能「天然」

許多以保護消費者為出發點，努力改善標示的行動都值得讚許，然而他們忽略

45 海報論文時段（poster session）：通常在大型學術會議中會安排一個空間和時段，讓許多研究人員將自己的研究內容以一張大型海報呈現，並公開講述，與同業交流討論。

了一個重點。

大家也都知道，消費文化中的產品，像豆類、堅果、罐頭、冷凍的蔬菜水果等包裝食品，絕對不可能和不需要包裝的天然食物一樣健康。努力把食品標示改得更好，雖是為了民眾健康必須做的事，卻在無意中助長了一種錯誤的思維——**以為某些過度加工的食品，會和極少加工或完全天然的食物一樣營養**。也就是說，他們在消費文化的框架內做這樣的改變，不斷鞏固「多吃一點」和「多買一點」的訊息，只是用不同形式的市場訊息在傳達而已。**支持健康的行銷，一樣也是在行銷，只是強化我們的信任度，也強化對標籤、標語、廣告的依賴而已**。

即使如此，我們仍然必須繼續努力改善食品標籤，因為包裝食品不會消失。只是一定要記得，就算標示上形容該食物是「健康」的，也是一種誤導的訊息，因為，**「只有不在包裝裡面」的食物，才可能是健康的**。

標籤鬆散的意外後果——因為一個愛斯基摩派而走上訴訟

食物標籤規定鬆散，除了讓消費者對營養標示更加困惑，還產生另一個嚴重的後果——訴訟糾紛不斷增加。**當ＦＤＡ失職，民眾能求助的地方就是法庭**。

我不是法律專家，但從我的角度來看，如果ＦＤＡ是個有效率的監管單位，就不會有人得因為一個冰淇淋三明治而提出告訴。請參考下面引述貝利（Belli）等人和美國雀巢公司之間的案件（2014）：

> 在本案件中，被告非法出售有誤導標示的愛斯基摩派，使原告受到傷害。原告付款購買了既無價值，也不能合法銷售或擁有的非法產品。
>
> 如果原告知道該產品違法，也不能合法擁有，就不會購買被告的愛斯基摩派。
>
> 原告會購買愛斯基摩派，主要是受到包裝標示內容所欺騙，這些標示內容使原告相信該愛斯基摩派比其他同類產品更健康，或者比沒有標示的愛斯基摩派更健康。

想一想，為了一個愛斯基摩派而提出訴訟得付出的時間和金錢，實在令人覺得既荒謬又悲慘。然而確實有大量類似的集體訴訟，指控不實的產品標示和廣告，Naked Juice、Fruit Roll-Ups、Bear Naked Granola、Wesson Oil等產品，都曾吃上官司。

二〇〇四年，健康機構公共利益（Public Interest）中的科學中心（Center for Science），成立了自己的訴訟部門，聲稱：

「FDA、FTC、USDA這些國家級單位對消費者的保護，已經低到可恥的地步，因此必須透過聯邦法院和州法院，幫忙矯正企業的不當行為，以填補無所作為的政府單位造成的疏漏。」（Center for Science in the Public Interest, 2014b）

這類訴訟雖可說是絕望時的一種必要手段，但在達成有效的食品規範上，卻是昂貴又瑣碎的方法。不只如此，許多法官會把這類案件退給ＦＤＡ，因為他們認為國會已經把監管食品標示的權力和強制力都交付給ＦＤＡ了（Watson, 2014）。

由食品產業自我管理
——關在食品業者的牢籠下，我們罹患斯德哥爾摩症候群

在規範方面，最具爭議性的議題就是由食品產業自我規範或自我管理。

我個人認為，**要求食品產業管理自己，就像要求惡魔稟報地獄的狀況一樣。**這裡說的是，國際級的食品和飲料公司有龐大且集中的市場勢力，尤其是那些大型食品公司（PLoS, 2012），而不是那些懷有企業道德、確實扛起社會責任、令人喜愛的小型公司（Ethisphere, 2015）。

這些大型食品公司費盡心思顯示與健康機構「站在同一陣線」，設法解決公共衛生的問題，而且不斷強調可以生產出健康的產品，提供正確的健康資訊給消費者。**食品公司、公共衛生擁護者，與營養科學家「站在同一陣線」的這種表象，不過是一種公共關係的假象而已。**

例如二〇一一年，在ＩＯＭ提出對產品正面標示的強硬報告後不久，美國食品

雜貨製造商協會（Grocery Manufacturers Association, GMA）與食品行銷協會（Food Marketing Institute, FMI），共同提出一項醒目標示計畫（Facts Up Front）。

計畫的概念就和調皮的孩子為了避免處罰，而自己提出一套自主行為原則相差無幾；說白一點，這項計畫不過就是企業想把規範他們的狗趕跑而已。不只如此，提出醒目標示計畫的GMA和FMI，還使用許多欺騙手段為這個活動營造出誠懇又吸引人的感覺，例如註冊了一個叫factsupfront.org的網域名稱（而不是.com），顯然是故意要讓人誤以為這個標示活動是由非營利組織所推動。

食品公司加入推廣公共衛生活動一起對抗肥胖問題，就像是雷克斯．路瑟（Lex Luthor）[46]加入超人這一方，一同對抗所作所為更邪惡、讓整個星球都陷入危機的明（Ming）。但《超人》（*Superman*）只是一本要喚起我們正義、公平、善良的漫畫書，如果食品公司可以直接研發出好吃又關心我們健康的食品，不是很好嗎？但多數廠商根本不是如此。

如同所謂的斯德哥爾摩症候群（Stockholm Syndrome），被綁架的人長期受到壞人洗腦，而出現認同壞人的心理現象，我們也一樣被困在食品公司設下的強大心理牢籠

---

46 雷克斯．路瑟（Lex Luthor）：漫畫中超人的勁敵。

中。我們就是俘虜，即心理分析師所說的「對侵犯者產生認同感」（Freud, 1967），被無法逃脫的強大勢力所壓迫的弱勢族群，經常會無意識地與侵犯者達成「微不足道的協議」，藉此降低內心的焦慮（Frankel, 2002）。換句話說，他們會說服自己相信這個強大的對手值得同情，或是並沒有看起來那麼壞，藉此減輕自己無能為力的感覺。

接受食品公司關心公共衛生的仁慈表象和訊息，同樣也是一種心理手段，讓我們感覺他們和我們站在同一陣線，而不是在傷害我們的健康、增加我們的死亡率。

◉ 別跟我談什麼道德！市場說了算！

我們不能期待大型食品公司會自願停止生產不健康的產品，最主要的原因是，**他們投入了大量的時間、金錢、勞力在研究與生產美味的產品。從企業觀點來看，他們根本無法承受這些投資得不到回報。**不只如此，如果任何一家食品公司，或是幾家公司組成的聯盟，**自己停止販售高度可口食品，只是單方面棄械投降而已，造成的市場空缺也會被其他企業填補。**而高度重視道德原則的公司所辛苦賺來的利潤，也就這樣被奪走了。

在《糖、脂肪、鹽：食品工業誘人上癮的三詭計》（*Salt, Sugar, Fat: How the Food Giants Hooked Us*）一書中，邁可．摩斯描述了一場業內人士的會議，讓人清楚了解到，**要阻止肥胖的潮流，最好的做法就是減少食品公司的配方**。

當時，通用磨坊（General Mills）的執行長史蒂芬・桑格（Stephen Sanger），強烈反對食品公司本身進行任何自主性的規範。據聞他當時說，消費者買的是自己喜歡的食品，他們就是喜歡好吃的東西，跟營養毫無關係。

「他刻意模仿消費者的口吻說：『別跟我說什麼營養，告訴我味道怎麼樣，如果這個東西好吃，就不用忙著賣那些不好吃的東西了。』改變配方，就會毀了讓這項產品如此成功的神聖食譜。」（Moss, 2013）

換言之，**桑格拋棄所有道德立場，反而把這個問題的仲裁權推給市場**。他的立場被許多食品產業的龍頭重複引用，強調消費主義中的經濟意識型態、政治意識型態、道德教條，在這個意義中，自由貿易、無限的選擇、自由意志，全都凌駕於消費主義的社會運動意義，而且一般公民的權利和健康可以得到保障。

雖然有些產業的作為可能達到些許成果，但是有數不清的失敗案例顯示，我們不能依賴這個做法。

舉例來說，**菸草公司預防年輕人抽菸的宣導活動，不但只是一個企圖扭轉立法規範的做法，而且研究顯示，這個活動實際上可能鼓勵年輕人抽更多菸**（Wakefield et al., 2006）。雖然實際上造成的傷害比益處多（Landman, Ling, & Glantz, 2002; Wakefield et al., 2006），這個宣導活動卻替他們贏得社會責任與立意善良的觀感。

另外還有一個類似的例子，先前提到ＤＳＨＥＡ賦予營養補充品產業自我管理的權力，同時剝奪ＦＤＡ事先審查的權力。這個實驗顯然徹底失敗，因為許多令人擔憂的報告都指出，這些營養補充品中含有標籤上沒有列出的危險汙染物和成分（Navarro et al., 2014）。這就是因為，**DSHEA把上市前的管制權力交給企業本身，而ＦＤＡ現在依法卻無力阻止這些產品銷售，直到有夠多人因此生病或喪命為止**。

有些研究人員認為，只要搭配嚴格的標準，讓企業自我管理是可行的，例如公開透明的程度、事先定義並確實採用的科學基準（Sharma, Teret, & Brownell, 2010）。

不過，也有許多人認為，資料顯示企業自我管理不可能有效果。例如，刺胳針非傳染性疾病行動團體（The Lancet NCD Action Group）反對在管制酒精和高度可口食品上，採取政府與私人企業合作的方式。他們認為，沒有證據顯示自我管理的方式是有效的。

刺胳針非傳染性疾病行動團體提到：

「證據顯示，要防止生產不健康產品的產業造成大眾危害，只有政府規範和市場干預，才是有效的機制。」（Moodie et al., 2013）

其他公共衛生擁護者，像是公共利益科學中心（Center for Science in the Public Interest）的執行董事麥可．賈科布森（Michael Jacobson）認為，改善營養標示的嘗試會成功的原因如下：

「因為決定標示應該放進什麼資訊，又該如何呈現，是ＦＤＡ決定的，而不是食品產業決定的。」（Center for Science in the Public Interest, 2014a）

ＦＤＡ——最終裁定

雖然ＦＤＡ有種種缺失，但還是為美國民眾（與美國企業）提供了非常傑出的服務。就連最直言不諱的評論者也同意，有些法規是好的、美國監管制度中某些藥品與食品的條件是全世界最安全的。我們可以出版像這樣的內容批評他們，也可以運用《資訊自由法》要求他們公開資訊，這是不該被忽略的自由權利。但即使如此，ＦＤＡ在規範食品、藥品、營養補充品方面的許多缺失，還是沒有得到解決。

以諷刺娛樂、評論時事為主的網站《洋蔥報》（*The Onion*），最近也針對這些缺失貼出一則假報導，標題是〈ＦＤＡ建議每天至少攝取三份包裝上寫著「水果」的食品〉（The Onion, 2014）。

這則假報導「引述」ＦＤＡ委員的言論：

「雖然過去我們建議民眾每天至少吃三份真正的水果，但現在也接受任何標示『水果』字樣的食品，包括這個字的變化型，像『水果口味』、『美味水果』，也包含添加糖的穀片和水果形狀的軟糖。」

文章的結論是：

「FDA這樣的新建議，預計將會掀起一股新規則，或許所有能咀嚼和吞嚥的東西，都可以被當成蔬菜。」

我們無法明顯看出，《洋蔥報》是否在暗示FDA的失職與腐敗，但它確實讓人注意到該機構的缺失。

FDA到底是監管俘虜，還是監管失敗？

在討論這些缺失時，有個核心的問題必須注意——**FDA到底是不是「監管俘虜」**（regulatory capture）**的受害者？**監管俘虜是政治腐敗的一種表現，意思是負責保障民眾利益的監管機關「被俘虜」，反而去促進大企業或特定利益團體的商業利益(Stigler, 1971)。

消費文化加強了監管俘虜的力量，因為它將生產、消費、繁榮且自由，看得比保護消費者重要。但監管俘虜是否為FDA失職的解釋，這一點仍不明確。研究監管俘虜問題的頂尖專家——哈佛歷史學者丹尼爾．卡本特（Daniel Carpenter）認為，除了這些企業友好的手段外，**FDA在歷史上的作為，主要都是聽從科學機構、消費者行動主義者、醫療團體的意見，而不是企業本身**（Carpenter, 2014, p.10）。因此嚴格說起來，**這些影響不能算是監管俘虜，因為它不是商業利益或腐敗的結果。**

如果依卡本特所言，ＦＤＡ並不是因為監管俘虜而失敗，那麼或許它比較像是監管失敗（regulatory defeat）？ＦＤＡ前任委員，也是備受尊重的醫師、律師、美國國家科學院（National Academy of Sciences）公共福利獎章（Public Welfare Medal）得主的大衛．凱斯勒，極力捍衛該機構的誠信，認為ＦＤＡ就像是對抗大公司歌利亞的大衛。

在《意圖的問題》（*A Question of Intent*）一書中，凱斯勒描述菸草公司多年來如何透過國會遊說和強大的律師團，意圖除去ＦＤＡ管理他們的權力，但ＦＤＡ最終還是勝利了。凱斯勒提到，ＦＤＡ的管轄範圍廣泛，資金又少，加上食品產業影響勢力龐大，因此，**ＦＤＡ只是沒有足夠的資源和合法權力，可以和食品產業戰鬥或較勁。**

我們也已經看到，許多案例支持監管失敗這個觀點，在面對大型食品或製藥公司時，政府機構似乎只能放棄。例如先前提過，ＦＤＡ本身都支持一九九二年通過的ＰＤＵＦＡ，而開始向製藥業者收取申請費用。雖然這是一個相當聰明的策略，可以帶來更多資金，也有效地把製藥產業的利潤導到監管成本上，但這同時也是一種屈服的行動，因為ＦＤＡ無法從國會獲得足夠的經費，以聘請員工來處理長期累積、等待批准的大量藥品。於是，PDUFA有效地把這些監管成本私有化，最終也放棄了政府對公民的保護。其實還有另外一種做法，就是把向製藥公司徵收的稅拿來資助FDA，這樣就可以讓FDA不必繼續向他們監管的公司募款。

另一個監管失敗的例子，即先前提到，USDA停止在他們的營養資料實驗室網站中，繼續公布食品中的添加糖，原因是：

「商業性、成分多樣的食品配方經常改變。」

「必須由食品公司提供或呈報，許多公司並不願意公開相關的獨家資訊。」

(USDA, 2014)

換句話說，就是做起來太困難，而且該機構不能強迫企業遵守。值得注意的一點是，「**配方經常改變**」，**可能是食品公司刻意這麼做，避免外界檢查他們使用的不健康成分**。事實上，有些人認為，食品公司持續研發新型態的糖，並且想出令人難以辨識的名稱，只是為了避免把糖列為包裝上的主成分。用七種不同的糖在早餐穀片中所增添的口味或口感，其實白糖和紅糖都可能做得到。

受過訓練的廚師可能會主張，在同一份食譜中使用不同種類的糖的重要性，但我們很難相信，大部分早餐穀片的目標族群（小孩）有能力鑑賞各種糖之間微妙的焦糖和風味差異。也就是說，這些都是食品公司花費鉅額的生產成本，經過複雜又昂貴的努力用來防制監管的手段。

◉從食品成分、標示、包裝設計，到用詞定義……FDA全面投降

不只FDA得分配大量資源來研究並評估食品成分與標示，還得用自己的營養標示標籤，**抓住消費者的注意力，意思就是，它必須和收費昂貴的廣告公司、平面設計師競爭。**這些圖像、名稱、標語、符號、商標、授權角色，構成了一兆美元（約新臺幣三十兆元）的包裝設計產業（Horovitz, 2011），包裝的目的就是要建立、強化且傳達品牌辨識度給消費者。**即使包裝設計只有小小的改變，也會對銷售造成極大的影響，因此食品業者才不會白白就把珍貴的包裝空間讓給FDA。**

即使FDA對包裝的空間有更大的控制權，也很難看出他們要如何與收費昂貴又技巧高超的平面設計師競爭，這些設計師最擅長運用顏色、排版、圖像、訊息，吸引消費者的注意。走進任何政府機關，都可能看見某些類似歐威爾（George Orwell）[47]風格的場景——又髒又舊的辦公室裡，只見無精打采的員工在日光燈下辛苦工作；但在私人企業工作的專業人員和科學家，通常都有漂亮又舒適的辦公室，還有健身房、外燴餐廳，甚至還有乒乓球桌。

無法與私人企業競爭的財務能力，可能就是最近IOM提倡的包裝正面標示，

---

[47] 歐威爾（George Orwell）：英國作家、記者、社會評論者，著有《一九八四》、《動物農莊》。

輸給企業提出的醒目標示計畫的原因。在GMA和FMI推出耗資五千萬美元（約新臺幣十五億元）的宣傳活動，以推廣醒目標示計畫（Bottemiller Evich & Parti, 2014）之後，FDA的食品副專員邁可．泰勒（Michael Taylor）屈服了。

泰勒表示：

> 「醒目標示計畫可能對FDA的公共衛生目標有所貢獻。」
> 「FDA會針對該主題的某些部分行使強制處理權。」（Scott-Thomas, 2012）

雖然我們樂見政府和企業能夠合作，但是FDA在這裡的態度轉變，比較像是投降。

在另一篇更清楚的失敗聲明中，泰勒表示，就算FDA證明那些陳述有誤導之虞，聰明的廠商也能立刻想出另一套說服人的說詞。

> 「以我們必須遵守的法律規定和有限資源，逐一追著他們跑，就像是在玩打地鼠遊戲時，有一隻手被綁在背後。」（Taylor, 2010）

其實，從「天然」一詞的規範中，我們也能看出這種狀況，**就算FDA有資源和意願去規範「天然」這個詞彙，廠商只會推出另一個沒有規範的詞去取代它，像是「純粹」或「有益健康」之類的**。這就像貓抓老鼠的遊戲，FDA總不能規範字典裡的所有詞彙。當然，這意思不是說他們就不必努力嘗試，如果因為監管很辛苦、定義這些詞彙很困難，就完全屈服於大型食品公司，將會造成毀滅性的後果。

權力與執行的限制

FDA不只沒有足夠的資源，得以和實際上資金從不匱乏的大型食品公司抗衡，就連其權力也有法律上的限制。FDA只有國會賦予的權力，還得交由司法部門透過訴訟進行審查（Pina & Pines, 2008）。有些監管失敗的案例一開始看起來是FDA的缺失，但進一步檢視就會發現，其實是其他政府部門限制了該機構的權力。

例如，早期的FDA準備監管香菸時，最高法院卻做出裁定，認為國會並沒有打算把菸草的監管權交給FDA（FDA V. Brown & Williamson Tobacco Corp, 2000）。為了補救，國會於是通過了《家庭吸菸防制與菸害防制法》（*Family Smoking Prevention and Tobacco Control Act*），明確把監管權交給FDA。

最近，FDA又發現自己沒有監管電子菸和水菸的權力。這些產品不符合法律對菸草產品的定義，因此落在該單位的監管職權以外。同樣地情形，**對營養補充品產業的無力管制，也不是FDA自身的過失，而是國會與企業共謀，通過DSHEA所造成的結果**。

和有限的權力一樣，FDA的執行策略也受到相當程度的限制。雖然FDA有許多強制執行的方法，例如召回、扣押、禁令、罰款、刑事起訴，但這些手段並不能落實到權力範圍內的所有區域（FDA, 1996）。另外，這些方法通常不能用在食品標示不良上，除非這些錯誤標示「會造成死亡這種嚴重的不良後果」（21 US Code § 334）。當FDA確定某一家製造商違反了產品標示規範，但那樣的錯誤標示不會造成嚴重的健康後果時，FDA法定的強制方法就是警告信（Warning Letter），希望廠商自行改善。正如你能想像的，**如果沒有威脅將採取更嚴重的行動，這種警告信只不過是在手腕上輕輕打一下，不太可能有效勸告廠商停止使用不適當的食品標示。**

◉ 規範，並非就是危害自由和市場精神的洪水猛獸

考慮到這一切的證據，讓我做出這樣的結論，作為「倡議」意義的消費主義是最無力的一種消費主義，而且市場宗教已經打敗了所有保護消費者免於過度消費的道德規定。從許多方面來看，我們可能是這場失敗的共犯，「消費者精神」根本違背了監管政策。

消費社會厭惡所有與限制選擇自由有關的法令規範、所有讓潛在消費產品不合法的行動，並且把這些厭惡表現在大力支持各種「放鬆管制」的方案上（Bauman, 1998, p.29）。針對這個現象的另外一種想法就是，**消費文化已經有效地讓我們社會化了——願意為了市場的利益，而傷害自己的心理健康**。在食品與過度飲食的現象中，這種社會化又因高度可口食品造成的神經獎勵反應而加強。就像尼古丁上癮會讓吸菸的人不願意支持菸草的法律規範，也不支持增加香菸的稅收；對高度可口食品的慾

望，也會讓我們不願意支持要保護我們心理與生理健康的相關法令。

更重要的是，把制定食品法規視為保母國家政治和個人責任之間的對抗，不但是在造成分裂，而且是一種單一面向的框架。這種非黑即白的思維，會錯失真正的重點——民主是透過制衡原則在運作的。**主張對消費者的保護不能與對抗企業的健康議題並存，根本站不住腳。增加規範不一定就代表社會主義、共產主義，或是封閉市場，單純只是一個讓規範與產業共存的公平競爭場域。**

在最後一章〈結語〉裡，我們會回到代表人物愛麗森身上，一起思考她的未來。因為愛麗森即將發生的事情非常重要，代表的是在消費文化中大多數的人都可能發生的事。

Chapter 11

結語

Conclusion

Chapter 11

結語

如何生活在消費文化中，又不過度消費？

Conclusion

Chapter 11

Conclusion

結語

——如何生活在消費文化中，又不過度消費？

如同我們當前文化的狀況，愛麗森現在正處在一個十字路口。

愛麗森被困在花錢、飲食、消費活動當中，而且就像所有的上癮症一樣，因為這些消費而承受重大的不良影響。隨著時間過去，食品、飲料、藥品、消費商品已經深植她的內心世界中，卻無法提供目的或意義。這種挫敗，感覺起來就像是個人的失敗，於是她轉向其他形式的消費，想解決接踵而至的毫無意義與焦躁不安的感覺。

這就是現代的慾望享樂主義，最終會製造出因糖、鹽、脂肪、毒素而腫脹的自我，以及一個充滿垃圾掩埋場、溫室氣體、煙霧、疾病的星球。簡單來說，不論從任何層面來看，過度消費都不能再繼續下去，若以目前的速度，我們很快就會毀滅自己和地球。

但是與此同時，我們又必須消費，否則就會死亡。所有活著的有機體都必須消費。雖然本書大部分都在批評消費文化與其造成的心理現象，但是徹底否定這種文化，不只不切實際，也不是大多數的人希望的結論。如果你會讀這本書，就幾乎可以確定你是消費文化中的公民，你熟悉它的語言，也明白它的習俗——它的氣味非常熟悉，食物也相當美味。因此，我們要如何生活在消費文化中，享受它的先進、繁榮、優閒，同時又能保護自己免於受「過度消費」的誘惑和不良後果？

回憶一下本書於第二章〈消費文化的崛起〉提到的五種消費主義形式：

1. **消費主義是一種道德教條：**

   消費者的選擇和取得過程，其實是為了傳達個人自由、快樂，以及已開發國家的力量。

2. **消費主義是一種政治意識型態：**

   和保母國家的家長作風相反，現代國家對跨國公司加以保護；消費主義意識型態讚揚消費者擁有酷炫、時尚的商品，因為這代表了選擇和自由。

3. **消費主義是為了全球發展的經濟意識型態：**

   相較於共產主義所主張的簡樸，消費主義被視為自由貿易的驅動程式；培養新的消費者被視為經濟發展的關鍵。

4. 消費主義是一種社會意識型態：

建立階級差別，以物質商品來決定持有者的社會地位和聲望。

5. 消費主義是一種社會運動：

消費者權益是倡議透過法規保護消費者價值和消費品質的特色。

我一直主張，目前的道德教條、政治意識型態、經濟意識型態、社會意識型態的消費主義，已經擊敗了社會運動的消費主義，最終會危害人民的心理健康。這些衝動、自戀、慢性且不斷擴張的情緒飢渴，已經造成了「空虛的自我」（Cushman, 1990）。我們把這種空洞的感覺視為個人的失敗，而不是文化的病態，因此轉而消費藥品、商品、食品，來「犒賞」自己。

但有一件事必須釐清——以另一種形式的消費來解決消費主義的問題，只會讓自己更挫敗。這個沒有盡頭的循環只會讓「空虛的自我」永垂不朽。相反地，**找出辦法減少消費，並更聰明地消費，才能讓五種形式的消費主義重新獲得平衡，翻轉「空虛的自我」**現象。

然而，要重新平衡並節制消費，本身就存在著很多緊張關係，其中一個就是，對個人好的事，通常對經濟不太好。許多經濟學家會反對個人應該更仔細評估自己的營養和財務狀況，因為降低消費就會導致經濟發展受限（Krugman, 2014）。但在這裡又有一個值得注意的問題——一個繁榮的自由市場經濟，是否一定得建立在摧毀民眾的身心健康上？經濟學家對這個問題的答案，可能和我很不一樣，但身為心理學家，我還是站在要維護大眾身心健康的那一邊。

重新平衡消費主義與快樂——如何「愉悅地」保持苗條與健康？

許多年前，我和一些女性朋友聚會，其中一個人剛減掉二十磅（約九公斤），得到在場的人一致讚許。當時在場的人，大部分都是慧優體（Weight Watchers）這家昂貴健身中心的會員，永遠都在追逐新的時尚飲食。這位苗條的新朋友剛好是位外國人，立刻被一大堆問題淹沒：

「妳的祕訣是什麼？」

「妳怎麼做到的？」

她看起來很疑惑，並且坦白回答：

「喔……我只是吃得沒有以前那麼多而已。」

在座的每一個人都訝異地睜大了眼睛，彷彿那是她們聽過最新潮的飲食方式。

這些睜大眼睛的女性，對吃少一點這麼單純的方式感到非常詫異，因為她們都困在消費文化裡，總是不停尋找能變苗條的魔法物質，就像在追尋聖杯一樣。

這些女性就像愛麗森一樣，認為體重控制是個人意志力的問題，而且一定要透過極端的自我控制、各種限制、拋棄快樂才能做到。

然而，維持健康並不需要禁慾苦行，也不必拋棄快樂。從演化的觀點來看，尋求愉悅的行為才是讓種族生存下去的原因。性的愉悅能讓種族繁衍；吃的愉悅能確保能量和生命力。消費文化中還有許多其他的愉悅——美麗的藝術和裝飾品、奢華的衣物、讓生活更安全也更方便的行動裝置。

尋求愉悅會變成自我摧毀，都是在我們變得習慣能帶來大量刺激的「超尋常」物質和經驗後（Lorenz, 1974; Tinbergen, 1951; Wilson, 1975），漸漸渴望這樣的高度刺激，再也不覺得簡單的愉悅就能滿足。這種享樂主義和禁慾主義之間的對立，就是丹尼爾．貝爾所說的後資本主義的中心衝突。意思就是，生產製造所需要的紀律和禁慾主義，與消費所需要的享樂主義和浪費，兩者之間的衝突。

這又將我們帶回大量人口過度飲食的難解問題——我們要如何扭轉已經習慣高度可口食品的神經機制和心理機制，才能重新在簡單的口味中找到快樂？畢竟，要重新訓練自己找到被鹽、糖、脂肪掩蓋的口感、口味、香氣，重新發掘食物的美味，還是太過複雜、太讓人氣餒了。因此需要的不只是個人的改變，還有文化的重大轉變，以及整個食品環境的系統改變。

個人的改變——記得「緩慢且從容地」改變

富裕、慾望、無限的消費選擇，是非常強大的力量，將我們推向過度飲食、過度消費，以及獲取物質商品的路上。

就像先前也引用過沙特所說的：

「人注定是自由的。」

根據這句名言，我在想，在追求改變的路上，我們將面對哪些困難。雖然本書的目的不是要成為讀者的自助手冊，也不是要給臨床心理醫師的指導手冊，但我還是經常被問到如何幫助有過度飲食和過度消費問題的患者，讓他們可以改變行為。

簡而言之，讓他們連結到存在心理學與消費文化。但是我得提醒讀者，不要把這些策略視為解決過度飲食的完整辦法。就像先前章節裡提過，美國人傾向高估個人改變的力量，總是看不見自己身處相互依存的複雜網絡中，只是其中的一個角色。在衡量這些行為策略的效力時，務必要記住，在消費行為中，向下沉淪的壓力一直在增加（見「圖2消費漏斗」）。就算抵抗了心理層面上的消費主義，依然得面對政治、經濟、文化層面上的消費主義。用更簡單的方式說，如果我覺得意志力、紀律、節制行為就足以遏止過度飲食，那麼我會直接寫一本自助書籍就好了。

首先，我總是告訴患者要想清楚，如果他們想要採取持續性的行為改變，**最好的辦法就是緩慢並從容地改變**。

設定一個很可能失敗的困難目標，沒有任何治療方面的效益。一次從一件事開始，並且專注在這個行為上，直到它變成一種習慣，然後再做下一個。就像做卡士達時，熱牛奶一定要慢慢倒進雞蛋裡一樣，改變一定要謹慎漸進，才能夠成功。改變一個行為，可以簡單想成早餐從馬芬蛋糕換成燕麥粥，或從香草拿鐵換成無糖拿鐵。

以下的建議包括用比較廣泛的思考方式去看待消費主義，也有行為改變的策略，著重在可口性、多樣性、便利性上。請注意，這些方法主要是寫給那些到美國心理醫師的門診辦公室諮詢的民眾（也就是「內心擔憂的正常人」），對許多正在因過度飲食而困擾的人，可能就沒那麼有效，或文化上並不適當。未來，我希望能看到更多有實證效果的治療和干預措施，這代表一門整合心理學和營養學的新科學。

【案例】一位離婚爸爸
——把錢花在「體驗」而非物質，成功馴服消費主義

對於那些愛花錢的人，**把錢花在買有益健康的產品和活動**，是個相當不錯的策略。

我有一個患者，是一個高收入的法國男人。他平時不太喜歡過度花費，有一次卻告訴我，REI這家商店都在賣「戶外成人影片」。我很喜歡這個詞，因為它抓到了這些戶外設備能提供的強烈刺激和吸引力，同時也強調這些東西都要在大自然中使用，目的是促進健康。

這個患者是個剛離婚的爸爸，收入相當優渥，他在REI花了幾百美元買背包旅行要用的露營和登山器材，一開始還覺得有罪惡感。他其實是為了和七歲的兒子度過有意義的時光，所以計畫了一星期的國家森林旅行。雖然他一開始對於花這麼多錢還有些疑慮，不過等到旅行回來後，就變得非常開心。看著兒子學習野外求生技巧，使用安全又可靠的露營設備；在辦公室辛苦工作到極度疲憊後，有這樣一段時間可以與自然共處，都讓他覺得錢花得很值得。

上舞蹈課、加入運動社團、到農夫市集買東西，都是讓錢回到經濟循環體系的好辦法。除此之外，在保持正面態度的心理學領域中，有研究顯示，**把錢花在買經驗，而不是購買奢華物質，對心理帶來的正面影響會更持久**（Haidt,2006）。這一點在社會科學方面發展得非常蓬勃，以致於許多研究人員已經不再把GDP當成健康的代表指數，而發展出更複雜的計算方法，例如聯合國的人類發展指數（Human Development Index, HDI）、經濟合作暨發展組織（Organization for Economic Co-operation and Development, OECD）的美好生活指數（Better Life Index）、快樂星球指數（Happy Planet Index; Marks, 2011）。這些指數計算了民眾的預期壽命、生活的舒適程度，甚至是生態足跡，而不止是單純的經濟活動而已。

【案例】愛麗森
——改以「線上訂購」，又同時擁有可口性、多樣化、便利性

我通常不鼓勵患者買減重食品，或任何標示「低熱量」或「低脂肪」的產品。那些都是虛假的承諾，那種產品不只吃起來很可怕，而且所謂低脂優格、包裝好的Jenny Craig食品、Skinnygirl的瑪格麗特低熱量酒，都無法滿足我們的胃口，只是增加消費的手段而已。另外，因為它們含有高刺激性的人工口味，通常還含有許多糖分，根本不可能只吃一點點就停止。

大多數的人都生活在食物有盈餘的富裕文化中，而且也能接觸到全球工業食品，在吃這些過度加工的食品時，真的很難不過度飲食，因為它們不但非常美味，又有獎勵價值。事實上，最近的研究顯示，在美國與其他類似的國家裡，有極大量的人口沒有辦法自我節制，難以做到從飲食中去除精製的碳水化合物（Lennerz et al., 2013）。

除去多樣化是克服過度飲食的一個重要策略，而且任何限制食物和消費選擇的

方法，似乎都有效果。

在外面用餐，因為有各式各樣的高度可口食品可以選擇，是對我們的腰圍和錢包影響最大的一種活動。當然，偶爾到外面吃飯，愉快又方便，但是克制這種奢侈舉動是馴服過度消費的重要關鍵，否則我們的財務和卡路里攝取量都很危險。

在好市多或其他量販店購物，也會導致過度消費，因為裡面的選擇實在太多了。例如愛麗森，只要少去全食超市就有助於減少消費，因為各種刺激物會激發一股強大的驅動力，誘使她去購買、囤積東西。我們討論過她到小型雜貨店購物的好處，那裡的選擇比較少，包裝也不像豪華商店那麼吸引人而讓人忍不住想買。一家普通的當地商店，就已經有她需要的大部分東西。

我也建議她考慮使用線上訂購、送貨到府的服務，這樣能讓她從系統建議的商品中，挑出自己需要的東西就好，而不會感受到店內的標籤、顏色、氣味、陳設所帶來的「狂熱」情緒。當然，大多數的人負擔不起日常用品的送貨服務，所以這對其他人而言，不是很實用的方法，我寫在這裡只是舉例，讓大家知道別人有哪些小方法可減少消費選擇。對愛麗森而言，她所有的日常用品都在全食超市購買，而且本身收入還算可觀，所以使用線上訂購、送貨到府服務，是一個很適合她的方法，甚至還可能替她省點錢。

計算與規範，是公民的責任

先前提到的大部分行為干預方法，都可以簡單想成是「自我規範」的策略，意思就是，一個人為了達到目標，進行自我矯正、調整行為時，控制這些回饋反應的過程（Carver & Scheier, 2011）。

不過，我認為自我規範的範圍，有時比心理學的定義更加廣泛，它會觸及的面向，包括一個人的認知、道德、喜愛、營養、荷爾蒙、存在性。消費主義的文化會藉由製造扭曲和永無止境的慾望，涵蓋剛才說過的所有面向，威脅一個人的自我規範，鼓勵文化優勢感和剝削勞工，破壞人體內微妙的荷爾蒙和神經處理過程，並帶我們走上虛假的自我之路，也就是讓品牌產品與持續的消費活動來定義我們是誰。

對大多數的人而言，如果是靠自己努力，就算在自我規範方面有大幅進展，也不會強大到可以消滅過度飲食。以我的觀點，過度消費的因素非常複雜，除了以個人責任的形式進行積極的自我規範之外，政府也必須加強監管，保護消費者。

第四章〈食品、金錢、消費文化〉提過，歷史與會計教授雅各．索爾認為，一個穩定、永續發展的資本主義，需要以下條件：

「（個人）精通會計與當責，以及之後為了成功執行所做的努力。」

他描述了歷史上所謂的「家庭經濟管理」（Oikonomia）[48]的做法，也就是家庭和政府健全管理財務的政策。家庭經濟管理源自亞里斯多德的概念，意思是個人和政府對彼此具有道德和財務責任，必須保持責任感、公開透明、具有償付能力。

如果我們把家庭經濟管理的概念擴大，包含營養責任與對身體的管理，那麼就會出現一種模型——個人和政府都有規範的責任，而且彼此有互相依存的關係。相反地，如果將過度飲食的責任直接放在個人「或」政府身上，就是忽略了人是存在於國家中這個事實。也就是說，個人與國家是同時作用，也是一種透過個人與國家二元體調節自我的組織方式。

用比較心理學領域的詞彙來說，我們可以簡單想成政府規範和自我規範之間的平衡，就像是一個人內在與外在控制範圍的分配。換句話說，為了健康和經濟償付能力，要同時進行卡路里和財務的計算工作，也是一種互相作用的公民責任。

最後的一點看法

我希望已經說服你，過度飲食並不單純只是食物或飲食方面的問題，而是消費的問題。大眾媒體不斷且專注地強調食物、體重、減肥，讓人忽略了更大的系統性問題，也就是消費文化如何把人困在貧窮、負債、營養紊亂、代謝功能障礙、無窮的慾

48 家庭經濟管理（Oikonomia）：政治經濟學中的經濟（economy），來源就是希臘文的Oikonomia。

望之中。

去年，《紐約時報》有一篇專欄提到肥胖與貧窮的關係，內容是這樣的：

「明確的目標不應該只是創造出一群很瘦的窮人，而是要創造出一群沒有那麼窮的窮人。」（Bellafante, 2013）

換言之，我們不是單純要讓窮人減重，而是應該揭露那些讓人「又窮又胖」，但不為人知的系統性問題。我想將這個邏輯再延伸擴大到消費主義上，並強調我們的目標不應該只是創造出消耗較少食物的人，而是不論哪一個方面的消費都要減少。把過度消費的問題放大到這種程度，才能更直接遏止過重、肥胖、代謝功能障礙問題的狂潮。

我發現現在有許多正在努力對抗消費主義力量的運動，像是慢活、簡單生活、慢食、住小房子等，對於尋求社群支持和簡單生活實踐方法的人，這些都是很好的資源。

新美國夢中心的宗旨就是「東西少一點，樂趣多一點」，在推廣利社會（prosocial）價值的各種機構中，它是最活躍也最有知名度的一個。從比較鬆散的角度來看，這些運動大部分都與某個既存的方法一貫或一致，而這些運動會出現，是出於療癒自己的渴望，希望能在物質主義與消費毀掉自己以前，力挽狂瀾。

在先前的章節中，我也提過其他遏止過度消費的辦法，諸如恢復家庭經濟、妥善整合心理學和營養學方面的臨床建議。但是，我個人的想像和專業領域畢竟有限，而這是一個需要投入大量創新與創意的任務。

那麼，作為我們的代理人並貫穿全書的愛麗森，以後到底會怎麼樣呢？她會被迫過著「肥胖而寂寞的單身」人生，同時繼續追求身分地位、追逐最新的昂貴趨勢與潮流嗎？還是她會找到意義、變得健康，讓自己投入人生更深刻的目的？

就和愛麗森一樣，我們沒有足夠的時間解決各種和過度消費有關的迫切問題，例如汙染、氣候變遷、過度飲食、肥胖、糖尿病、新陳代謝症候群、剝削勞工、貧富差距等。我並不是個樂觀主義者，但如果我沒有找出真相與改變的希望，就不會與愛麗森一同努力了。如果我不相信文化和政府，當然還有個人，都有能力找到方法與改變，就不會寫這本書了。

Works Cited

參考文獻

過度飲食心理學：當人生只剩下吃是唯一慰藉

The Psychology of Overeating:

Food and the Culture of Consumerism

- Avena, N. M., Rada, P., & Hoebel, B. G. (2008). Evidence for sugar addiction: Behavioral and neurochemical effects of intermittent, excessive sugar intake. *Neuroscience & Biobehavioral Reviews, 32*(1), 20–39. doi: 10.1016/j.neubiorev.2007.04.019
- Avena, N. (2015). *Hedonic eating: How the pleasurable aspects of food can affect our brains and behavior*. Oxford: Oxford University Press.
- Averett, S., & Korenman, S. (1996). The economic reality of the beauty myth. *The Journal of Human Resources, 31*(2). doi: 10.2307/146065
- Averett, S., Sikora, A., & Argys, L. M. (2008). For better or worse: Relationship status and body mass index. *Economics and Human Biology, 6*(3), 330–349. doi: 10.1016/j.ehb.2008.07.003
- Avorn, J. (2007). Paying for drug approvals—who's using whom? *New England Journal of Medicine, 356*(17), 1697–1700.

B

- Babiak, P. (2000). Psychopathic manipulation at work. In C. B. Gacono (Ed.), *The clinical and forensic assessment of psychopathy: A practitioner's guide* (pp.287–311). Mahwah, NJ: Lawrence Erlbaum Associates Publishers.
- Babiak, P., & Hare, R. D. (2009). *Snakes in suits: When psychopaths go to work*. New York: HarperCollins.
- Baeyens, F., Eelen, P., Van den Bergh, O., & Crombez, G. (1990). Flavor-flavor and color-flavor conditioning in humans. *Learning and Motivation, 21*(4), 434–455.
- Barrett, S. (2007). How the Dietary Supplement Health and Education Act of 1994 weakened the FDA. Retrieved from http://www.quackwatch.org/02ConsumerProtection/dshea.html
- Bartoshuk, L. M. (1991). Sweetness – history, preference, and genetic variability. *Food Technology, 45*(11), 108–113.
- Bartoshuk, L. M., Duffy, V. B., & Miller, I. J. (1994). PTC/PROP tasting: Anatomy, psychophysics, and sex effects. *Physiology & Behavior, 56*(6), 1165–1171.
- Batte, M. T., Hooker, N. H., Haab, T. C., & Beaverson, J. (2007). Putting their money where their mouths are: Consumer willingness to pay for multi-ingredient, processed organic food products. *Food Policy, 32*(2), 145–159.
- Baudrillard, J. (1970). Consumer society. In M. Poster (Ed.), *Jean Baudrillard: Selected writings*. Cambridge: Stanford University Press.
- Bauman, Z. (1992). *Intimations of postmodernity*. London: Routledge.
- Bauman, Z. (1998). *Work, consumerism and the new poor*. Buckingham: Open University Press.
- Beaulac, J., Kristjansson, E., & Cummins, S. (2009). Asystematic review of food deserts, 1966–2007. *Preventing Chronic Disease, 6*(3).

參考文獻

Works Cited

A

- Abbott, E. (2008). *Sugar: A bittersweet history*. Toronto: Penguin Canada.
- ABC News. (2003). *How to get fat without really trying*. New York: ABC News Productions.
- Adams, J. M., Hart, W., Gilmer, L., Lloyd-Richardson, E. E., & Burton, K. A. (2014). Concrete images of the sugar content in sugarsweetened beverages reduces attraction to and selection of these beverages. *Appetite, 83C*, 10–18. doi: 10.1016/j.appet.2014.07.027
- Adams, M. (2013, April 10). Soda companies rake in $4 billion a year of taxpayer money via the government food stamp program (SNAP). *Natural News*. Retrieved from http://www.naturalnews.com/039849_food_stamps_soda_subsidies_junk.html
- Ahmed, S. (2012). Is sugar as addictive as cocaine? In K. D. Brownell & M. S. Gold (Eds.), *Food and addiction: A comprehensive handbook* (pp.231–237). Oxford: Oxford University Press.
- Aikman, S. N., Min, K. E., & Graham, D. (2006). Food attitudes, eating behavior, and the information underlying food attitudes. *Appetite, 47*(1), 111–114. doi: 10.1016/j.appet.2006.02.004
- Allison, M. (2007, February 5). Seattle soda maker ends the sweet talk, opts for sugar. *Seattle Times*. Retrieved from http://seattletimes.com/html/businesstechnology/2003557096_sugar05.html
- American Academy of Pediatrics. (2006). Children, adolescents, and advertising. *Pediatrics, 118*(6), 2563–2569. doi: 10.1542/peds.2006-2698
- American Apparel and Footwear Association. (2008). *Trends: An annual statistical analysis of the U.S. apparel & footwear industries*. Retrieved from https://www.wewear.org/assets/1/7/Trends2008.pdf
- American Beverage Association. (2014). Hydration. Retrieved from http://www.ameribev.org/nutrition-science/hydration/
- American Psychiatric Association. (2013). *Diagnostic and statistical manual of mental disorders* (5th ed.). Arlington, VA: American Psychiatric Publications Incorporated.
- American Psychiatric Association. (2013). Diagnostic and statistical manual of mental disorders. (5th ed.). Arlington: American Psychiatric Publications Incorporated.
- American Society for Nutrition. (2014a). Mission and bylaws. Retrieved from http://www.nutrition.org/about-asn/mission-and-bylaws/
- American Society for Nutrition. (2014b). Re: Docket No. FDA-2012-N-1210; Food labeling: Revision of the nutrition and supplement facts labels. Retrieved from http://www.regulations.gov/-!docketDetail;D=FDA-2012-N-1210
- Angell, M. (2005). *The truth about the drug companies: How they deceive us and what to do about it*. New York: Random House Trade Paperbacks.
- Arnold, J. E. (2012). *Life at home in the twenty-first century: 32 families open their doors*. Los Angeles, CA: Cotsen Institute of Archaeology Press.

· Borgmann, A. (2000). The moral complexion of consumption. *Journal of Consumer Research, 26*(4), 418–422. doi: 10.1086/209572
· Bosch, T. (2012, June 5). Bring back home ec! *Slate*. Retrieved from http://www.slate.com/articles/health_and_science/future_tense/2012/06/home_ec_or_family_and_consumer_sciences_should_be_mandatory_f
· Bottemiller Evich, H., & Parti, T. (2014, March 1). Food industry to make its own labeling splash. *Politico*. Retrieved from http://www.politico.com/story/2014/03/food-industry-labeling-104122.html
· Bourdieu, P. (2010). *Distinction: A social critique of the judgement of taste*. London: Routledge.
· Boyd, D. B. (2003). Insulin and cancer. *Integrative Cancer Therapies, 2*(4), 315–329. doi: 10.1177/1534735403259152
· Bray, G. A., Nielsen, S. J., & Popkin, B. M. (2004). Consumption of high-fructose corn syrup in beverages may play a role in the epidemic of obesity. *The American Journal of Clinical Nutrition, 79*(4), 537–543.
· Briers, B., & Laporte, S. (2013). Awallet full of calories: The effect of financial dissatisfaction on the desire for food energy. *Journal of Marketing Research, 50*(6), 767–781.
· Brower, V. (1998). Nutraceuticals: Poised for a healthy slice of the healthcare market? *Nature Biotechnology, 16*, 728–732. doi: 10.1038/nbt0898-728
· Brownell, K. D., & Gold, M. (2012). *Food and addiction: A comprehensive handbook*. Oxford: Oxford University Press.
· Brownlee, S. (2007). *Overtreated: Why too much medicine is making us sicker and poorer*. New York: Bloomsbury.
· Bureau of Labor Statistics. (2006). *100 years of U.S. consumer spending: Data for the nation, New York City, and Boston*. Retrieved from http://www.bls.gov/opub/uscs/
· Burros, M. (2007, July 7). FDAinspections lax, Congress is told. *New York Times*. Retrieved from http://www.nytimes.com

C

· Camejo, M. J., & Wilentz, A. (1990). *Harvesting oppression: Forced Haitian labor in the Dominican sugar industry*. New York: Human Rights Watch.
· Cameron, J. D., Cyr, M., & Doucet, E. (2010). Increased meal frequency does not promote greater weight loss in subjects who were prescribed an 8-week equi-energetic energy-restricted diet. *British Journal of Nutrition, 103*(08), 1098–1101. doi: 10.1017/S0007114509992984
· Campbell, C. (1987). *The romantic ethic and the spirit of modern consumerism*. Oxford: Blackwell.
· Campbell, C. (1991). Consumption – the new wave of research in the humanities and social sciences. *Journal of Social Behavior and Personality, 6*(6), 57–74.
· Campbell, D., & Chui, M. (2010). *Pharmerging shake-up: New imperatives in a redefined world*. Retrieved from http://www.imshealth.com/imshealth/Global/Content/IMS Institute/

- Belfiore, A., & Malaguarnera, R. (2011). Insulin receptor and cancer. *Endocrine Related Cancer, 18*(4), R125–147. doi: 10.1530/ERC-11-0074
- Belk, R. W. (1988). Third world consumer culture. *Research in Marketing, 4*, 103.
- Bell, D. (2008). *The cultural contradictions of capitalism: 20th anniversary edition*. New York: Basic Books.
- Bellafante, G. (2013, March 16). In obesity epidemic, poverty is an ignored contagion. *New York Times*. Retrieved from http://www.nytimes.com/2013/03/17/nyregion/in-obesity-fight-poverty-is-patient-zero.html
- Belli et al. v. Nestlé USAInc. (2014). Case No. 14-cv-00283, N. D. CA.
- Benton, D. (2010). The plausibility of sugar addiction and its role in obesity and eating disorders. *Clinical Nutrition, 29*(3), 288–303.
- Bermudez, O. I., & Gao, X. (2010). Greater consumption of sweetened beverages and added sugars is associated with obesity among US young adults. *Annals of Nutrition and Metabolism, 57*(3–4), 211–218. doi: 10.1159/000321542
- Berridge, K. (1995). Brain substances of liking and wanting. *Neuroscience & Biobehavioral Reviews, 20*, 1–25.
- Bertino, M., Liska D., Spence, K., Sanders, L., & Egan, V. (2014). Added-sugar labeling: Implications for consumers. *The FASEB Journal, 28*(1 Supplement).
- Beverage Digest. (2014). *Dollar sales of liquid refreshment beverages (LRB) worldwide in 2012 and 2013 (in billion U.S. dollars)*. Retrieved from http://www.statista.com/statistics/307879/global-dollar-sales-of-lrb/
- Beverage Institute for Health & Wellness. (2014). Retrieved from http://beverageinstitute.org/about-us/
- Blendy, J. A., Strasser, A., Walters, C. L., Perkins, K. A., Patterson, F., Berkowitz, R., & Lerman, C. (2005). Reduced nicotine reward in obesity: Cross-comparison in human and mouse. *Psychopharmacology (Berl), 180*(2), 306–315. doi: 10.1007/s00213-005-2167-9
- Block, J. P., & Roberto, C. A. (2014). Potential benefits of calorie labeling in restaurants. *JAMA, 312*(9), 887–888. doi: 10.1001/jama.2014.9239
- Bloom, H. K. (2010). *The genius of the beast: A radical revision of capitalism*. Amherst, NY: Prometheus Books.
- Blum, K., Bailey, J., Gonzalez, A. M., Oscar-Berman, M., Liu Y., Giordano, J., ... Gold, M. (2011). Neuro-genetics of reward deficiency syndrome (RDS) as the root cause of "addiction transfer": Anew phenomenon common after bariatric surgery. *Journal of Genetic Syndromes & Gene Therapy, 2012*(1), S2-001.
- Blumenthal, D. M., & Gold, M. S. (2010). Neurobiology of food addiction. *Current Opinion in Clinical Nutrition and Metabolic Care, 13*(4), 359–365. doi: 10.1097/MCO.0b013e32833ad4d4
- Blüml, V., Kapusta, N., Vyssoki, B., Kogoj, D., Walter, H., & Lesch, O. M. (2012). Relationship between substance use and body mass index in young males. *The American Journal on Addictions, 21*(1), 72–77.
- Bordo, S. (1986). Anorexia nervosa: Psychopathology as the crystallization of culture. *Philosophical Forum, 17*, 73–103.

10.3945/ajcn.2008.27240
- Chilton, M., & Rose, D. (2009). Arights-based approach to food insecurity in the United States. *American Journal of Public Health, 99*(7), 1203–1211. doi: 10.2105/AJPH.2007.130229
- Chiu, C. J., Liu, S., Willett, W. C., Wolever, T. M., Brand-Miller, J. C., Barclay, A. W., & Taylor, A. (2011). Informing food choices and health outcomes by use of the dietary glycemic index. *Nutrition Reviews, 69*(4), 231–242. doi: 10.1111/j.1753-4887.2011.00382.x
- Clark, M. J., & Slavin, J. L. (2013). The effect of fiber on satiety and food intake: Asystematic review. *Journal of the American College of Nutrition, 32*(3), 200–211. doi: 10.1080/07315724.2013.791194
- Cleckley, H. (1941). *The mask of sanity: An attempt to reinterpret the so-called psychopathic personality*. St. Louis, MO: The C. V. Mosby Company.
- Cline, E. L. (2012). *Overdressed: The shockingly high cost of cheap fashion*. New York: Portfolio/Penguin.
- Cohen, D. (2012). The truth about sports drinks. *BMJ, 345*(e4737), 1–10. doi: 10.1136/bmj.e4737
- Cohen, M. H. (2000). US dietary supplement regulation: Belief systems and legal rules. *Hastings Women's Law Journal, 11*, 3.
- Cohen, P., & Cohen, J. (1996). *Life values and adolescent mental health*. Mahwah, NJ: L. Erlbaum Associates.
- Coleman-Jensen, A., Gregory, C., & Singh, A. (2013). *Household food security in the United States. Economic Research Report No.* (ERR-173). Retrieved from http://www.ers.usda.gov/publications/err-economic-research-report/err173.aspx
- Conason, A., Teixeira, J., Hsu, C.-H., Puma, L., Knafo, D., & Geliebter, A. (2013). Substance use following bariatric weight loss surgery. *JAMA Surgery, 148*(2), 145–150.
- Conley, D., & Glauber, R. (2007). Gender, body mass, and socioeconomic status: New evidence from the PSID. *Advances in Health Economics and Health Services Research, 17*, 253–275. doi: 10.1016/S0731-2199(06)17010-7
- Considine, R. V., & Caro, J. F. (1997). Leptin and the regulation of body weight. *International Journal of Biochemistry & Cell Biology, 29*(11), 1255–1272.
- Considine, R. V., Considine, E. L., Williams, C. J., Hyde, T. M., & Caro, J. F. (1996). The hypothalamic leptin receptor in humans: Identification of incidental sequence polymorphisms and absence of the db/db mouse and fa/fa rat mutations. *Diabetes, 45*(7), 992–994.
- Conus, F., Rabasa-Lhoret, R., & Peronnet, F. (2007). Characteristics of metabolically obese normal-weight (MONW) subjects. *Applied Physiology, Nutrition, and Metabolism, 32*(1), 4–12. doi: 10.1139/H07-926
- Coontz, S. (1992). *The way we never were: American families and the nostalgia trap*. New York: BasicBooks.
- Cooper, M. A., & Shlaes, D. (2011). Fix the antibiotics pipeline. *Nature, 472*(7341). doi: 10.1038/472032a
- Cooper, M. L., Frone, M. R., Russell, M., & Mudar, P. (1995). Drinking to regulate positive and

Documents/Pharmerging_Shakeup.pdf
- Campbell, J. (2008). Agrowing concern: Modern slavery and agricultural production in Brazil and South Asia. In *Human Rights and Human Welfare*, 131–141.
- Canadean. (2014, October 2). Beverage industry is wising up to an aging population. Retrieved from http://www.canadean.com/news/beverage-industry-is-wising-up-to-an-aging-population/
- Canetti, L., Bachar, E., & Berry, E. M. (2002). Food and emotion. *Behavioural Processes, 60*(2), 157–164.
- Carmalt, J. H., Cawley, J., Joyner, K., & Sobal, J. (2008). Body weight and matching with a physically attractive romantic partner. *Journal of Marriage and Family, 70*(5), 1287–1296. doi: 10.1111/j.1741-3737.2008.00566.x
- Caro, J. F., Sinha, M. K., Kolaczynski, J. W., Zhang, P. L., & Considine, R. V. (1996). Leptin: The tale of an obesity gene. *Diabetes, 45*(11), 1455–1462.
- Carpenter, D. (2014). *Reputation and power: Organizational image and pharmaceutical regulation at the FDA*. Princeton, NJ: Princeton University Press.
- Carter, O. B., Patterson, L. J., Donovan, R. J., Ewing, M. T., & Roberts, C. M. (2011). Children's understanding of the selling versus persuasive intent of junk food advertising: Implications for regulation. *Social Science & Medicine, 72*(6), 962–968. doi: 10.1016/j.socscimed.2011.01.018
- Carver, C., & Scheier, M. (2011). Self-regulation of action and affect. In K. D. Vohs & R. F. Baumeister (Eds.), *Handbook of selfregulation, second edition: Research, theory, and applications* (pp.3–21). New York: Guilford Publications.
- Cavadini, C., Siega-Riz, A. M., & Popkin, B. M. (2000). US adolescent food intake trends from 1965 to 1996. Archives of Disease in Childhood, 83(1), 18–24.
- Center for a New American Dream. (September 2004). *New American dream survey report*. Retrieved from http://newdream.s3.amazonaws.com/19/e3/b/2268/ND2004Finalpollreport.pdf
- Center for Science in the Public Interest. (2007). Nutrition review questions soda-obesity link... [Press release]. Retrieved from http://www.cspinet.org/integrity/press/200703121.html
- Center for Science in the Public Interest. (2014a). CSPI supports proposed nutrition facts revisions. Retrieved from http://www.cspinet.org/new/201402271.html
- Center for Science in the Public Interest. (2014b). Litigation project. Retrieved from https://www.cspinet.org/litigation/
- Chandon, P., & Wansink, B. (2007). The biasing health halos of fast-food restaurant health claims: Lower calorie estimates and higher side-dish consumption intentions. *Journal of Consumer Research, 34*(3), 301–314.
- Chang, H. J., Burke, A. E., & Glass, R. M. (2010). Food allergies. *JAMA, 303*(18), 1876–1876. doi: 10.1001/jama.303.18.1876
- Chen, L., Appel, L. J., Loria, C., Lin, P. H., Champagne, C. M., Elmer, P. J., ... Caballero, B. (2009). Reduction in consumption of sugarsweetened beverages is associated with weight loss: The PREMIER trial. *American Journal of Clinical Nutrition, 89*(5), 1299–1306. doi:

Research Center. Retrieved from http://www.pewresearch.org/fact-tank/2013/11/13/obesity-and-poverty-dont-always-go-together/
- Dickson, S. L., Egecioglu E., Landgren S., Skibicka K. P., Engel J. A., & Jerlhag E. (2011). The role of the central ghrelin system in reward from food and chemical drugs. *Molecular and Cellular Endocrinology, 340*(1), 80–87. doi: 10.1016/j.mce.2011.02.017
- Dietary Supplement Health and Education Act. (1994). Public Law 103–417, 103rd Congress, 21 USC 301. October 25, 1994.
- DiMeglio, D. P., & Mattes, R. D. (2000). Liquid versus solid carbohydrate: Effects on food intake and body weight. *International Journal of Obesity and Related Metabolic Disorders, 24*(6), 794–800.
- DiNicolantonio, J. J., & Lucan, S. C. (2014). The wrong white crystals: Not salt but sugar as aetiological in hypertension and cardiometabolic disease. *Open Heart, 1*(1). doi: 10.1136/openhrt-2014-000167
- Dobell, A. R. (1995). Environmental degradation and the religion of the market. In H. Coward (Ed.), *Population, consumption, and the environment: Religious and secular responses* (pp.229–250). Albany: State University of New York Press.
- Donohoe, C. L., Doyle, S. L., & Reynolds, J. V. (2011). Visceral adiposity, insulin resistance and cancer risk. *Diabetology & Metabolic Syndrome, 3*, 12. doi: 10.1186/1758-5996-3-12
- Dorfman, L., & Wallack, L. (2007). Moving nutrition upstream: The case for reframing obesity. *Journal of Nutrition Education and Behavior, 39*(2), S45–S50. doi: 10.1016/j.jneb.2006.08.018
- Drewnowski, A., & Greenwood, M. R. (1983). Cream and sugar: Human preferences for high-fat foods. *Physiology & Behavior, 30*(4), 629–633. doi: 10.1016/0031-9384(83)90232-9
- Drewnowski, A., Krahn, D. D., Demitrack, M. A., Nairn, K., & Gosnell, B. A. (1995). Naloxone, an opiate blocker, reduces the consumption of sweet high-fat foods in obese and lean female binge eaters. *American Journal of Clinical Nutrition, 61*(6), 1206–1212.
- Drewnowski, A., & Eichelsdoerfer, P. (2010). Can low-income Americans afford a healthy diet? *Nutrition Today, 44*(6), 246–249. doi: 10.1097/NT.0b013e3181c29f79
- Drewnowski, A., Mennella, J. A., Johnson, S. L., & Bellisle, F. (2012). Sweetness and food preference. *Journal of Nutrition, 142*(6), 1142S–1148S. doi: 10.3945/jn.111.149575
- Drewnowski, A., & Specter, S. E. (2004). Poverty and obesity: The role of energy density and energy costs. *American Journal of Clinical Nutrition, 79*(1), 6–16.
- Drichoutis, A., Lazaridis, P., & Nayga, Jr., R. M. (2006). Consumers' use of nutritional labels: Areview of research studies and issues. *Academy of Marketing Science Review, 10*(9), 1–22.
- Duffey, K. J., Huybrechts, I., Mouratidou, T., Libuda, L., Kersting, M., De Vriendt, T., ... Hallström, L. (2011). Beverage consumption among European adolescents in the HELENAstudy. *European Journal of Clinical Nutrition, 66*(2), 244–252.
- Duffey, K. J., & Popkin, B. M. (2008). High-fructose corn syrup: Is this what's for dinner? *American Journal of Clinical Nutrition, 88*(6), 1722S–1732S. doi: 10.3945/ajcn.2008.25825C
- Duffy, V. B., & Anderson, G. (1998). Position of the American Dietetic Association: Use of nutritive and nonnutritive sweeteners. *Journal of the American Dietetic Association, 98*(5), 580.

negative emotions: Amotivational model of alcohol use. *Journal of Personality and Social Psychology, 69*(5), 990–1005. doi: 10.1037/0022-3514.69.5.990
- Corsica, J. A., & Spring, B. J. (2008). Carbohydrate craving: Adouble-blind, placebo-controlled test of the self-medication hypothesis. *Eating Behaviors, 9*(4), 447–454. doi: 10.1016/j.eatbeh.2008.07.004
- Corwin, R. L., & Grigson, P. S. (2009). Symposium overview—food addiction: Fact or fiction? *The Journal of Nutrition, 139*(3), 617–619.
- Crawford, M. B. (2009). *Shop class as soulcraft: An inquiry into the value of work*. New York: Penguin Press.
- Credit Suisse Research Institute. (2013). *Sugar consumption at a crossroads*. Retrieved from https://publications.creditsuisse.com/tasks/render/file/index.cfm?fileid=780BF4A8-B3D1-13A0-D2514E21EFFB0479
- Crocker, D. (1996). Consumption, well being, and virtue. In N. R. Goodwin, F. Ackerman, & D. Kiron (Eds.), *The consumer society*. Washington, DC: Island Press.
- Csikszentmihalyi, M., & Halton, E. (1981). *The meaning of things: Domestic symbols and the self*. Cambridge: Cambridge University Press.
- Cushman, P. (1990). Why the self is empty: Toward a historically situated psychology. *American Psychologist, 45*(5), 599.
- Cutler, D., Glaeser, E., & Shapiro, J. (2003). Why have Americans become more obese? *Journal of Economic Perspectives, 17*(3), 93–118. doi: 10.1257/089533003769204371
- Cutright, K. M., Erdem, T., Fitzsimons, G. J., & Shachar, R. (2014). Finding brands and losing your religion? *Journal of Experimental Psychology: General, 143*(6), 2209–2222. doi: 10.1037/a0037876

D

- Dahl, R. (1967). *Charlie and the chocolate factory*. London: Allen & Unwin.
- Dahl, R. (1971). *Willy Wonka & the chocolate factory*. Burbank, CA: Warner Home Video.
- Daly, K. (2011, March 31). The Fanjuls: Koch brothers of South Florida? *American Independent*. Retrieved from http://www.americanindependent.com
- De Graaf, J., Wann, D., & Naylor, T. H. (2001). *Affluenza: The all consuming epidemic*. San Francisco, CA: Berrett-Koehler Publishers.
- de la Monte, S. M., Re, E., Longato, L., & Tong, M. (2012). Dysfunctional pro-ceramide, ER stress, and insulin/IGF signaling networks with progression of Alzheimer's disease. *Journal of Alzheimers Disease, 30 Suppl 2*(0), S217–S229. doi: 10.3233/JAD-2012-111728
- de la Monte, S. M., & Wands, J. R. (2005). Review of insulin and insulin-like growth factor expression, signaling, and malfunction in the central nervous system: Relevance to Alzheimer's disease. *Journal of Alzheimers Disease, 7*(1), 45–61.
- de la Pena, C. (2010). *Empty pleasures: The story of artificial sweeteners from saccharin to Splenda*. Chapel Hill: University of North Carolina Press.
- Delpeuch, F. (2009). *Globesity: A planet out of control?* London: Earthscan.
- DeSilver, D. (2014/05/02/19:44:45 2013). *Obesity and poverty don't always go together*. Pew

- Flood-Obbagy, J. E., & Rolls, B. J. (2009). The effect of fruit in different forms on energy intake and satiety at a meal. *Appetite, 52*(2), 416–422. doi: 10.1016/j.appet.2008.12.001
- Food and Drug Law Institute. (2014). *A natural solution: Why should FDA define "natural" foods?* Retrieved from http://www.fdli.org/resources/resources-order-box-detail-view/a-natural-solution-why-should-fda-define-natural-foodsFood Marketing Institute. (2012). *Supermarket facts: Industry overview 2012*. Retrieved from https://www.fmi.org/researchresources/supermarket-facts
- Food Research & Action Center. (2014). *Relationship between poverty and overweight or obesity*. Retrieved from http://frac.org/initiatives/hunger-and-obesity/are-low-income-people-at-greater-risk-for-overweight-or-obesity/
- Forbes. (2013, February 13). PepsiCo pre-earnings: Snacking on emerging markets growth. Retrieved from http://www.forbes.com/sites/greatspeculations/2013/02/12/pepsico-pre-earnings-snacking-on-emerging-markets-growth/
- Ford, M. R., & Widiger, T. A. (1989). Sex bias in the diagnosis of histrionic and antisocial personality disorders. *Journal of Consulting & Clinical Psychology, 57*(2), 301–305. doi: 10.1037/0022-006X.57.2.301
- Fox News (Producer). (2014, February 14). Inspiring vs. insulting: New Cadillac ad sparks debate. Retrieved from http://video.foxnews.com/v/3204489936001/inspiring-vs-insulting-new-cadillac-ad-sparks-debate/
- Frances, A. (2013). *Saving normal: An insider's revolt against out-of-control psychiatric diagnosis, DSM-5, Big Pharma, and the medicalization of ordinary life*. New York: HarperCollins.
- Frank, J. D., Ascher, E., Margolin, J. B., Nash, H., Stone, A. R., & Varon, E. J. (1952). Behavioral patterns in early meetings of therapeutic groups. *American Journal of Psychiatry, 108*(10), 771–778.
- Frank, R. H. (1999). *Luxury fever: Money and happiness in an era of excess*. Princeton, NJ: Princeton University Press.
- Frankel, J. (2002). Exploring Ferenczi's concept of identification with the aggressor: Its role in trauma, everyday life, and the therapeutic relationship. *Psychoanalytic Dialogues, 12*(1), 101–139.
- Frankl, V. E. (1963). *Man's search for meaning: An introduction to logotherapy*. Boston, MA: Beacon Press.
- Frasca, F., Pandini, G., Sciacca, L., Pezzino, V., Squatrito, S., Belfiore, A., & Vigneri, R. (2008). The role of insulin receptors and IGF-I receptors in cancer and other diseases. *Archives of Physiology and Biochemistry, 114*(1), 23–37. doi: 10.1080/13813450801969715
- Freedman, D. H. (2013, July/August). How junk food can end obesity. *The Atlantic*.
- Freud, A. (1967). *The ego and the mechanisms of defense*. New York: International Universities Press.
- Freud, S. (1930). *Civilization and its discontents*. New York: J. Cape & H. Smith.
- Friedman, M. I., & Stricker, E. M. (1976). The physiological psychology of hunger: Aphysiological perspective. *Psychological Review, 83*(6), 409–431.

- Durning, A. (1997). Asking how much is enough. *Frontier Issues in Economic Thought, 2*, 11–13.
- Dutton, K. (2012). *The wisdom of psychopaths*. New York: Scientific American/Farrar, Straus and Giroux.

E

- Ebbeling, C. B., Willett, W. C., & Ludwig, D. S. (2012). The special case of sugar-sweetened beverages. In K. D. Brownell & M. S. Gold (Eds.), *Food and addiction: A comprehensive handbook*. Oxford: Oxford University Press.
- ElSohly, M. A., Ross, S. A., Mehmedic, Z., Arafat, R., Yi B., & Banahan, B. F. (2000). Potency trends of delta9-THC and other cannabinoids in confiscated marijuana from 1980–1997. *Journal of Forensic Science, 45*(1), 24–30.
- Ethisphere. (2015). The world's most ethical companies. Retrieved from http://ethisphere.com/worlds-most-ethical/
- Evans, D., Smith, M., & Willen, L. (2005, November 6). Human guinea pigs pay for lax FDArules. *Bloomberg News*. Retrieved from http://seattletimes.com/html/businesstechnology/2002606640_drugtesting06.html

F

- Fanselow, M. S., & Birk, J. (1982). Flavor-flavor associations induce hedonic shifts in taste preference. *Animal Learning & Behavior, 10*(2), 223–228.
- Farooqi, I. S., & O'Rahilly, S. (2005). Monogenic obesity in humans. *Annual Review of Medicine, 56*, 443–458. doi: 10.1146/annurev.med.56.062904.144924
- FDA. (1993). Food labeling: Nutrient content claims, general principles, petitions, definition of terms; definitions of nutrient content claims for the fat, fatty acid, and cholesterol content of food. *Federal Register, 58*(3), 2302–2426.
- FDA. (1996). Compliance policy guides manual. Retrieved from http://www.fda.gov/ICECI/ComplianceManuals/CompliancePolicyGuidanceManual/ucm124048.htm
- FDA. (2005). Prescription Drug User Fee Act (PDUFA): Adding resources and improving performance in FDAreview of new drug applications. Retrieved from http://www.fda.gov/ForIndustry/UserFees/PrescriptionDrugUserFee/ucm119253.htm
- FDA. (2012). What is the meaning of 'natural' on the label of food? Retrieved from http://www.fda.gov/aboutfda/transparency/basics/ucm214868.htm
- FDA. (2013). Front-of-package labeling initiative. Retrieved from http://www.fda.gov/Food/IngredientsPackagingLabeling/LabelingNutrition/ucm202726.htm
- FDA. (2014). Foods must contain what label says. Retrieved from http://www.fda.gov/ForConsumers/ConsumerUpdates/ucm337628.htm
- FDAv. Brown & Williamson Tobacco Corp. (2000). (98-1152) 529 U.S. 120 (2000) 153 F.3d 155, affirmed.
- Fitch, C., Hamilton, S., Bassett, P., & Davey, R. (2011). The relationship between personal debt and mental health: Asystematic review. *Mental Health Review Journals, 16*(4), 153–166. doi: 10.1108/13619321111202313

- Golan, E., Stewart, H., Kuchler, F., & Dong, D. (2008). Can low-income Americans afford a healthy diet. *Amber Waves, 6*(5), 26–33.
- Gold, M. S., Frost-Pineda, K., & Jacobs, W. S. (2003). Overeating, binge eating, and eating disorders as addictions. *Psychiatric Annals, 33*(2), 117–122.
- Goodwin, N. R., Ackerman, F., & Kiron, D. (1996). *The consumer society*. Washington, DC: Island Press.
- Government Accountability Office. (2011). *Food labeling: FDA needs to reassess its approach to protecting consumers from false or misleading claims*. Report to congressional committees. Retrieved from http://purl.fdlp.gov/GPO/gpo11929
- Graham, K. (2011, April 11). Conquistador who took on the world of fast fashion and won. *The Times (London)*. Retrieved from http://www.lexisnexis.com.offcampus.lib.washington.edu/lnacui2api/api/version1/getDocCui?lni=52HH-FRF1-DYVCJ1VP&csi=10939&hl=t&hv=t&hnsd=f&hns=t&hgn=t&oc=00240&perma=true
- Graham, R. (2013, October 13). Bring back home ec! *The Boston Globe*. Retrieved from http://www.bostonglobe.com/ideas/2013/10/12/bring-back-home/EJJi9yzjgJfNMqxWUIEDgO/story.html
- Gregoire, C. (2014, February 16). Cadillac made a commercial about the American dream, and it's a nightmare. *Huffington Post*. Retrieved from http://www.huffingtonpost.com/2014/02/26/this-commercial-sums-up-e_n_4859040.html
- Gregory, C., Rahkovsky, I., & Anekwe, T. (2014). Consumers' use of nutrition information when eating out. *USDA-ERS Economic Information Bulletin* (127).
- Grimm, J. W. (2012). Incubation of sucrose craving in animal models. In K. D. Brownell & M. S. Gold (Eds.), *Food and addiction: A comprehensive handbook*. Oxford: Oxford University Press.
- Guettabi, M., & Munasib, A. (2014). The impact of obesity on consumer bankruptcy. *Economics and Human Biology*. doi: http://dx.doi.org/10.1016/j.ehb.2014.11.003
- Gulli, C. (2013, September 10). The dangers of going gluten-free. *Macleans*. Retrieved from http://www.macleans.ca/society/life/gonegluten-free/

H

- Haidt, J. (2006). *The happiness hypothesis: Finding modern truth in ancient wisdom*. New York: Basic Books.
- Hajnal, A., Smith, G., & Norgren, R. (2004). Oral sucrose stimulation increases accumbens dopamine in the rat. *American Journal of Physiology. Regulatory, Integrative and Comparative, 286*(1), R31–R37. doi: 10.1152/ajpregu.00282.2003
- Hall, K. D. (2012). Modeling metabolic adaptations and energy regulation in humans. *Annu Rev Nutr, 32*(1), 35–54. doi: 10.1146/annurev-nutr-071811-150705.
- Haney, W., Rhodes, P., Grunebaum, E., Christopher, H., & Paul, N. (2007). The price of sugar. In Peter Rhodes (Ed.), *Uncommon productions*. New York: New Yorker Films.
- Hanna, J. M., & Hornick, C. A. (1977). Use of coca leaf in southern Peru: Adaptation or addiction. *Bulletin on Narcotics, 29*(1), 63–74.

- Fromm, E. (1955). *The sane society*. New York: Rinehart.
- FTC. (1994). Enforcement policy statement on food advertising. Retrieved from http://www.ftc.gov/publicstatements/1994/05/enforcement-policy-statement-food-advertising-5
- Fu, H., & Goldman, N. (1996). Incorporating health into models of marriage choice: Demographic and sociological perspectives. *Journal of Marriage and the Family, 58*(3). doi: 10.2307/353733

G

- Gabriel, Y., & Lang, T. (2006). *The unmanageable consumer*. New York: Sage Publications.
- Gaesser, G. A., & Angadi, S. S. (2012). Gluten-free diet: Imprudent dietary advice for the general population? *Journal of the Academy of Nutrition and Dietetics, 112*(9), 1330–1333.
- Gailey, J. A. (2012). Fat shame to fat pride: Fat women's sexual and dating experiences. *Fat Studies, 1*(1), 114–127.
- Gallup. (2014). Student debt linked to worse health and less wealth. Retrieved from http://www.gallup.com/poll/174317/student-debtlinked-worse-health-less-wealth.aspx
- Garn, S. M., Sullivan, T. V., & Hawthorne, V. M. (1989). Educational level, fatness, and fatness differences between husbands and wives. *American Journal of Clinical Nutrition, 50*(4), 740–745.
- Garon, S. M. (2012). *Beyond our means: Why America spends while the world saves*. Princeton, NJ: Princeton University Press.
- Garrison v. Whole Foods Market Inc. (2013). No. 13-05333 (N.D. Cal. Nov. 8, 2013).
- Gearhardt, A., Corbin, W., & Brownell, K. (2009). Preliminary validation of the Yale Food Addiction Scale. *Appetite, 52*(2), 430–436. doi: 10.1016/j.appet.2008.12.003
- Gearhardt, A., Davis, C., Kuschner, R., & Brownell, K. (2011a). The addiction potential of hyperpalatable foods. *Current Drug Abuse Reviews, 4*(3), 140–145.
- Gearhardt, A., Grilo, C. M., DiLeone, R., Brownell, K., & Potenza, M. (2011b). Can food be addictive? Public health and policy implications. *Addiction, 106*(7), 1208–1212.
- Gearhardt, A., White, M., & Potenza, M. (2011c). Binge eating disorder and food addiction. *Current Drug Abuse Reviews, 4*(3), 201.
- Gearhardt, A., Yokum, S., Orr, P., Stice, E., Corbin, W., & Brownell, K. (2011d). Neural correlates of food addiction. *Archives of General Psychiatry, 68*(8), 808–816. doi: 10.1001/archgenpsychiatry.2011.32
- Gearhardt, A., Roberts, M., & Ashe, M. (2013). If sugar is addictive what does it mean for the law? *The Journal of Law, Medicine & Ethics, 41*, 46–49.
- Gibson, E. (2006). Emotional influences on food choice: Sensory, physiological and psychological pathways. *Physiology & Behavior, 89*(1), 53–61. doi: 10.1016/j.physbeh.2006.01.024
- Gilmore, J., & Pine, B. (1997). The four faces of mass customization. *Harvard Business Review, 75*(1), 91–101.
- Glasgow, L. (2001). Stretching the limits of intellectual property rights: Has the pharmaceutical industry gone too far? *Idea, 41*, 227.

- Humphery, K. (1998). *Shelf life: Supermarkets and the changing cultures of consumption*. Cambridge: Cambridge University Press.

I

- IEG. (2012, September). *Dollar sales of energy drink beverages and shots in the United States from 2011 to 2015 (in billion U.S. dollars)*. Retrieved from http://www.statista.com/statistics/275525/us-dollar-sales-of-energy-drink-beverages-and-shots/
- Ifland, J., Preuss, H., Marcus, M., Rourke, K., Taylor, W., Burau, K., ... Manso, G. (2009). Refined food addiction: Aclassic substance use disorder. *Medical Hypotheses, 72*(5), 518–526.
- Inman, J. J. (2001). The role of sensory-specific satiety in attribute-level variety seeking. *Journal of Consumer Research, 28*(1), 105–120. doi: 10.1086/321950
- Institute for American Values. (2008). *For a new thrift confronting the debt culture*. Institute for American Values Commission on Thrift. Retrieved from http://books.google.com/books?id=e79EAQAAIAAJ
- Institute of Medicine. (2005). *Dietary reference intakes for energy, carbohydrate, fiber, fat, fatty acids, cholesterol, protein, and amino acids (macronutrients)*. Washington, DC: National Academies Press.
- International Food Information Council Information. (2014). Retrieved from http://www.foodinsight.org/about
- IRI. (2010). *Times & trends: CPG 2010 year in review: Out of turmoil rises opportunity*. Retrieved from http://www.iriworldwide.com/Insights/ItemID/1231/View/Details.aspx

J

- Jenkins, D. J., Wolever, T. M., Taylor, R. H., Barker, H., Fielden, H., Baldwin, J. M., ... Goff, D. V. (1981). Glycemic index of foods: A physiological basis for carbohydrate exchange. *American Journal of Clinical Nutrition, 34*(3), 362–366.
- Jerome, N. (1977). Taste experience and the development of a dietary preference for sweet in humans: Ethnic and cultural variations in early taste experience. In Taste and Development: The Genesis of Sweet Preference. Washington DC: US Dep. HEW Pub. No. (NIH) Taste and Development, 235–248.
- Johnson, R. K., Appel, L. J., Brands, M., Howard, B. V., Lefevre, M., Lustig, R. H., ... Wylie-Rosett, J. (2009). Dietary sugars intake and cardiovascular health: Ascientific statement from the American Heart Association. *Circulation, 120*(11), 1011–1020. doi: 10.1161/CIRCULATIONAHA.109.192627
- Johnston, J., & Szabo, M. (2011). Reflexivity and the Whole Foods Market consumer: The lived experience of shopping for change. *Agriculture and Human Values, 28*(3), 303–319. doi: 10.1007/S10460-010-9283-9
- Jolliffe, D. (2011). Overweight and poor? On the relationship between income and the body mass index. *Economics and Human Biology, 9*(4), 342–355.
- Judge, T. A., & Cable, D. M. (2011). When it comes to pay, do the thin win? The effect of

- Harnack, L., Stang, J., & Story, M. (1999). Soft drink consumption among US children and adolescents: Nutritional consequences. *Journal of the American Dietetic Association, 99*(4), 436–441. doi: 10.1016/S0002-8223(99)00106-6
- Harris, D., & Patrick, M. (2011). Is 'big food's' big money influencing the science of nutrition? *ABC News*. Retrieved from http://abcnews.go.com/US/big-food-money-accused-influencing-science/story?id=13845186
- Harris, J. L. (2011). *Sugary drink FACTS: Evaluating sugary drink nutrition and marketing to youth*. Rudd Center for Food Policy and Obesity. Retrieved from http://www.sugarydrinkfacts.org/resources/sugarydrinkfacts_report.pdf
- Harris, J. L. (2012). Is food advertising feeding Americans' sugar habit? An analysis of exposure to television advertising for high-sugar foods. In K. D. Brownell & M. S. Gold (Eds.), *Food and addiction: A comprehensive handbook*. Oxford: Oxford University Press.
- Hartman Group. (2014). Should Whole Foods move downmarket? Retrieved from http://blog.hartman-group.com/2014/03/05/shouldwhole-foods-move-downmarket/
- Haskins, K. M., & Ransford, H. (1999). The relationship between weight and career payoffs among women. *Sociological Forum, 14*(2), 295–318.
- Havel, P. J., Townsend, R., Chaump, L., & Teff, K. (1999). High-fat meals reduce 24-h circulating leptin concentrations in women. *Diabetes, 48*(2), 334–341.
- Hebebrand, J., Albayrak Ö., Adan, R., Antel, J., Dieguez, C., de Jong, J., ... Murphy, M. (2014). "Eating addiction", rather than "food addiction", better captures addictive-like eating behavior. *Neurosci Biobehav Rev, 47*, 295–306.
- Heffernan, V. (2014, October 8). What if you just hate making dinner? *New York Times Magazine*.
- Hellerstein, M. K. (1999). De novo lipogenesis in humans: Metabolic and regulatory aspects. *European Journal of Clinical Nutrition, 53*(Suppl 1), S53–S65.
- Hellerstein, M. K. (2001). No common energy currency: De novo lipogenesis as the road less traveled. *The American Journal of Clinical Nutrition, 74*(6), 707–708.
- Henry, J. (1963). *Culture against man*. New York: Random House.
- Hill, R., & Chui, M. (2009). The pharmerging future. *Pharmaceutical Executive, 29*(7), 1-5.
- Hilts, P. J. (2004). *Protecting America's health: The FDA, business, and one hundred years of regulation*. Chapel Hill: University of North Carolina Press.
- Hollis, A. (2004). *Me-too drugs: Is there a problem?* World Health Organization. Retrieved from http://www.who.int/intellectualproperty/topics/ip/Me-tooDrugs_Hollis1.pdf
- Horovitz, B. 2011. Marketers have a summer romance with packaging. USAToday, June 17-19, A1.
- Hu, F. B., & Malik, V. S. (2010). Sugar-sweetened beverages and risk of obesity and type 2 diabetes: Epidemiologic evidence. *Physiology & Behavior, 100*(1), 47–54. doi: 10.1016/j.physbeh.2010.01.036
- Hudson, J. I., Hiripi, E., Pope, H. G., Jr., & Kessler, R. C. (2007). The prevalence and correlates of eating disorders in the National Comorbidity Survey Replication. *Biological Psychiatry, 61*(3), 348–358. doi: 10.1016/j.biopsych.2006.03.040

analysis of antidepressant medication data submitted to the US Food and Drug Administration. *Prevention & Treatment, 5*(1), 23a.

- Kirsch, I., & Sapirstein, G. (1998). Listening to Prozac but hearing placebo: Ameta-analysis of antidepressant medication. *Prevention & Treatment, 1*(2), 2a.
- Klein, D. F. (2005). The flawed basis for FDApost-marketing safety decisions: The example of anti-depressants and children. *Neuropsychopharmacology, 31*(4), 689–699.
- Kleiner, K. D., Gold, M. S., Frostpineda, K., Lenzbrunsman, B., Perri, M. G., & Jacobs, W. S. (2004). Body mass index and alcohol use. *Journal of Addictive Diseases, 23*(3), 105–118.
- Koehn, N. F. (2001). *Brand new: How entrepreneurs earned consumers'trust from Wedgwood to Dell*. Cambridge: Harvard Business Press.
- Koerner, B. I. (2002). Disorders made to order. *Mother Jones, 27*(4), 58–81.
- Kolaczynski, J., Ohannesian, J., Considine, R., Marco, C., & Caro, J. (1996). Response of leptin to short-term and prolonged overfeeding in humans. *Journal of Clinical Endocrinology and Metabolism, 81*(11), 4162–4165. doi: 10.1210/jcem.81.11.8923877
- Kottler, J. (1999). *Exploring and treating acquisitive desire: Living in the material world*. Thousand Oaks, CA: Sage Publications.
- Krugman, P. (2014, April 21). The economy is not like a household. *The New York Times*. Retrieved from http://krugman.blogs.nytimes.com/2014/04/21/the-economy-is-not-like-a-household/?_r=0

L

- LaFerla, R. (2013, May 31). Such a doll. *New York Times*. Retrieved from http://runway.blogs.nytimes.com/2013/05/31/such-a-doll/?module=Search&mabReward=relbias%3Aw%2C%7B%221%22%3A%22RI%3A5%22%7D&_r=0
- LaForgia, M., & Playford, A. (2012, January 1). Wikileaks: Fanjuls among 'sugar barons' who 'muscled' lawmakers to kill free trade deal. *Palm Beach Post*. Retrieved from http://www.palmbeachpost.com/news/news/wikileaks-fanjuls-among-sugar-barons-who-muscledl/nL2wg/
- Landman, A., Ling, P. M., & Glantz, S. A. (2002). Tobacco industry youth smoking prevention programs: Protecting the industry and hurting tobacco control. *American Journal of Public Health, 92*(6), 917–930.
- Lappé, A. (2014, August 1). Big Food uses mommy bloggers to shape public opinion. *Al Jazeera America*. Retrieved from http://america.aljazeera.com/opinions/2014/8/food-agricculturemonsantogmoadvertising.html
- Lasch, C. (1980). *The culture of narcissism: American life in an age of diminishing expectations*. New York: Warner Books.
- Le Moal, M., & Simon, H. (1991). Mesocorticolimbic dopaminergic network: Functional and regulatory roles. *Physiological Review, 71*(1), 155–234.
- Leiss, W. (1978). *The limits to satisfaction: On needs and commodities*. London: Boyars.
- Lennerz, B. S., Alsop, D. C., Holsen, L. M., Stern, E., Rojas, R., Ebbeling, C. B., ... Ludwig, D. S. (2013). Effects of dietary glycemic index on brain regions related to reward and craving in

weight on pay for men and women. *Journal of Applied Psychology, 96*(1), 95–112. doi: 10.1037/a0020860

K

- Kaczka, K. A. (1999). From herbal Prozac to Mark McGwire's tonic: How the Dietary Supplement Health and Education Act changed the regulatory landscape for health products. *Journal of Contemporary Health Law and Policy, 16*, 463.
- Kahn, B. E., & Wansink, B. (2004). The influence of assortment structure on perceived variety and consumption quantities. *Journal of Consumer Research, 30*(4), 519–533. doi: 10.1086/380286
- Kasser, T. (2002). *The high price of materialism*. Cambridge: MIT Press.
- Kasser, T., & Kanner, A. D. (2004). *Psychology and consumer culture: The struggle for a good life in a materialistic world*. Washington, DC: American Psychological Association.
- Kasser, T., & Ryan, R. M. (1993). Adark side of the American dream: Correlates of financial success as a central life aspiration. *Journal of Personality and Social Psychology, 65*(2), 410–422. doi: 10.1037//0022-3514.65.2.410
- Kasser, T., Ryan, R. M., Zax, M., & Sameroff, A. J. (1995). The relations of maternal and social environments to late adolescents materialistic and prosocial values. *Developmental Psychology, 31*(6), 907–914. doi: 10.1037/0012-1649.31.6.907
- Kaza, S. (2005). *Hooked!: Buddhist writings on greed, desire, and the urge to consume*. Boston, MA: Shambhala.
- Kefauver-Harris Drug Amendment of 1962, Pub. L. No. 87–781 (1962).
- Kessler, D. A. (2001). *A question of intent: A great American battle with a deadly industry.* New York: Public Affairs.
- Kessler, D. A. (2009). *The end of overeating: Taking control of the insatiable American appetite*. New York: Rodale.
- Kessler, D. A. (2014). Toward more comprehensive food labeling. *New England Journal of Medicine, 371*(3), 193–195. doi: 10.1056/NEJMp1402971
- Keyfitz, N. (1982). Development and the elimination of poverty. *Economic Development and Cultural Change, 30*(3), 649–670. doi: 10.1086/452579
- Khan, A., Leventhal, R. M., Khan, S. R., & Brown, W. A. (2002). Severity of depression and response to antidepressants and placebo: An analysis of the Food and Drug Administration database. *Journal of Clinical Psychopharmacology, 22*(1), 40–45.
- Khatchadourian, R. (2009, November 23). The taste makers: Inside the labs that flavor your food. *The New Yorker*.
- Kiron, D. (1996). Perpetuating consumer culture: Media, advertising, and wants creation. In N. R. Goodwin, F. Ackerman, & D. Kiron (Eds.), *The consumer society* (pp.229–268). Washington, DC: Island Press.
- Kirsch, I. (2010). *The emperor's new drugs: Exploding the antidepressant myth*. New York: Basic Books.
- Kirsch, I., Moore, T. J., Scoboria, A., & Nicholls, S. S. (2002). The emperor's new drugs: An

- Malik, V. S., & Hu, F. B. (2011). Sugar-sweetened beverages and health: Where does the evidence stand? *American Journal of Clinical Nutrition, 94*(5), 1161–1162. doi: 10.3945/ajcn.111.025676
- Malik, V. S., & Hu, F. B. (2012). Sweeteners and risk of obesity and type 2 diabetes: The role of sugar-sweetened beverages. *Current Diabetes Reports, 12*(2), 195–203. doi: 10.1007/s11892-012-0259-6
- Malik, V. S., Popkin, B. M., Bray, G. A., Després, J.-P., & Hu, F. B. (2010a). Sugar-sweetened beverages, obesity, type 2 diabetes mellitus, and cardiovascular disease risk. *Circulation, 121*(11), 1356–1364. doi: 10.1161/CIRCULATIONAHA.109.876185
- Malik, V. S., Popkin, B. M., Bray, G. A., Despres, J. P., Willett, W. C., & Hu, F. B. (2010b). Sugar-sweetened beverages and risk of metabolic syndrome and type 2 diabetes: Ameta-analysis. *Diabetes Care, 33*(11), 2477–2483. doi: 10.2337/dc10-1079
- Malik, V. S., Schulze, M. B., & Hu, F. B. (2006). Intake of sugar-sweetened beverages and weight gain: Asystematic review. *American Journal of Clinical Nutrition, 84*(2), 274–288.
- Maone, T. R., Mattes, R. D., Bernbaum, J. C., & Beauchamp, G. K. (1990). Anew method for delivering a taste without fluids to preterm and term infants. *Developmental Psychobiology, 23*(2), 179–191. doi: 10.1002/dev.420230208
- Marcason, W. (2011). Is there evidence to support the claim that a gluten-free diet should be used for weight loss? *Journal of the American Dietetic Association, 111*(11), 1786.
- Margolskee, R. F., Dyer, J., Kokrashvili, Z., Salmon, K. S., Ilegems, E., Daly, K., ... Shirazi-Beechey, S. P. (2007). T1R3 and gustducin in gut sense sugars to regulate expression of Na+-glucose cotransporter 1. *Proceedings of the National Academy of Sciences of the United States of America, 104*(38), 15075–15080. doi: 10.1073/pnas.0706678104
- Marks, N. (2011). The happiness manifesto how nations and people can nurture well-being. Retrieved from http://www.contentreserve.com/TitleInfo.asp?ID={2F735A31-79E3-46C8-99FC-2D681BF24530}&Format=50
- Martin, S. (Writer). (1991). *L.A. story*. Van Nuys: Carolco Home Video. Martínez, S. (1995). *Peripheral migrants: Haitians and Dominican Republic sugar plantations*. Knoxville: University of Tennessee Press.
- Mason, B., & Higley, A. (2012). Human laboratory models of addiction. In K. D. Brownell & M. S. Gold (Eds.), *Food and addiction: A Comprehensive handbook*. Oxford: Oxford University Press.
- Mattes, R. D. (1996). Dietary compensation by humans for supplemental energy provided as ethanol or carbohydrate in fluids. *Physiology & Behavior, 59*(1), 179–187.
- Mayes, S., Calhoun S., & Crites D. (2001). Does DSM-IV Asperger's disorder exist? *Journal of Abnormal Child Psychology, 29*(3), 263–271.
- McCarthy, M. (2014, April 9). Cadillac clears up 'misconceptions' about contentious 'poolside' ad. *Ad Age*.
- McKenna, M. (2014, August 15). Bring back home economics: Three food writers on teaching people to cook. *National Geographic*. Retrieved from http://theplate.nationalgeographic.com/2014/08/15/bring-back-home-ec-three-food-writers-on-teaching-people-tocook/

men. *American Journal of Clinical Nutrition, 98*(3), 641–647. doi: 10.3945/ajcn.113.064113
- Lenoir, M., Cantin, L., Serre, F., & Ahmed, S. (2008). *The value of heroin increases with extended use but not above the value of a non-essential alternative reward*. Paper presented at the 38th Annual Meeting of the Society for Neuroscience, Washington, DC.
- Lenoir, M., Serre, F., Cantin, L., & Ahmed, S. H. (2007). Intense sweetness surpasses cocaine reward. *PLoS One, 2*(8), e698. doi: 10.1371/journal.pone.0000698
- Lévi-Strauss, C. (1969). *The raw and the cooked*. New York: Harper & Row.
- Lichtenstein, A. H., Appel, L. J., Brands, M., Carnethon, M., Daniels, S., Franch, H. A., ... Wylie-Rosett, J. (2006). Diet and lifestyle recommendations revision 2006: Ascientific statement from the American Heart Association Nutrition Committee. *Circulation,114*(1), 82–96. doi: 10.1161/circulationaha.106.176158
- Liem, D. G., & Mennella, J. A. (2002). Sweet and sour preferences during childhood: Role of early experiences. *Developmental Psychobiology, 41*(4), 388–395. doi: 10.1002/dev.10067
- Lilienfeld, S., Waldman, I., Landfield, K., Watts A., Rubenzer, S., & Faschingbauer, T. (2012). Fearless dominance and the US presidency: Implications of psychopathic personality traits for successful and unsuccessful political leadership. *Journal of Personality and Social Psychology, 103*(3), 489–505. doi: 10.1037/a0029392
- Lin, B.-H., Guthrie, J., & Frazão, E. (1999). *Away-from-home foods increasingly important to quality of American diet*. Washington, DC: United States Department of Agriculture Economic Research Service.
- Linn, S. (2004). *Consuming kids: The hostile takeover of childhood*. New York: New Press.
- Logue, A. W. (2004). *The psychology of eating and drinking*. New York: Brunner-Routledge/ Taylor & Francis Group.
- Lorenz, K. (1974). *Civilized man's eight deadly sins*. New York: Harcourt Brace Jovanovich.
- Loy, D. (1997). The religion of the market + Religious responses to problems of population, consumption, and degradation of the global environment. *JAAR, 65*(2), 275–290.
- Lukovitz, K. (2009, January 19). 'Natural' claims most common on new F&B products. *Marketing Daily*. Retrieved from http://www.mediapost.com/publications/article/98562/-axzz2YsPn6CWO
- Lustig, R. H. (2010). Fructose: Metabolic, hedonic, and societal parallels with ethanol. *Journal of the American Dietetic Association, 110*(9), 1307–1321. doi: 10.1016/j.jada.2010.06.008
- Lustig, R. H. (2013). *Sugar has 56 names: A shopper's guide*. New York: Penguin Group.

M

- Macartney, S. E. (2011). *Child poverty in the United States 2009 and 2010: Selected race groups and Hispanic origin*. US Department of Commerce, Economics and Statistics Administration, US Census Bureau.
- Macinnis, P. (2002). *Bittersweet: The story of sugar*. Sydney: Allen & Unwin.
- Maillot, M., Darmon, N., & Drewnowski, A. (2010). Are the lowest-cost healthful food plans culturally and socially acceptable? *Public Health Nutrition, 13*(8), 1178–1185. doi: 10.1017/S1368980009993028

- Myers, M., Cowley, M. A., & Münzberg, H. (2008). Mechanisms of leptin action and leptin resistance. *Annual Review of Physiology, 70*, 537–556. doi: 10.1146/annurev.physiol.70.113006.100707
- Myers, M., Leibel, R., Seeley, R., & Schwartz, M. (2010). Obesity and leptin resistance: Distinguishing cause from effect. *Trends in Endocrinology & Metabolism, 21*(11), 643–651.

N

- National Consumers League. (2012). Naturally misleading: Consumers' understanding of "natural" and "plant-derived" labeling claims. Retrieved from http://www.nclnet.org/
- Navarro, V. J., Barnhart, H., Bonkovsky, H. L., Davern, T., Fontana, R. J., Grant, L., ... Sherker, A. H. (2014). Liver injury from herbals and dietary supplements in the US Drug-Induced Liver Injury Network. *Hepatology, 60*(4), 1399–1408.
- Negowetti, N. E. (2014). *Food labeling litigation: Exposing gaps in the FDA's resources and regulatory authority*. Brookings Institution. Retrieved from http://www.brookings.edu/research/papers/2014/06/26-food-labeling-litigation-fda-negowetti
- Nestle, M. (2001). Food company sponsorship of nutrition research and professional activities: Aconflict of interest? *Public Health Nutrition, 4*(05), 1015–1022.
- Nestle, M. (2002). *Food politics: How the food industry influences nutrition and health*. Berkeley: University of California Press.
- Ng, M., Fleming, T., Robinson, M., Thomson, B., Graetz, N., Margono, C., ... Gakidou, E. (2014). Global, regional, and national prevalence of overweight and obesity in children and adults during 1980-2013: Asystematic analysis for the Global Burden of Disease Study 2013. *Lancet, 384*(9945), 766–781. doi: 10.1016/S0140-6736(14)60460-8
- Ng, S. W., Ni Mhurchu, C., Jebb, S. A., & Popkin, B. M. (2012). Patterns and trends of beverage consumption among children and adults in Great Britain, 1986–2009. *British Journal of Nutrition, 108*(03), 536–551.
- Nickerson, L. A. (2013, November 24). Best beware of sugarless gummy bears and sweets!. *Examiner*. Retrieved from http://www.examiner.com/article/best-beware-of-sugarless-gummy-bears-and-sweets
- Nielsen, S. J., & Popkin, B. M. (2004). Changes in beverage intake between 1977 and 2001. *American Journal of Preventive Medicine, 27*(3), 205–210. doi: 10.1016/j.amepre.2004.05.005
- Nielsen, S., J. Siega-Riz, A. M., & Popkin, B. M. (2002). Trends in energy intake in US between 1977 and 1996: Similar shifts seen across age groups. *Obesity Research, 10*(5), 370–378.
- Noakes, T. (2012a). *Waterlogged: The serious problem of overhydration in endurance sports*. Champaign, IL: Human Kinetics.
- Noakes, T. D. (2012b). Commentary: Role of hydration in health and exercise. *BMJ, 345*(7866), e4171. doi: 10.1136/bmj.e4171
- Nocera, J. (2013). *A piece of the action: How the middle class joined the money class*. New York: Simon and Schuster.
- Nurkse, R. (1957). *Problems of capital formation in underdeveloped countries.* New York: Oxford University Press.

- McMillan, T., Cahana, K., Sinclair, S., & Toensing, A. (2014). The new face of hunger. *National Geographic, 226*, 66–89.
- McWilliams, N. (2011). *Psychoanalytic diagnosis: Understanding personality structure in the clinical process*. New York: Guilford Press.
- Medco. (2011). America's state of mind. Retrieved from http://apps.who.int/medicinedocs/documents/s19032en/s19032en.pdf
- Mennella, J. A., & Beauchamp, G. K. (1998). Early flavor experiences: Research update. *Nutrition Reviews, 56*(7), 205–211.
- Merton, R. K. (1957). *Social theory and social structure*. New York: Free Press.
- Mintz, S. W. (1985). *Sweetness and power: The place of sugar in modern history*. New York: Penguin Books.
- Mintz, S. W. (1996). *Tasting food, tasting freedom: Excursions into eating, culture, and the past*. Boston, MA: Beacon Press.
- Moodie, R., Stuckler, D., Monteiro, C., Sheron, N., Neal, B., Thamarangsi, T., ... (NCD Action Group Lancet). (2013). Profits and pandemics: Prevention of harmful effects of tobacco, alcohol, and ultra-processed food and drink industries. *Lancet, 381*(9867), 670–679. doi: 10.1016/S0140-6736(12)62089-3
- Moskowitz, H. R. (1981). Relative importance of perceptual factors to consumer acceptance: Linear vs quadratic analysis. *Journal of Food Science, 46*(1), 244–248.
- Moss, M. (2013). *Salt sugar fat: How the food giants hooked us*. Toronto: McClelland & Stewart.
- Moss, M. (2014, July 26). Coconut water changes its claims. *The New York Times*. Retrieved from http://www.nytimes.com/2014/07/30/dining/coconut-water-changes-its-claims.html
- Mourao, D. M., Bressan, J., Campbell, W. W., & Mattes, R. D. (2007). Effects of food form on appetite and energy intake in lean and obese young adults. *International Journal of Obesity (Lond), 31*(11), 1688–1695. doi: 10.1038/sj.ijo.0803667
- Moynihan, R., & Cassels, A. (2005). *Selling sickness: How the world's biggest pharmaceutical companies are turning us all into patients*. New York: Nation Books.
- Mullainathan, S., & Shafir, E. (2013). *Scarcity: Why having too little means so much*. New York: Henry Holt and Company.
- Münster, E., Rüger, H., Ochsmann, E., Letzel, S., & Toschke, A. M. (2009). Over-indebtedness as a marker of socioeconomic status and its association with obesity: Across-sectional study. *BMC Public Health, 9*(1), 286.
- Murphy, C. M., Stojek, M. K., & MacKillop, J. (2014). Interrelationships among impulsive personality traits, food addiction, and body mass index. *Appetite, 73*, 45–50.
- Murray, C. A. (2013). *Coming apart: The state of white America, 1960–2010*. New York: Crown Forum.
- Mustain, P. (2014). It is not true that kids won't eat healthy food: Why the new USDAschool food guidelines are very necessary. Retrieved from http://blogs.scientificamerican.com/food-matters/2013/09/05/it-is-not-true-that-kids-wont-eat-healthy-food-why-thenew-usda-guidelines-are-very-necessary/

and Drug Law Institute. Retrieved from http://www.fdli.org/resources/resources-order-box-detail-view/a-practical-guide-to-fda-s-food-and-drug-law-and-regulation-5thedition
- PLoS. (2012). Series on big food: The food industry is ripe for scrutiny. *PLoS Med, 9*(6), e1001246.
- Pollack, A. (2010, November 5). Antibiotics research subsidies weighed by US. *The New York Times*.
- Pollan, M. (2009, July 29). Out of the kitchen, Onto the couch. *New York Times Magazine*.
- Popkin, B. M. (2010). Patterns of beverage use across the lifecycle. *Physiology & Behavior, 100*(1), 4–9. doi: 10.1016/j.physbeh.2009.12.022
- Popkin, B. M. (2012). The changing face of global diet and nutrition. In K. D. Brownell & M. S. Gold (Eds.), *Food and addiction: A comprehensive handbook* (pp.144–164). Oxford: Oxford University Press.
- Popkin, B. M., & Duffey, K. J. (2010). Does hunger and satiety drive eating anymore? Increasing eating occasions and decreasing time between eating occasions in the United States. *American Journal of Clinical Nutrition, 91*(5), 1342–1347.
- Popkin, B. M., & Nielsen, S. J. (2003). The sweetening of the world's diet. *Obes Res, 11*(11), 1325–1332. doi: 10.1038/oby.2003.179

R

- Ramirez, I. (1990). Why do sugars taste good? *Neuroscience & Biobehavioral Reviews, 14*(2), 125–134. doi: 10.1016/s0149-7634(05)80213-1
- Rappeport, A. (2012, Sep 10). Kraft warns on proposed cuts to US food stamps. *Financial Times*, p.21. Retrieved from http://infoweb.newsbank.com/resources/doc/nb/news/1413AD3D941F4690?p=AWNB
- Renehan, A. G., Tyson, M., Egger, M., Heller, R. F., & Zwahlen, M. (2008). Body-mass index and incidence of cancer: Asystematic review and meta-analysis of prospective observational studies. *Lancet, 371*(9612), 569–578. doi: 10.1016/S0140-6736(08)60269-X
- Repantis, D., Schlattmann, P., Laisney, O., & Heuser, I. (2010). Modafinil and methylphenidate for neuroenhancement in healthy individuals: Asystematic review. *Pharmacological Research, 62*(3), 187–206. doi: 10.1016/j.phrs.2010.04.002
- Richins, M. L. (1995). Social comparison, advertising, and consumer discontent. *American Behavioral Scientist, 38*(4), 593–607. doi: 10.1177/0002764295038004009
- Rippe, J. M., & Angelopoulos, T. J. (2013). Sucrose, high-fructose corn syrup, and fructose, their metabolism and potential health effects: What do we really know? *Advances in Nutrition, 4*(2), 236–245. doi: 10.3945/an.112.002824
- Robinson, J. (2013, May 25). Breeding the nutrition out of our food. *The New York Times*. Retrieved from http://www.nytimes.com/2013/05/26/opinion/sunday/breeding-the-nutrition-out-of-our-food.html
- Robinson, N. (2014, October 3). Soft drink sales given boost from the elderly. *Food Manufacture*. Retrieved from http://www.foodmanufacture.co.uk/Ingredients/Target-the-elderly-soft-drinks-manufacturers-told-.VC7GPZmhOyg.twitter

O

- OED Online. (2014). *Oxford dictionary of English*. Oxford: Oxford University Press.
- Offit, P., & Erush, S. (2013, December 14). Skip the supplements. *New York Times*. Retrieved from http://www.nytimes.com/2013/12/15/opinion/sunday/skip-the-supplements.html?_r=0
- OED Online. (2015) "junk food". Oxford University Press. Retrieved from http://www.oed.com/viewdictionaryentry/Entry/11125
- Okorodudu, D. O., Jumean, M. F., Montori, V. M., Romero-Corral, A., Somers, V. K., Erwin, P. J., & Lopez-Jimenez, F. (2010). Diagnostic performance of body mass index to identify obesity as defined by body adiposity: Asystematic review and meta-analysis. *International Journal of Obesity, 34*(5), 791–799.
- Oliver, G., Wardle, J., & Gibson, E. L. (2000). Stress and food choice: Alaboratory study. *Psychosomatic Medicine, 62*(6), 853–865.
- Olsen, D. P. (2014, June 16). Say no to natural on food labels. *Consumer Reports News*. Retrieved from http://www.consumerreports.org/cro/news/2014/06/say-no-to-natural-on-food-labels/index.htm
- Oreffice, S., & Quintana-Domeque, C. (2010). Anthropometry and socioeconomics among couples: Evidence in the United States. *Economics and Human Biology, 8*(3), 373–384. doi: 10.1016/j.ehb.2010.05.001

P

- Pan, A., & Hu, F. B. (2011). Effects of carbohydrates on satiety: Differences between liquid and solid food. *Current Opinion in Clinical Nutrition and Metabolic Care, 14*(4), 385–390. doi: 10.1097/MCO.0b013e328346df36
- Park, K. H., Kim, J. Y., Ahn, C. W., Song, Y. D., Lim, S. K., & Lee, H. C. (2001). Polycystic ovarian syndrome (PCOS) and insulin resistance. *International Journal of Gynecology & Obstetrics, 74*(3), 261–267.
- Patel, R. (2008). *Stuffed and starved: The hidden battle for the world food system*. Brooklyn, NY: Melville House.
- Pearce, J. D. W. (1936). ASymposium on property and possessiveness. *The British Journal of Psychiatry, 82*(337), 187–188.
- Pepino, M. Y., & Mennella, J. A. (2005). Sucrose-induced analgesia is related to sweet preferences in children but not adults. *Pain, 119*(1), 210–218.
- Pfaffmann, C. (1977). Biological and behavioral substrates of the sweet tooth. In J. M. Weiffenbach (Ed.), *Taste and Development* (pp.3–24). Bethesda, MD: US Department of Health, Education and Welfare.
- Phipott, T. (2013, October 16). Why home economics should be mandatory. *Mother Jones*. Retrieved from http://www.motherjones.com/tom-philpott/2013/10/why-home-ec-class-should-be-mandatory
- Piña, K. R., & Pines, W. L. (2008). *A practical guide to food and drug law and regulation*. Food

drug benefits and harms: Two randomized trials. *Annals of Internal Medicine, 150*(8), 516–527.
- Sclafani, A. (2007). Sweet taste signaling in the gut. *Proceedings of the National Academy of Sciences of the United States of America, 104*(38), 14887–14888. doi: 10.1073/pnas.0707410104
- Scott-Thomas, C. (2012). FDAoffers support in industry roll-out of Facts Up Front labeling. *Food Navigator*. Retrieved from http://www.foodnavigator-usa.com/content/view/print/616127
- Seabrook, J. (2011, November 21). Crunch. *New Yorker, 87*.
- Segato, F. N., Castro-Souza C., Segato E. N., Morato S., & Coimbra N. C. (1997). Sucrose ingestion causes opioid analgesia. *Brazilian Journal of Medical and Biological Research, 30*(8), 981–984.
- Senak, M. (2005). *Bringing a drug or device to market: Public relations implications*. Drugs and Biologics. Retrieved from http://www.eyeonfda.com
- Shank, F. R. (1992). The Nutrition Labeling and Education Act of 1990. *Food & Drug Law Journal, 47*, 247.
- Sharma, L. L., Teret, S. P., & Brownell, K. D. (2010). The food industry and self-regulation: Standards to promote success and to avoid public health failures. *American Journal of Public Health, 100*(2), 240. doi: 10.2105/AJPH.2009.160960
- Shell, E. R. (2009). *Cheap: The high cost of discount culture*. New York: Penguin Press.
- Sicherer, S. H. (2011). Epidemiology of food allergy. *Journal of Allergy and Clinical Immunology, 127*(3), 594–602. doi: 10.1016/j.jaci.2010.11.044
- Silcoff, M. (2014, August 15). Amother's journey through the unnerving universe of 'unboxing' videos. *The New York Times*. Retrieved from http://www.nytimes.com/2014/08/17/magazine/a-mothers-journey-through-the-unnerving-universe-of-unboxing-videos.html
- Silverglade, B., & Heller, I. R. (2010). *Food labeling chaos: The case for reform*. Center for Science in the Public Interest. Retrieved from http://www.cspinet.org/new/pdf/food_labeling_chaos_report.pdf
- Simmons, D. (2010). Structural violence as social practice: Haitian agricultural workers, anti-Haitianism, and health in the Dominican Republic. *Human Organ, 69*(1), 10–18.
- Simon, G. E., Von Korff, M., Saunders, K., Miglioretti, D. L., Crane, P. K., van Belle, G., & Kessler, R. C. (2006). Association between obesity and psychiatric disorders in the US adult population. *Archives of General Psychiatry, 63*(7), 824–830.
- Simon, M. (2012). *Food stamps, follow the money: Are corporations profiting from hungry Americans*? Eat Drink Politics. Retrieved from http://www.eatdrinkpolitics.com/wp-content/uploads/FoodStampsFollowtheMoneySimon.pdf
- Sisson, M. (2013, September 5). This gluten-free thing is a really overblown fad! *Huffington Post*. Retrieved from http://www.huffingtonpost.com/mark-sisson/gluten-free-fad_b_3873157.html
- Slater, D. (1997). Consumer culture and the politics of need. In M. Nava (Ed.), *Buy this book: Studies in advertising and consumption* (pp.51–63). New York: Psychology Press.
- Slavin, J. L. (2005). Dietary fiber and body weight. *Nutrition, 21*(3), 411–418. doi: 10.1016/j.

· Robinson-Jacobs, K. (2014, August 10). Soft drink makers have a powerful thirst for a new sweetener. *Dallas News*. Retrieved from http://www.dallasnews.com/business/headlines/20140809-soft-drink-makers-have-a-powerful-thirst-for-a-new-sweetener.ece
· Rock, C. (2005). *Chris Rock: Never scared*. New York: Home Box Office.
· Rodwin, M. A. (2012). Conflicts of interest, institutional corruption, and Pharma: An agenda for reform. *Journal of Law, Medicine & Ethics, 40*(3), 511–522. doi: 10.1111/j.1748-720X.2012.00683.x
· Roehling, M. V., Roehling, P. V., & Pichler, S. (2007). The relationship between body weight and perceived weight-related employment discrimination: The role of sex and race. *Journal of Vocational Behavior, 71*(2), 300–318.
· Rolls, B. J., Rowe, E. A., Rolls, E. T., Kingston, B., Megson, A., & Gunary, R. (1981). Variety in a meal enhances food intake in man. *Physiology & Behavior, 26*(2), 215–221.
· Romero-Corral, A., Somers, V. K., Sierra-Johnson, J., Thomas, R. J., Collazo-Clavell, M. L., Korinek, J., ... Lopez-Jimenez, F. (2008). Accuracy of body mass index in diagnosing obesity in the adult general population. *International Journal of Obesity, 32*(6), 959–966.
· Rosenberg, R. E., Daniels, A. M., Law, J. K., Law, P. A., & Kaufmann, W. E. (2009). Trends in autism spectrum disorder diagnoses: 1994–2007. *Journal of Autism and Developmental Disorders, 39*(8), 1099–1111. doi: 10.1007/s10803-009-0723-6
· Rotter, J. B. (1966). Generalized expectancies for internal versus external control of reinforcement. *Psychological Monographs, 80*(1), 1–28.
· Royte, E. (2008, May 23). Afountain on every corner. *The New York Times*. Retrieved from http://www.nytimes.com/2008/05/23/opinion/23royte.html
· Ruderman, N. B., Schneider, S. H., & Berchtold, P. (1981). The "metabolically-obese," normal-weight individual. *American Journal of Clinical Nutrition, 34*(8), 1617–1621.
· Rydell, S. A., Harnack, L. J., Oakes, J. M., Story, M., Jeffery, R. W., & French, S. A. (2008). Why eat at fast food restaurants: Reported reasons among frequent consumers. *Journal of the American Dietetic Association, 108*(12).

S

· Sahlins, M. (1974). The original affluent society. *Ecologist, 4*(5), 5–41.
· Schlosser, E. (2004, January 2). The cow jumped over the USDA. *New York Times*. Retrieved from http://www.nytimes.com/2004/01/02/opinion/the-cow-jumped-over-the-usda.html
· Schor, J. B. (1999). *The overspent American: Why we want what we don't need*. New York: HarperCollins.
· Schwartz, B. (2004). *The paradox of choice: Why more is less*. New York: Ecco.
· Schwartz, B. (Producer). (2014). Is the famous paradox of choice a myth? *PBS Newshour*. Retrieved from http://www.pbs.org/newshour/making-sense/is-the-famous-paradox-of-choic/
· Schwartz, L. M., & Woloshin, S. (2011). Communicating uncertainties about prescription drugs to the public: Anational randomized trial. *Archives of Internal Medicine, 171*(16), 1463–1468.
· Schwartz, L. M., Woloshin, S., & Welch, H. G. (2009). Using a drug facts box to communicate

- Stigler, G. J. (1971). The theory of economic regulation. *Bell Journal of Economics and Management Science, 2*(1), 3–21.
- Stokes, C. (2012). Artificial sweetness: Asurvey of the harmful effects caused by the US sugar program and possibilities for reform. *Geo Journal of Law & Public Policy, 10*, 589.
- Strom, S. (2014, August 8). Cashew juice, the apple of Pepsi's eye. *The New York Times*. Retrieved from http://www.nytimes.com/2014/08/09/business/international/cashew-juice-the-apple-of-pepsis-eye.html
- Suez, J., Korem, T., Zeevi, D., Zilberman-Schapira, G., Thaiss, C. A., Maza, O., ... Elinav, E. (2014). Artificial sweeteners induce glucose intolerance by altering the gut microbiota. *Nature, 514*(7521), 181–186. doi: 10.1038/nature13793
- Swithers, S. E. (2013). Artificial sweeteners produce the counterintuitive effect of inducing metabolic derangements. *Trends in Endocrinology & Metabolism, 24*(9), 431–441. doi: 10.1016/j.tem.2013.05.005
- Swithers, S. E. (2014). Apaucity of data, not robust scientific evidence: Aresponse to Johnston and Foreyt. *Trends in Endocrinology & Metabolism, 25*(1), 2–4. doi: 10.1016/j.tem.2013.09.003
- Swithers, S. E., Baker, C. R., & Davidson, T. L. (2009). General and persistent effects of high-intensity sweeteners on body weight gain and caloric compensation in rats. *Behavioral Neuroscience, 123*(4), 772–780. doi: 10.1037/a0016139
- Swithers, S. E., & Davidson, T. L. (2008). Arole for sweet taste: Calorie predictive relations in energy regulation by rats. *Behavioral Neuroscience, 122*(1), 161–173. doi: 10.1037/0735-7044.122.1.161
- Sylvetsky, A. C., Welsh, J. A., Brown, R. J., & Vos, M. B. (2012). Low-calorie sweetener consumption is increasing in the United States. *American Journal of Clinical Nutrition, 96*(3), 640–646. doi: 10.3945/ajcn.112.034751

T

- Taubes, G. (2007). *Good calories, bad calories*. New York: Random House.
- Taylor, M. (2010, July 19). How the FDAis picking its food label battles. *The Atlantic*.
- Taylor, M. C., & Saarinen E. (1994). *Imagologies: Media philosophy*. New York: Routledge.
- Tellez, L. A., Ren, X., Han, W., Medina, S., Ferreira, J. G., Yeckel, C. W., & de Araujo, I. E. (2013). Glucose utilization rates regulate intake levels of artificial sweeteners. *Journal of Physiology, 591*(Pt 22), 5727–5744. doi: 10.1113/jphysiol.2013.263103
- The Onion. (2014, August 15). FDArecommends at least 3 servings of foods with word 'fruit' on box. Retrieved from http://www.theonion.com/articles/fda-recommends-at-least-3-servings-of-foods-with-w,36699/
- Thomas, E. L., Frost, G., Taylor-Robinson, S. D., & Bell, J. D. (2012). Excess body fat in obese and normal-weight subjects. *Nutrition Research Reviews, 25*(01), 150–161. doi: 10.1017/S0954422412000054
- Thompson, G. D. (1998). Consumer demand for organic foods: What we know and what we need to know. *American Journal of Agricultural Economics, 80*(5), 1113–1118.

nut.2004.08.018
- Slavin, J. L., & Lloyd, B. (2012). Health benefits of fruits and vegetables. *Advances in Nutrition: An International Review Journal, 3*(4), 506–516. doi: 10.3945/an.112.002154
- Smith, A. F. (2009). *Eating history: 30 turning points in the making of American cuisine*. New York: Columbia University Press.
- Soll, J. (2014). *The reckoning: Financial accountability and the rise and fall of nations*. New York: Basic Books.
- Stafford, R. S. (2008). Regulating off-label drug use–rethinking the role of the FDA. *New England Journal of Medicine, 358*(14), 1427–1429. doi: 10.1056/NEJMp0802107
- Stanhope, K. L., & Havel, P. J. (2008). Endocrine and metabolic effects of consuming beverages sweetened with fructose, glucose, sucrose, or high-fructose corn syrup. *American Journal of Clinical Nutrition, 88*(6), 1733S–1737S. doi: 10.3945/ajcn.2008.25825D
- Stanhope, K. L., & Havel, P. J. (2009). Fructose consumption: Considerations for future research on its effects on adipose distribution, lipid metabolism, and insulin sensitivity in humans. *Journal of Nutrition, 139*(6), 1236S–1241S. doi: 10.3945/jn.109.106641
- Stanhope, K. L., & Havel, P. J. (2010). Fructose consumption: Recent results and their potential implications. *Annals of the New York Academy of Sciences, 1190*(1), 15–24. doi: 10.1111/J.1749-6632.2009.05266.X
- Starbucks. (2014). Salted Caramel Mocha Frappuccino® Blended Beverage. Retrieved from http://www.starbucks.com/menu/drinks/frappuccino-blended-beverages/salted-caramel-mocha-frappuccino-blended-beveragesize=11015675&milk=67&whip=125
- Starbucks UK. (2014). Espresso Beverages. Retrieved from http://www.starbucks.co.uk/menu/beverage-list/espresso-beverages
- Starling, S. (2014, August 26). Energy category brushes up against toothpaste. *NutraIngredients*. Retrieved from http://www.nutraingredients.com/Manufacturers/Energy-category-brushes-up-against-toothpaste
- Starr, K. (1998). *The Starr report: The findings of independent counsel Kenneth W. Starr on President Clinton and the Lewinsky affair*. New York: PublicAffairs.
- Steen, E., Terry, B. M., Rivera, E. J., Cannon, J. L., Neely, T. R., Tavares, R., ... de la Monte, S. M. (2005). Impaired insulin and insulinlike growth factor expression and signaling mechanisms in Alzheimer's disease-is this type 3 diabetes? *Journal of Alzheimers Disease, 7*(1), 63–80.
- Steiner, J. E. (1977). Facial expressions of the neonate infant indicating the hedonics of food-related chemical stimuli. In H. van Goudoever, S. Guandalini, & R. E. Kleinman (Eds.), *Taste and development: The genesis of sweet preference* (pp.173–188). Basel: Karger Medical and Scientific Publishers.
- Stevens, B., Yamada, J., & Ohlsson, A. (2004). Sucrose for analgesia in newborn infants undergoing painful procedures. *Cochrane Database of Systematic Reviews, 3*(3). doi: 10.1002/14651858.CD001069.pub2
- Stewart, H., Blisard, N., & Jolliffe, D. (2006). *Let's eat out: Americans weigh taste, convenience and nutrition*. United States Department of Agriculture Economic Research Service. Retrieved from http://www.ers.usda.gov/media/860870/eib19.pdf

obesity. *Biological Psychiatry, 73*(9), 811–818. doi: 10.1016/j.biopsych.2012.12.020

W

- Wachtel, P. (1983). *The poverty of affluence: A psychological portrait of the American way of life*. New York: Free Press.
- Wachtel, P. (2003). Full pockets, empty lives: Apsychoanalytic exploration of the contemporary culture of greed. *American Journal of Psychoanalysis, 63*(2), 103–122.
- Wagmiller, R. L. (2003). *Debt and assets among low-income families*. National Center for Children in Poverty. Retrieved from http://www.nccp.org/publications/pdf/text_534.pdf
- Wakefield, M., Terry-McElrath, Y., Emery, S., Saffer, H., Chaloupka, F. J., Szczypka, G., ... Johnston, L. D. (2006). Effect of televised, tobacco company-funded smoking prevention advertising on youth smoking-related beliefs, intentions, and behavior. *American Journal of Public Health, 96*(12), 2154. doi: 10.2105/AJPH.2005.083352
- Wallsten, P., & Hamburger, T. (2013, December 7). Sugar protections prove easy to swallow for lawmakers on both sides of aisle. *The Washington Post*. Retrieved from http://www.washingtonpost.com/politics/2013/12/07/f5959c06-5ac4-11e3-bf7ef567ee61ae21_story.html
- Wang, D., Leung, C. W., Li, Y., Ding, E., Chiuve, S., Hu, F. B., & Willett, W. C. (2014a). Trends in dietary quality among adults in the United States, 1999 through 2010. *JAMA Internal Medicine*. doi: 10.1001/jamainternmed.2014.3422
- Wang, G., Simone, K., & Palmer, R. (2014b). *Description of edible marijuana products, potency ranges, and similarities to mainstream foods*. Paper presented at the Clinical Toxicology Conference, New York.
- Wang, J., Obici, S., Morgan, K., Barzilai N., Feng, Z., & Rossetti, L. (2001). Overfeeding rapidly induces leptin and insulin resistance. *Diabetes, 50*(12), 2786–2791.
- Wang, S. S. (2011, August 16). Psychiatric drug use spreads. *Wall Street Journal*. Retrieved from http://online.wsj.com/articles/SB10001424052970203503204577040431792673066
- Wang, Y. C., Ludwig, D. S., Sonneville, K., & Gortmaker, S. L. (2009). Impact of change in sweetened caloric beverage consumption on energy intake among children and adolescents. *Archives of Pediatrics & Adolescent Medicine, 163*(4), 336–343.
- Wansink, B. (2006). *Mindless eating: Why we eat more than we think*. New York: Bantam Books.
- Warner-Cohen, K. (2014, April 16). Coca-Cola sees growth in non-soda and emerging markets. *WallStreetCheatSheet*. Retrieved from http://wallstcheatsheet.com/business/coca-cola-sees-growth-in-non-soda-and-emerging-markets.html/?a=viewall-ixzz3GuDsViNZ
- Warren, M., Frost-Pineda, K., & Gold, M. (2005). Body mass index and marijuana use. *Journal of Addictive Diseases, 24*(3), 95–100.
- Watson, E. (2014, January 8). FDA 'respectfully declines' judges' plea for it to determine if GMO's belong in all natural products. *Food Navigator*. Retrieved from http://www.foodnavigator-usa.com/Regulation/FDA-respectfully-declines-judges-plea-for-it-to-

- Tian, K. T., & McKenzie, K. (2001). The long-term predictive validity of the consumers' need for uniqueness scale. *Journal of Consumer Psychology, 10*(3), 171–193.
- Tinbergen, N. (1951). *The study of instinct*. New York: Clarendon Press/Oxford University Press.
- Traister, R. (2014, May 28). Feminists killed home ec. Now they should bring it back—for boys and girls. *The New Republic*.
- Turner-McGrievy, G., Tate, D. F., Moore, D., & Popkin, B. (2013). Taking the bitter with the sweet: Relationship of supertasting and sweet preference with metabolic syndrome and dietary intake. *Journal of Food Science, 78*(2), S336–S342. doi: 10.1111/1750-3841.12008

U

- Union of Concerned Scientists. (2014). Comments to proposed rulemaking; Docket no. FDA-2012-N-1210; Food labeling: Revision of the nutrition and supplement facts labels, 79 Federal Register 11880. Retrieved from http://www.ucsusa.org/assets/documents/center-for-science-and-democracy/ucs-sugar-label-comment-signers.pdf
- Urala, N., & Lähteenmäki, L. (2007). Consumers' changing attitudes towards functional foods. *Food Quality and Preference, 18*(1), 1–12.
- USDA. (2000). *Nutrition and your health: Dietary guidelines for Americans*. Retrieved from http://www.health.gov/dietaryguidelines/dga2000/dietgd.pdf
- USDA. (2002). *Agriculture Fact Book 2001–2002*. Retrieved from http://www.usda.gov/documents/usda-factbook-2001-2002.pdf
- USDA. (2014). *What's in food*? Retrieved from http://www.nutrition.gov/whats-food/commonly-asked-questions-faqs

V

- Vanderschuren, L., & Everitt, B. J. (2004). Drug seeking becomes compulsive after prolonged cocaine self-administration. *Science, 305*(5686), 1017–1019. doi: 10.1126/science.1098975
- Veblen, T. (1899). *The theory of the leisure class*. New York: The New American Library.
- Ventola, C. L. (2011). Direct-to-consumer pharmaceutical advertising: Therapeutic or toxic? *Pharmacy and Therapeutics, 36*(10), 669.
- Verebey, K., & Gold, M. S. (1988). From coca leaves to crack: The effects of dose and routes of administration in abuse liability. *Psychiatric Annals, 18*(9), 513–520.
- Visser, S. N., Danielson, M. L., Bitsko, R. H., Holbrook, J. R., Kogan, M. D., Ghandour, R. M.,... Blumberg, S. J. (2014). Trends in the parent report of health care provider diagnosed and medicated Attention-Deficit/Hyperactivity Disorder: United States, 2003–2011. *Journal of the American Academy of Child & Adolescent Psychiatry*. doi: 10.1016/j.jaac.2013.09.001
- Volkow, N. D., Wang, G.-J., Fowler, J. S., & Telang, F. (2008). Overlapping neuronal circuits in addiction and obesity: Evidence of systems pathology. *Philosophical Transactions of the Royal Society of London Series B: Biological Science, 363*(1507), 3191–3200. doi: 10.1098/rstb.2008.0107
- Volkow, N. D., Wang, G. J., Tomasi, D., & Baler, R. D. (2013). The addictive dimensionality of

pheromones. *The Anatomical Record. Part A: Discoveries in Molecular, Cellular, and Evolutionary, 281*(1), 1201–1211. doi: 10.1002/ar.a.20125

Y

- Yudkin, J. (1972). *Pure, white and deadly: The problem of sugar*. London: Davis-Poynter Ltd.

Z

- Zellner, D. A., Rozin, P., Aron, M., & Kulish, C. (1983). Conditioned enhancement of human's liking for flavor by pairing with sweetness. *Learning and Motivation, 14*(3), 338–350.
- Zhang, Y., Proenca, R., Maffei, M., Barone, M., Leopold, L., & Friedman, J. M. (1994). Positional cloning of the mouse obese gene and its human homologue. *Nature, 372*(6505), 425–432. doi: 10.1038/372425a0

determine-ifGMOs-belong-in-all-natural-products
- Watson, J. L. (2006). *Golden arches East: McDonald's in East Asia* (2nd ed.). Stanford, CA: Stanford University Press.
- Webley, P., & Nyhus, E. K. (2001). Life-cycle and dispositional routes into problem debt. *British Journal of Psychology, 92*(3), 423–446.
- Wei, W., & Miao, L. (2013). Effects of calorie information disclosure on consumers' food choices at restaurants. *International Journal of Hospitality Management, 33*(0), 106–117. doi: 10.1016/j.ijhm.2012.06.008
- Welch, H. G., Schwartz, L., & Woloshin, S. (2011). *Overdiagnosed: Making people sick in the pursuit of health*. Boston, MA: Beacon Press.
- Werle, C. Wansink, B. & Payne, C. (2014). Is it fun or exercise? The framing of physical activity biases subsequent snacking. *Marketing Letters*, 1–12. doi: 10.1007/s11002-014-9301-6.
- Wilson, E. (1975). *Sociobiology: The new synthesis*. Cambridge, MA: Harvard University Press.
- White, J. S. (2008). Straight talk about high-fructose corn syrup: What it is and what it ain't. *The American Journal of Clinical Nutrition, 88*(6), 1716S–1721S. doi: 10.3945/ajcn.2008.25825B
- White, J. S. (2009). Misconceptions about high-fructose corn syrup: Is it uniquely responsible for obesity, reactive dicarbonyl compounds, and advanced glycation endproducts? *The Journal of Nutrition, 139*(6), 1219S–1227S. doi: 10.3945/jn.108.097998
- White House Archives. (2001, September 27). At O'Hare, President says "get on board". Retrieved from http://georgewbushwhitehouse.archives.gov/news/releases/2001/09/20010927-1.html
- WikiLeaks. (2007). Evaluating the enforcement of Dominican labor law in the agricultural sector. Retrieved from http://www.wikileaks.org/plusd/cables/07SANTODOMINGO1119_a.html
- Wilkinson, R., & Pickett, K. (2014, February 2). How inequality hollows out the soul. *New York Times*. Retrieved from http://opinionator.blogs.nytimes.com/2014/02/02/how-inequality-hollows-out-the-soul/
- Williams, R. (2009). Advertising: The magic system. In J. Turow & M. McAllister (Eds.), *The advertising and consumer culture reader*. Oxford: Routledge.
- Williams, R. (2011). *Keywords: A vocabulary of culture and society*. Oxford: Routledge.
- Winson, A. (2013). *The industrial diet: The degradation of food and the struggle for healthy eating*. Vancouver: UBC Press.
- Woloshin, S., & Schwartz, L. M. (2011). Communicating data about the benefits and harms of treatment: Arandomized trial. *Annals of Internal Medicine, 155*(2), 87–96.
- World Cancer Research Fund/American Institute for Cancer Research. (2007). *Food, nutrition, physical activity, and the prevention of cancer: A global perspective*. American Institute for Cancer Research. Retrieved from http://www.aicr.org/assets/docs/pdf/reports/Second_Expert_Report.pdf
- Wrangham, R. W. (2009). *Catching fire: How cooking made us human*. New York: Basic Books.
- Wysocki, C. J., & Preti, G. (2004). Facts, fallacies, fears, and frustrations with human

野人家　220

過度飲食心理學：當人生只剩下吃是唯一慰藉

The Psychology of Overeating: Food and the Culture of Consumerism

作　　者　基瑪・卡吉兒 Kima Cargill
譯　　者　吳宜蓁 林麗雪

野人文化股份有限公司
社長　張瑩瑩
總編輯　蔡麗真
責任編輯　徐子涵
校對　林昌榮
行銷企劃經理　林麗紅
行銷企畫　蔡逸萱、李映柔
封面設計　萬勝安
內頁排版　洪素貞

讀書共和國出版集團
社長　郭重興
發行人兼出版總監　曾大福
業務平臺總經理　李雪麗
業務平臺副總經理　李復民
實體通路組　林詩富、陳志峰、郭文弘、王文賓、吳眉姍
網路暨海外通路組　張鑫峰、林裴瑤、范光杰
特販通路組　陳綺瑩、郭文龍
電子商務組　黃詩芸、李冠穎、林雅卿、高崇哲
專案企劃組　蔡孟庭、盤惟心
閱讀社群組　黃志堅、羅文浩、盧煒婷
版權部　黃知涵
印務部　江域平、黃禮賢、林文義、李孟儒
出　　版　野人文化股份有限公司
發　　行　遠足文化事業股份有限公司
地址：231 新北市新店區民權路 108-2 號 9 樓
電話：（02）2218-1417　傳真：（02）8667-1065
電子信箱：service@bookrep.com.tw
網址：www.bookrep.com.tw
郵撥帳號：19504465 遠足文化事業股份有限公司
客服專線：0800-221-029
法律顧問　華洋法律事務所　蘇文生律師
印　　製　博客斯彩藝有限公司
初版首刷　2022 年 5 月

9789863847120(平裝)
9789863847304(EPUB)
97898638473111(PDF)

國家圖書館出版品預行編目（CIP）資料

過度飲食心理學 : 當人生只剩下吃是唯一慰藉 / 基瑪・卡吉兒 (Kima Cargill) 著 ; 吳宜蓁 , 林麗雪譯 . -- 初版 . -- 新北市 : 野人文化股份有限公司出版 : 遠足文化事業股份有限公司發行 , 2022.05
面； 公分 . -- (野人家)
譯自 : The psychology of overeating : food and the culture of consumerism
ISBN 978-986-384-712-0(平裝)

1.CST: 飲食障礙症 2.CST: 消費文化

415.9982　111005424

過度飲食心理學

野人文化
官方網頁

野人文化
讀者回函

線上讀者回函專用 QR CODE，你的寶貴意見，將是我們進步的最大動力。